广视角·全方位·多品种

权威·前沿·原创

皮书系列为
"十二五"国家重点图书出版规划项目

U0206880

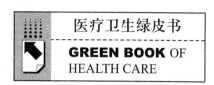

医疗卫生绿皮书

GREEN BOOK OF
HEALTH CARE

中国医疗卫生发展报告
No.6（2013~2014）

ANNUAL REPORT ON CHINA'S HEALTH CARE DEVELOPMENT
No.6 (2013-2014)

主　　编／申宝忠　韩玉珍
执行主编／张文鸣　修金来
中国卫生产业杂志社
中国医院院长杂志社

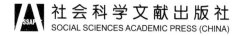

社会科学文献出版社
SOCIAL SCIENCES ACADEMIC PRESS (CHINA)

图书在版编目（CIP）数据

中国医疗卫生发展报告. No. 6，2013～2014/申宝忠，韩玉珍
主编. —北京：社会科学文献出版社，2014.4
（医疗卫生绿皮书）
ISBN 978 - 7 - 5097 - 5775 - 8

Ⅰ.①中…　Ⅱ.①申…②韩…　Ⅲ.①医疗保健事业 – 研究
报告 – 中国　Ⅳ.①R199.2

中国版本图书馆 CIP 数据核字（2014）第 050902 号

医疗卫生绿皮书
中国医疗卫生发展报告 No. 6（2013～2014）

————————————————————————

主　　编／申宝忠　韩玉珍
执行主编／张文鸣　修金来

出 版 人／谢寿光
出 版 者／社会科学文献出版社
地　　址／北京市西城区北三环中路甲 29 号院 3 号楼华龙大厦
邮政编码／100029

责任部门／经济与管理出版中心（010）59367226　　　责任编辑／冯咏梅
电子信箱／caijingbu@ ssap. cn　　　　　　　　　　责任校对／岳爱华
项目统筹／恽　薇　冯咏梅　　　　　　　　　　　　责任印制／岳　阳
经　　销／社会科学文献出版社市场营销中心（010）59367081　59367089
读者服务／读者服务中心（010）59367028

印　　装／北京季蜂印刷有限公司
开　　本／787mm×1092mm　1/16　　　　　　　　　印　　张／19.5
版　　次／2014 年 4 月第 1 版　　　　　　　　　　　字　　数／315 千字
印　　次／2014 年 4 月第 1 次印刷
书　　号／ISBN 978 - 7 - 5097 - 5775 - 8
定　　价／75.00 元

撰 稿 人 （按文序排列）

杜乐勋	梁万年	张文鸣	刘 兵	任 苒
王保真	赵吉光	刘见祥	伍冀湘	吴友忠
杨燕绥	李 斌	傅鸿鹏	孙隆椿	朱恒鹏
张天旭	张建明	袁海鸿	孔庆民	田晓旭
苏清泉	张培影	高国兰	靳清汉	陈进春
商广喜	李庆丰	王兴琳	庄一强	杨银学
林海滨	李 扬	刘毅俊	文中丘	裘云庆
王新生	高解春	高 文	黄国英	蒋立虹
孙志明	刘奕志	季匡华	李大川	高解春
申宝忠	韩玉珍	杨汉濠	丁义涛	倪 鑫
何少锋	康 健	李小言	张焕祯	管伟立
陈汝光	叶 红	张 阳	田立伟	吕国旗
刘远立	阮云洲	钟 婷	姬小荣	赵 强

"医疗卫生绿皮书" 课题组

课题组负责人　杜乐勋　张文鸣　申宝忠　韩玉珍
　　　　　　　　　修金来

成　　　　员　穆　莹　张启新　陈　宏　肖　民
　　　　　　　　　王殿文　李海华　李玉金　王玉国
　　　　　　　　　朱　红　丁凤姝　吴卫民　于秋兰
　　　　　　　　　吴树成　李伟民　肖　伟　姜义钢
　　　　　　　　　赵笑云　李齐新

办公室主任　于秋兰

副　主　任　修金来　吴树成

课题组支持　黑龙江省卫生厅　哈尔滨医科大学

主要编撰者简介

申宝忠 教授、主任医师、医学博士、博士研究生导师、龙江学者特聘教授。现任中国医学科学院黑龙江省分院副院长（副厅级）、哈尔滨医科大学附属第四医院院长。被授予"卫生部有突出贡献中青年专家"称号，享受国务院政府特殊津贴。获得中国医院院长领导力杰出业绩奖、黑龙江省五一劳动奖章，荣获黑龙江省劳动模范、黑龙江省十大杰出青年、黑龙江省教师师德模范标兵等多项荣誉称号。

韩玉珍 教授、经济管理研究员、高级会计师、管理科学与工程博士、硕士研究生导师。现任哈尔滨医科大学附属第四医院常务副院长。受聘担任中华医院管理协会医院经济管理专业委员会委员、黑龙江省卫生经济学会常务理事、黑龙江省医院管理协会理事、黑龙江省医院管理协会经营管理专业委员会副主任委员兼秘书长、黑龙江省职称评审委员会特聘专家、黑龙江省高级会计师评审委员会专家。

张文鸣 教授、编审。1962 年毕业于哈尔滨医科大学医疗系，中共党员，先后担任中共黑龙江省委宣传部副处长、处长，黑龙江省卫生厅副厅长。1990年起享受国务院政府特殊津贴。1981 年起任中国医院管理杂志社、中国卫生经济杂志社社长、总编，现任中国卫生产业杂志社社长。发表《现代医院管理》《卫生经济启示录》《中国医院产权制度改革》等多篇论文。自 2004 年起编著医疗卫生绿皮书《中国医疗卫生发展报告》，并任主编，已出版 5 卷，自第 6 卷起任总策划。

修金来 现任中国医院院长杂志社副社长、主编，兼任中国医院品管圈推动联盟副秘书长，参与编写《中国医疗卫生发展报告》《中国民营医院发展报告》《医患关系思考与对策》等多部著作，在医学类期刊上发表专业论文近百篇。主要研究领域为公立医院改革、医院管理、卫生法制等。

摘　要

2009 年，《中共中央　国务院关于深化医药卫生体制改革的意见》向社会公布，随即启动新一轮医药卫生体制改革，从而实现"有效减轻居民就医费用负担，切实缓解'看病难、看病贵'"的近期目标，以及"建立健全覆盖城乡居民的基本医疗卫生制度，为群众提供安全、有效、方便、价廉的医疗卫生服务"的长远目标。

在新医改方案中，确定了五项非常重要的改革内容。一要提高医疗保障水平，扩宽医疗保障制度的覆盖面；二要初步建立国家基本药物制度，建立比较完整的基本药物遴选、生产供应、使用和医疗保险报销体系；三要进行基层医疗卫生机构综合改革，建立新的运行机制，强化基层医疗机构服务能力；四要加强公共卫生服务项目尤其是重大公共卫生服务项目的建设，让老百姓享受到更加均等化的服务；五要加快推进公立医院改革试点工作，不断满足老百姓对医疗服务的需求，真正做到便民惠民。

2013 年是新医改实行的第五个年头，在这五年中，中国的医药卫生体制进行了诸多改革。目前新医改在深水区潜行，在此之际，我们需清晰地了解新医改为中国医疗卫生带来了哪些变化。

本书将对五年医改试点工作进行总结，对各项重点改革内容进行简要分析。在总结过去的经验和教训的同时，也为未来医改工作的进行提供借鉴和参考。

Abstract

In order to achieve the immediate-term objective of cutting down the medical expenses, alleviating the problem of difficult medical services and expensive medical cost, fulfill long-term goals of establishing and improving the basic medical and healthcare system covering urban and rural residents, providing medical service featured safe effective convenience and cheap to general public, Central Committee of the CCP and the State Council published the Advice of Deepening Reform of Medical and Healthcare System in 2009, which starts New Reform of Medical and Healthcare System.

There are five important contents in New Reform of Medical and Healthcare System. Firstly, the basic medical security system ought to cover urban and rural residents so that improve the level of guarantee. Secondly, the National System for Basic Drugs need to cover all the grassroots. Thirdly, comprehensive reform on medical institutions needs to be fully implemented, to establish a new operating mechanism. Fourthly, the service needs to be improved in order to provide essential public health service and significant public medical and health care service effectively, further improve the level of equalization. Finally, continuously deepen the program of trial reform of public hospitals needs to be continuously deepened, to make substantial progress on comprehensive reform of institutional mechanism, generally promote the convenience measures.

It is fifth year of New Reform of Medical and Healthcare System in 2007, there have been a lot of changes in this 5 years. The reform is in abyssal region at present, we need to realize the transformation clearly.

In this book, you will find the summary of the New Reform of Medical and Healthcare System, the deep analysis of key part of health reform. It provide a reference for reform of medical and healthcare in future on the base of historical experience.

序

医药卫生事业关系到亿万人民的健康，关系到千家万户的幸福，是我国重大的民生问题。中国是发展中国家，老百姓对医疗的需求日益增大，但国家所能提供的卫生资源是有限的，为群众提供安全、有效的医疗服务，提高全民健康水平，对于促进社会稳定、推动经济又好又快发展，具有十分重要的意义。

在过去一年里，中国共产党十八届三中全会顺利召开，这是新一届领导集体在新的历史关键时期召开的一次重要会议，它将指引中国接下来的十年甚至更长时期的发展历程。深化改革是 30 多年来中国不断摆脱束缚、不断走向强大过程中的主音符，也是本届三中全会的主音符，当然，它也当仁不让地成为医疗卫生体制改革的关键词。

衡量一个国家的医疗服务水平和文明程度，应当侧重于可及性、便捷性。农村三级医疗保健网、合作医疗制度和赤脚医生曾一度被认为是中国基层医疗服务的"三大法宝"，世界卫生组织和世界银行曾经给予高度评价，誉为"以最小投入获得了最大健康收益"的"中国模式"。

这三大模式仍然被作为当下新医改的对比和参照。我们在怀念的同时，也要意识到，三大模式所处时代的基础是物质匮乏、保障力低下，解决的是生存的需要问题，依赖的是计划经济体制。而今，时过境迁，国家经济飞速发展，物质条件相对富足，收入差距逐渐拉大，社会需要多层次、不同水平的医疗服务，市场经济体制在此发挥着首要作用。

如果说 2009 年是新医改引擎的启动期，那么 2013 年就是新医改进入深水区的探索期，也将是一个足以载入医疗卫生体制改革历史的特殊年份。2013年，卫生部与人口计划生育委员会合并组建成为国家卫生和计划生育委员会；城镇职工保险、城镇居民保险、新型农村合作医疗三大医保的整合问题被激烈讨论；10 个试点省份探索建立跨省异地就医即时结算机制；国务院出台促进健康服务产业发展的纲领性文件；全国 2000 多个县及县以上的医疗机构正在如火如荼地开展以取消"以药养医"机制为关键环节的综合配套改革；医疗机构纵向医联体试验也在加快探索的步伐……一系列的改革正在形成一种合力，撬动并推开旧体制这块磐石。

医疗卫生体制改革是一项典型的系统工程，涉及医疗、医药、医保、公共卫生、医疗信息化等多个领域。与医疗保障体系的建设相比，坊间一直有一种亟待以正视听的说法，认为医疗保障体系的建设突飞猛进，公立医院领域的改革雷声大雨点小。其实，公立医院改革选择的是一条先小后大、先易后难的渐进式改革路径。2013 年，从社区卫生服务中心和县级医院改革入手，政府相关部委对全国 18 个省（自治区、直辖市）的 311 个试点县的改革经验进行了综合评估。初步评估的结果显示，县级公立医院综合改革总体取得了阶段性的成效，县域医疗服务水平整体得到了提升，人民群众得到了实惠。

在城市公立医院改革方面，各省在国家确定的 17 个公立医院改革试点城市的基础上，结合自身的实际情况选择了 37 个省级试点地区，这些都将成为鼓励和指导试点城市持续进行探索的宝贵经验。

虽然说公立医院改革是医疗卫生体制改革的"硬骨头"和核心环节，但是关于它的改革不是采取单兵突进式的方式就可以完成的，也不是一蹴而就的，而是需要统筹规划和系统布局，而且更需要改革与管理并重。改革的核心原则是巩固基础医保体系，改革支付方式，提高报销方式，减少民众医保项目外的项目；协调公立医疗体系与社会办医体系，形成公立、社会非营利、社会营利三种组织的不同定位与合理分工的体系布局。

新医改启动以来，一方面，我们取得了举世瞩目的成就，初步建立起了一套覆盖 13 亿民众的医疗保障体系，赢得了世界上众多国家和世界组织的赞许；另一方面，鉴于医疗卫生体制改革的长期性和艰巨性，医疗行业仍然被一些不良现象和日趋激化的医患关系所纠缠和困扰。比如作为受专业化教育多年且需要持续进行继续教育的职业，医生的人力资本价值至今没有得到合理的界定和全社会的认可，反而身陷一些商业贿赂、回扣等不良现象的困扰；又比如医生的职业幸福感在持续下降；再比如医务人员的子女不愿意子承父业；等等。在这些问题还没有得到解决的情况下，社会上却屡屡发生一些杀医、伤医等引起医疗行业和全社会愤慨的事件。

分析这些光怪陆离的乱象，原因可能五花八门，主要包括医疗保障低水平、广覆盖的特点导致民众受益程度有限；以公立医院改革为核心的医改攻坚战还没有取得根本性的胜利；民众对于现代医学本质的认识还不够深刻；医务人员的人力资本价值无法得到体制上的客观承认；医务人员自身的医学人文素养不高；等等。

纵观新医改以来的经验和教训，我们应当清楚地认识到，我国的医疗体制正在不断得到完善，新医改应该继续坚持从实际出发、坚持以人为本的原则，并随着实际情况的改变而做出相应的调整，确保符合我国的基本国情。我们要稳步推进新医改的进程，为新医改最后的成功不断努力。

"医疗卫生绿皮书"已编辑出版了 5 卷，对业界产生了一定的影响。本卷汇集了近年来医疗卫生改革与发展的优秀文章和报告，将有助于推进医疗卫生事业的发展。

原卫生部副部长　孙隆椿

2014 年 4 月

目录

G I　总报告

G II　医保篇

G III　基层医改篇

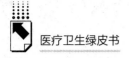

Ｇ Ⅳ　公立医院改革篇

Ｇ Ⅴ　国外经验篇

皮书数据库阅读**使用指南**

CONTENTS

G I   General Report

G II   Healthcare Insurance

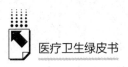

医疗卫生绿皮书

GⅢ Reform of Basic Medical Institution

GⅣ Reform of Public Hospitals

GV Foreign Experience

总 报 告

General Report

G.1

突出重点，强化责任，明确
政府主导新医改

执笔人：杜乐勋　梁万年　张文鸣　刘 兵*

摘 要：

本文介绍了 2009~2012 年三年医改所取得的成绩，其中最为突出的是建立了全民医保体系，而基本药物制度改革也颇具成效。但建立符合医疗行业特点的薪酬制度也刻不容缓，尤其要落实基层医生的补偿政策，解决乡村医生的养老和身份问题。科学发展是医院改革发展的永恒主题，转变医院发展方式是医院改革发展的主线。当下，政策为医院转变发展方式提供了机遇，公立医院应把握机会，从微观层面转变发展方式。

关键词：

全民医保　基本药物制度　乡村医生　公立医院　医院经营管理

* 杜乐勋，哈尔滨医科大学卫生管理学院教授；梁万年，国家卫生和计划生育委员会体制改革司司长；张文鸣，中国卫生产业杂志社社长、全国卫生产业企业管理协会副秘书长；刘兵，天津市医院协会会长。

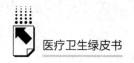

一 大部制后重新定位健康部职能

2013 年"两会"期间，国务院展开了新一轮机构改革，国务院组成部门减少至 25 个。组建国家卫生和计划生育委员会，不再保留卫生部、国家人口和计划生育委员会。组建国家食品药品监督管理总局，不再保留国家食品药品监督管理局和单设的国务院食品安全委员会办公室。

此次机构改革，由国务院总理李克强亲自主持。李克强是经济学博士，他倡导国务院大部制改革的目标是按照新经济学思想，重新定位国务院的政府职能。现代经济学可分解为宏观经济学和微观经济学。政府职能是运用宏观经济学从宏观上管理各类机构，各类机构的职能是运用微观经济学进行自我管理。今后的国务院将不再拥有微观管理职能。各类机构说到底就是两类机构：一类是营利性机构；另一类是非营利性机构，也可以叫公益性机构。

自中华人民共和国成立以来，政府几乎年年提倡精简机构，可是政府机构却越精简越庞大。政府部门越来越庞杂、越来越庞大，这是为什么？原来，国务院有三类机构，分别是行政机构、营利性机构和公益性机构。当政府机构中有营利性机构时，总是越多越好，不可能精简。

以原铁道部为例，在原有的定位下完成机构精简，相信不仅不可能，而且总有一天还会出现第二铁道部、第三铁道部、地下铁道部、地上铁道部等。而国务院对其职能进行重新定位后，成立精简的政府铁路管理局行政机构，铁路系统就算再建成百上千家铁路公司，都不在精简之列。

原卫生部也同样有三类机构：行政机构、营利性机构、公益性机构。同样面临机构越精简越庞大的问题，解决办法就是把营利性机构、公益性机构从中分离出去，只留下行政机构。国务院成立公益性机构管理局，涵盖科教文卫所有公益性机构，归口国务院。数十家原卫生部直属医院、疾病控制中心、健康教育中心，一概划归公益性机构管理总局，归口国务院，其所属行政人员编制就剩下西直门办公大楼，自然得以精简。

大部制改革下，国家卫生和计划生育委员会必将面临新的定位。而这里不得不提到原卫生部的两项重要举措，这让医疗界同人们看到了希望。一是利用医疗联合体实现医疗资源重新规划；二是"135 规划"，即在全国范围内创建100 家国家级优质医院、300 家区域医疗中心和 500 家优质县医院。这两项举措意味着，我国卫生行政部门的高层领导已经认识到我国医疗资源规划现状的不合理性，并提出了重新规划的目标，这是实事求是的、科学严谨的管理态度。

中国学术界在 1980 年学习世界健康组织阿拉木图宣言《健康新概念》时，就发现中国医疗资源配置的不合理问题。指出当时的国家卫生部门要改变以防病、治病为中心的现状，要按照《健康新概念》转变为以健康促进为中心，要利用区域规划方法，实现医疗资源的重新规划。1987 年，在世界银行贷款的援助下，中国选择浙江金华、江西九江、陕西宝鸡三个中等城市，开展区域健康规划试点。

金华市政府当时提出要利用贷款新建市属第二家三级医院。贷款项目负责人世界银行官员彭加纳明确指出，一个 400 万人口的中等城市，只能拥有 1 家三级医院。金华市政府的态度十分坚决。金华市政府秘书长说，我们贷款搞建设是要还本付息的，1000 万美元的贷款绝不可以"撒芝麻盐"。世界银行官员彭加纳的态度也十分坚决，如果金华市政府这样规划，世界银行将退出合作。最后，金华市政府做出让步。

九江市人民医院和江西医专附属医院在同一条马路上，隔路相望。世界银行专家对这两所医院十分满意，建议两家医院合并组建一家标准化的教科研结合的三级大医院。应该说，这个区域卫生规划的基本原则得到当时参加区域卫生规划项目设计的中方专家组大多数专家的赞同，包括时任卫生部医政司城市处处长于宗河教授。他建议在全国开展三级医院评审，其目的就是要合理配置卫生资源，控制三级医院的盲目发展。但是，事与愿违。中国社会的习惯势力根本不买账，三级医院评审非但没有控制三级医院的盲目发展，反而成为诱使各地盲目发展三级医院的驱动力。

我们有理由相信，当金华市贷款项目结束后，第二家三级医院照样建设。而九江市两所三级医院合并的问题受体制约束，几乎缺乏可行性。这说明，原卫生部手中缺乏区域卫生规划的尚方宝剑。

1998 年，全国卫生大会确定在我国实施《区域卫生规划》，这使大家深受鼓舞。哈尔滨医科大学卫生管理学院杜乐勋教授受当时卫生部卫生经济网络的委托，担任《区域卫生规划》培训班讲师组组长。在培训中遇到的最大难题就是学员质疑：如何建立一个有效机制以控制三级医院的盲目发展，实行宏观控制，把医疗市场金字塔的倒三角倒转过来。如果这个问题解决不了，《区域卫生规划》终究还是"规划规划，墙上挂挂"。我们认为，应该利用市场机制，鼓励竞争，割断公立三级大医院和其背后的"婆婆"之间既管又办的深层次体制纽带问题，运用协作联合不可回避的资本运营技巧，用医疗支付方式的改革促进医疗资源合理配置。随着医疗联合体的推行，中国医疗资源格局将得以重新划定。

在公立医院改革中，医疗联合体是指一定地域内不同类型、层级的公立医疗机构组合起来，成立协作联盟或组建医疗集团，成为利益共同体和责任共同体。患者在医疗联合体内，可以享受到基层医院与区域医疗中心之间的双向转诊、化验检验结果互认、专家社区坐诊、远程会诊等便捷的优质诊疗服务。

近年来，医疗联合模式，尤其是公立医院集团化的探索曾广受质疑。医疗体的主导者，一般是当地实力雄厚的三甲大医院，如上海瑞金医院、华山医院、南京鼓楼医院。不少医疗界人士指出，大型公立医院应坚持公益性，担负起教学、科研和临床诊治疑难重症的责任，而不是扩张自己的势力范围。而事实上，我们要控制的是大型公立医院单体规模扩张，鼓励探索通过医疗联合体等形式，即以医联体形式扩张。

根据目前的探索，医疗联合体分为两种：松散型的技术协作联盟和紧密型的医疗服务集团。其中，紧密型医疗联合体，是指集团内所有公立医院的人、财、物统筹管理，在区域医疗中心和其他各层次医院、基层社区卫生服务中心之间，形成利益共同体和责任共同体，利于实现优质医疗资源合理流动。过去，人们企图靠行政命令的方式去做，往往是动力不足；现在，要通过支付方式改革去做，使医保、医疗、医药"三医"上下真正联动起来。如果是紧密型的医疗联合体，要解决人事、编制、财政甚至资本金的问题，归根到底是如何分配红色利益问题。需要立项专门研究，希望找到一些办法，推动紧密型医疗联合体克服构建、发展中的障碍。要努力绕开人事、编制、财政甚至资本金的问题，直接以人力资源价值为依据分配红利。人力资源价值的评定要参考以往的职称评定，尤其要按照区域医疗联合体现状重新设置评价标准。既要照顾历史，也要根据现实工作能力，考虑学历学位和学术地位。

二 "十二五"医改重要突破点

2012 年印发的《"十二五"期间深化医药卫生体制改革规划暨实施方案》明确提出，到 2015 年之前，医疗卫生体制改革的三项重点任务分别为：加快健全全民医保体系、巩固完善基本药物制度和基层运行新机制以及积极推动公立医院改革。要完成这三项任务，分别有若干要点需要突破。

（一）巩固医保覆盖面、提高保障水平和推动医保付费体制改革

前三年的医改，中国取得的最大成就即建立了全民医保体系，构建了全世界最大的医疗保险网；后三年的重点任务，将是提高实际报销比例，严格控制医保外的检查项目和药品使用，降低百姓就医的实际支出比。

在基本药物制度方面，国家将主要致力于扩大其实施成效。国家今后将只有一个《国家基本药物目录》，并将进一步规范各地的增补药品行为，完善基本药物制度规定的采购、招标、配送和使用制度。

前三年的基层卫生机构改革，正是以基本药物制度为核心抓手，以基层医疗机构取消药品加成为切入点，带动基层综合改革。未来基层卫生机构综合改革的核心将是管理体制、用人机制、分配机制、补偿机制的变革，要实现变革，仍有许多问题亟待解决。

其中最基本的问题是如何建立补偿机制。以往乡镇卫生院及社区卫生服务中心的收入来源有三个渠道，在取消药品加成这个原本为基层医疗机构主要收入来源的渠道之后，如何解决补偿问题便成为重要问题。

目前，全国医疗卫生机构的补偿主要有两种途径：其一为收入上缴财政、支出由财政全额预算的收支两条线，虽然可保证医疗机构的正常运行，但无法很好地调动医务人员的积极性；其二为核定任务、核定收支、绩效考核、差额补足模式，但收支核定的操作标准尚不规范，会造成收入核定过高、支出核定

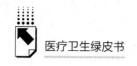

过低的问题，甚至会出现两所相似的乡镇卫生院中，自身发展越好的卫生院获得差额补足越少的情况。

（二）建立符合医疗行业特点的薪酬制度

全世界医务人员的平均收入是社会平均工资的 3～5 倍，但我国医务人员的平均收入较低，同级别医生的收入水平差距非常大。目前，大部分地区采用的绩效工资制度，由于可浮动部分占比过少，无法调动医务人员的积极性。但是，部分省份通过突破固定占比，降低岗位工资比例，提高绩效工资比例，调动了医务人员的积极性，并通过将收支结余部分设置为奖金以奖励骨干医生及院长的方式，增强了基层医疗机构的活力。

（三）落实基层医生的补偿政策

除了政策中明确规定的政府专项财政补助外，人均 25 元的基本公共卫生服务经费应落实到基层，专款专用，让承担这部分服务的机构得到补助。同时，通过新农合门诊统筹、按人头设诊疗费等途径，使总补偿额达到 3 万元左右。再加上一般诊疗费的部分，使基层医务人员的收入稳步提高。但目前，一些地区并未落实以上三条途径。

（四）探索解决乡村医生的养老及身份问题

对于养老问题，目前已有的探索方式是参加职工养老保险，按工作年限由政府补助。解决乡村医生的身份问题则需分步推进，相关部委正在研究解决已取得执业医师及助理执业医师资格的乡村医生身份问题。对于尚未取得资格的乡村医生，则需通过培养达到执业准入资格。

（五）公立医院改革需要重点突破

在公立医院改革方面，国家层面上仍将以三条线为方向推进。

第一条线是在北京、上海等试点城市，继续拓展和延伸政事分开、管办分开、医药分开、营利性与非营利性分开的机制体制探索。

第二条线是在 311 个县（市）进行县级公立医院综合改革试点，主要是以取消以药补医机制为关键环节的综合改革，带动价格体系、补偿机制、医保支付方式、人事编制、收入分配制度、内部管理体制及运行机制的改革。为使县级医院实现"大病不出县"的目标，就需提高县级医院的能力建设及规划布局。目前卫生部试图以20种重大疾病为切入点，争取让县级医院解决大部分重大疾病，并与三级医院协同，带动学科发展和人才建设。

第三条线则是以便民惠民为核心的一系列改革措施。优化就诊流程、推行优质护理，一方面，这是便民惠民措施；另一方面，推进这些工作，可以达到管理倒逼改革的目的。以推行优质护理为例，在推进的过程中，护士编制不足的问题显现便会牵涉编制制度改革，并涉及收入制度改革。

除此之外，推进公立医院改革仍有数个重点。首先，支付方式的改革是今后的重要着力点，总的趋势是将后付制变为预付制；其次，支付方式改革将导致各级医院战略定位的重新思考和变革，基层医疗机构与三级医院应结成有效的医学联盟，以责任、利益共同体的形式，使患者形成有序医疗；再次，应建立符合医疗行业特点的薪酬制度，以调动医务人员的积极性；最后，药品耗材的价格形成机制和流通领域改革，将提上重要日程。

链接：

提问：现在各地都在试点家庭医生和家庭医生式服务，请问在基层医改中是否关注家庭医生的待遇？

梁万年：中国的卫生服务医疗体系目前呈"倒三角"，80%在大医院就诊的患者应当转至基层。但目前基层医疗机构存在人才数量不足、素质不高、患者不信任、人才不稳定等严重问题。

对此，2011年国务院下达相关意见，明确提出要培养全科医生，有两条培养渠道：一是五年制大学生毕业后到全科医师培训基地培训三年；二是大学毕业生直接攻读全科医学专业硕士研究生。除此之外，国家为鼓励大型医院医生转岗成为全科医生，出台了相关政策，让接受全科医生培训后的转岗医生，在获得全科医生执业注册的同时，保留原有执业范围。

为鼓励全科医生进行团队式、契约式服务，现已有专项的批文，鼓励患者与医生签约，全科医生可根据诊疗服务量收费。同时，国家"十二五"医改

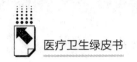

计划明确提出，设立基层医生特岗，在每个乡镇卫生院配备 1～2 名具有国家标准、省级统筹、县管理、乡使用的特岗全科医生，并给予一定的补贴，让其尽快到基层地区为患者服务。2012 年达到每个社区卫生服务机构均有合格的全科医生、城市每万人口有 2 名全科医生的战略目标。

提问：请问未来公立医院改革中，三甲医院的改革方向是什么？

梁万年：对于非试点城市，国家并未提出战略性目标。但对 17 个试点城市，国家均有相关要求。之前，卫生部下达了关于 2012 年的改革任务，三级甲等医院、教学医院的改革仍应围绕坚持公益性、创新有效的运行机制展开，同时要调动医务人员的积极性。

一方面，公立医院的战略定位、学科设置要与医院的社会责任、公共卫生能力、承担的任务相适应，与区域卫生规划、医疗机构设置规划相适应，而不是盲目扩张。

另一方面，大型医疗机构应探寻如何发挥其融合作用，与二级医院、基层医疗卫生机构形成真正有效的集团联合体，各级医院之间的关系应是利益一致、围绕建立有效就医秩序的合作，而不是形成互相竞争的关系。大型医疗机构应创新模式，在支付方式、管理体制、运行机制的改革上着力，加强与基层医疗机构的合作。镇江已经进行了将大型医院改革为大型医疗集团的探索，并已积累了丰富的经验，同时北京、上海等地也进行了相关探索。国家层面期盼大型医疗机构进行自觉探索，随着中国医改的深化，未来形成普通门诊患者在基层、大型医疗机构仅有急重症及专科门诊的改革结果。

提问：请问企业医院改制为民办非营利性医疗机构后实行基本药物制度，国家如何对这部分改制医院进行补偿？

梁万年：企业办医疗机构是卫生工作的生力军，这类医疗卫生机构在保障人民健康，尤其是企业职工健康方面，发挥了重要作用。目前国家要求政府举办的医疗机构全部实行基本药物制度，对非政府办医疗机构采取政府购买服务的方式进行补偿，鼓励并有序推进基本药物制度的实行。以北京为例，政府通过购买服务的方式，鼓励高校及企业医院承担基层社区卫生服务工作。目前，相关部门正在研究与企业类非营利性医疗机构有关的改革措施，今后改革将从价格、运行、管理，包括药品采购、配送等方面展开。

三　思辨 20 年医疗市场化进程

在中国，市场化是一个有着明确政治含义的概念。依据邓小平提出的社会主义初级阶段理论，党和政府要把计划经济体制改造成为社会主义市场经济体制。唯有经过市场化，才能形成高度的生产力，从而使国民的生活达到安居乐业的小康水平。

之所以称之为 20 年市场化进程，主要原因是 1992 年邓小平南方谈话，将中国的改革开放划分为两个不同的阶段。邓小平南方谈话标志着中国共产党社会主义初级阶段发展纲领和指导思想的形成。中国从此开始逐渐将计划经济体制改造为社会主义市场经济体制，其俗称为"市场化"道路。

邓小平南方谈话后，中共中央、国务院在 1992 年的全国卫生大会后开始试点新一轮医改。对于此轮医改的时间界定，学界一般从 1985 年开始算起。但追本溯源，启动中国医改的第一句话"卫生部门也要按经济规律办事"，则产生于 1979 年元旦。时任卫生部部长钱信忠在接受新华社记者采访时提出，"要运用经济手段管理卫生事业"。

那时，改革开放刚刚起步，农村家庭联产承包责任制开始风行。而在城市，一切都显得十分冷清。钱信忠的这些话显得大胆而前卫。事实上，卫生部早在 1978 年就已经开始"预热"这一改革。在 1978 年 3 月召开的南昌会议中，卫生部已经明确要对医院进行经济管理，但一直等到 1979 年才真正启动。

1980 年 9 月，原卫生部部长钱信忠组织由卫生系统计财处和医政处参加的医院经济管理座谈会。他在大会总结时提出，要把医院经济管理提升到卫生经济学的高度进行研究。

由于国家经济困难，1987 年后财政部对医院实际上采取了"给政策不给钱"的做法。当时推行的逐级承包政策并不适合卫生部门的实际情况，也不符合医院的经济性质，不具备实施的必要经济条件。

1992 年春，中国掀起了新一轮的改革浪潮。"建设靠国家、吃饭靠自己"的口号和做法，在各行各业开始盛行。在这一背景下，医改再次被提上日程。在华东七省市卫生厅局长座谈会上，时任卫生部部长陈敏章曾表示，如果等几

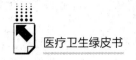
年，其他部门、行业各种产业部搞起来了，甚至医疗领域也被人挖走了，市场和群众就不需要你的产品了。1992年9月，国务院下发了《关于深化卫生改革的几点意见》，其中最大的改革内容在于对医院补偿机制的改革。自此，医院由正常的经费拨款改为各种形式的专项拨款。

2000年，时任卫生部医政司司长吴明江吹响了公立医院产权改革的号角。也正是在这一年，因卖掉大部分医院，江苏宿迁掀起了一轮被业界冠以"完全市场化"标签的医院改制。其改革的政策依据便来自当年2月国务院公布的《关于城镇医疗卫生体制改革的指导意见》（以下简称《指导意见》）。

在《指导意见》中，"鼓励各类医疗机构合作、合并，共建医疗服务集团、营利性医疗机构，医疗服务价格放开，依法自主经营、照章纳税"等条目，让宿迁激动不已。尽管时至今日，关于宿迁医改的争论仍在继续，但《指导意见》的出台，使酝酿于1999年的宿迁医改得以名正言顺。

2005年7月，国务院发展研究中心在《中国医疗卫生体制改革报告》中得出的"我国医改基本不成功"的结论，可谓在全国舆论中投下了一枚重磅炸弹。该报告指出，当前医疗服务的公平性下降，卫生投入的宏观效率低下。因此得出结论，医疗卫生体制出现商业化、市场化的倾向是完全错误的，违背了医疗卫生事业的基本规律。

然而，2006年5月，"中国医疗卫生发展报告"课题组推出的2006年《医疗卫生绿皮书》，对于医改不成功的原因有着不同的看法。该书的一个核心观点是，把医改出现的问题归因于市场化的结论过于"简单化和绝对化"。

上一轮医改出现的问题，主要源于政府主导的三个"不到位"：政府投入不到位、监管不到位和职能转变不到位。其中，最为关键的就是政府投入不到位。由于政府对医院投入严重不足，医院为了生存发展，不得不自己从市场中赚取收入，从而导致公益性缺失，最终招致广泛的批评。可以说，医院是在"代人受过"。这里所说的"人"，也就是政府。

因此，在上一轮医改中，虽然卫生部门做了许多错事，但把这些错事的责任扣在走"市场化"道路上，是没有道理的，在政治上也是有害的。

链接：

中国医改历程

第一阶段：20 世纪 80 年代，给政策不给钱。

1985 年，国务院批准了卫生部起草的《关于卫生工作改革若干政策问题的报告》。由此，中国的全面医改正式启动。

第二阶段：20 世纪 90 年代，向"医疗市场化"进军。

1992 年 9 月，国务院下发《关于深化卫生改革的几点意见》。这一阶段，"医院是不是掉到钱眼里""政府主导还是市场改革"两种思路开始针锋相对。

第三阶段：2000 年，产权改革的号角吹响。

2000 年 2 月，《关于城镇医疗卫生体制改革的指导意见》公布，确定实行医药分业，鼓励各类医疗机构合作、合并等原则。

第四阶段：2005 年，医改突然变奏。

2005 年，时任卫生部政策法规司司长刘新明称"市场化不是新一轮医改的重点"。同年 7 月，国务院发展研究中心发布《中国医疗卫生体制改革报告》，引起轩然大波。

第五阶段：2006 年，医改再现曙光。

2006 年 9 月，由国家发改委、卫生部组织的"医改协调领导小组"成立，并于同年 10 月在国家发改委网站上公开征集对医改的意见与建议。

第六阶段：2007 年至今，医改进入最后冲刺阶段。

2007 年，陈竺表示，"到 2010 年，在全国初步建立基本医疗卫生制度框架"。2008 年 10 月 14 日，《关于深化医药卫生体制改革的意见（征求意见稿）》公布，并公开征求意见。2009 年 1 月 21 日，国务院通过医改方案。

四　转变发展方式迫在眉睫

党的十八大提出，科学发展观成为我们党必须长期坚持的指导思想。2011 年，中共中央、国务院颁发的《中华人民共和国国民经济和社会发展第十二个五年规划纲要》（以下简称《"十二五"规划》）明确指出："十二五"期

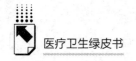
间，改革发展的主题是科学发展，主线是转变发展方式，主攻方向是调整结构。《"十二五"规划》确立的主题、主线、主攻方向适用于经济社会发展的所有战线，医疗卫生改革发展自然也不例外。

我们必须清醒地认识到，科学发展是医院经营管理的永恒主题，更是医院改革发展的永恒主题。改革发展越是艰难、越是复杂，越需要突出科学发展这个主题。转变医院发展方式是医院改革发展的主线。唯有如此，才能实现医院的科学发展。换言之，医院科学发展的关键与根本在于转变发展方式。

新医改出台的方针、政策为医院转变发展方式带来了难得的历史机遇。中央提出的"将基本医疗卫生制度作为公共产品向全民提供"的基本理念，明确了转变发展方式的宗旨；而"保基本、强基层、建机制"的基本原则，明确了转变发展方式的重点、切入点和突破口；"统筹安排、突出重点、循序渐进"的基本路径，明确了转变发展方式的战略方略和科学举措。

公立医院发展方式的转变应从宏观和微观两个层面进行。

从宏观层面来看，要实现以下几个方面的转变。其一，政府管理医院的方式必须由行政领导向提供服务转变；其二，由在城乡"二元化"体系中重点建设城市医院，向在城乡"一元化"体系中重点建设以县医院为龙头、以乡镇医院为基础的整体农村医疗体系转变。

此外，还要将中西医发展联动，以"中西并强、以中为主"为原则，创立中国特色新医学。城市三级医疗卫生机构要实行联动，重点建设社区基层医疗机构。公立、民营联动，实现由重点建设公立医疗机构向重点优先建设发展民营医疗机构转变。

同时，公立医疗机构发展的补偿机制应向以政府多渠道筹措为主、科学合理运营为辅的方向转变。医疗机构的功能建设应由目前的单位医疗向医疗、康复、预防、保健全方位转变。另外，公立医院还要特别加强发挥"预防中心"作用的软硬件建设。

从微观层面来看，转变公立医院的发展方式迫在眉睫。其中关键几点在于：实现补偿机制由以药补偿和市场机制为主转向政府主导、辅以市场机制；管理模式应由粗放的人治管理转向精细化、信息化的无为而治；医院定位应由目前独立的医院发展转向医疗服务系统中的医院发展；医院发展路径应抛弃现有的规模扩张转向依靠质量和科技效益推动的医院内涵发展；医疗服务模式也应由当前的"生物－技术"服务模式转向"生物－心理－社会－自然－人文"服务模式。除此之外，医疗方法应从经验医学转向循证医学。

医院发展要在转化院内外资源的合力上寻求动力。医院硬件和环境的建设要向节约、绿色、友好、人文的方向努力，从而塑造可感受、可持续、系统化、个性化、标识化的医院文化。在这个过程中，医院要着力建立起政事分离机制、人才选拔机制、绩效管理和考核机制，自觉执行并完善"以病人为中心"的服务模式。

所有发展方式的转变都是相互关联的，必须在政府和医院联动的状态下才能顺利实现。目前医院自主空间很大，只要医院充分发挥积极性、能动性和创造性，凝聚力量，攻坚克难，在转变发展方式上将大有作为。

五　医改尚未成　同志需努力

记得20世纪50年代，我们在大学时代的歌中唱道："五年计划看三年，三年计划看头年。"新医改也一样，要看前三年，要看头年，医改的头年肩负重任。《瞭望》杂志曾经报道说：新医改负重启程。意思即说医改困难重重，这个观点让人赞同。但对于这个重任，我们应该积极地去理解，这是光荣的负重，即政府负担公共产品，这是我国基本的医疗卫生制度。

既然要"看头年"，我们就来看看新医改的头一年走得怎么样。我们曾先后上报了两份德尔福调查表，用以评价新医改的进展情况以及新医改目标的实现程度。

新医改的目标主要有两个：一是减轻患者负担，解决好"看病难""看病贵"的问题；二是公立医院改革。现在很多公立医院的公益性遭到质疑，被指责是在强化私益性，医改就是要改造公立医院，使其回归公益性。

（一）减轻患者负担

患者负担，用老百姓通俗的话讲，就是"看病难""看病贵"。医改实施方案提出，要切实减轻群众个人支付的医疗费用负担。这里要特别指出，不是

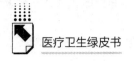

减轻别的负担，而是减轻个人支付的医疗费用负担。

下面，具体说一下医务人员的待遇问题。我国的工资制度是建立在"吃苦耐劳"基础上的低工资制度，随着我国人口结构的变化，可以预见医疗费用将会进一步增加。老年人口多了，老年人的医疗花费自然就多了，所以说医疗条件的改善和医疗费用的增长，都是必然趋势。大家总说医务人员的工资低，可是教师的工资也低，公务员的待遇也低，工人、农民的收入也低。大家收入都低，这说明类似补偿不足的问题并不仅仅出现在医务人员身上。

中国不仅在政治上站起来了，在经济上也站起来了，重要的法宝就是"吃苦耐劳"的低工资制度。但是，低工资制度要随着经济的发展逐步完善，也就是说医务人员、教师、公务员的待遇都要相应提高。这从另一个方面也说明了医疗费用的上升是必然趋势。社会进步了，看病就越来越贵。

医务人员补偿不足，也是不得已的。随着社会的进步，医疗费用上升，医生的待遇随之提高了，就补偿足了。但不能现在就要求把医生的年薪提高到20万~50万元，这是不现实的。而且就算年薪达到50万元，也还是补偿不足。美国一个普通的医生年薪也有10万美元，折合人民币大约70万元；中国香港、中国台湾医生的待遇都比内地高。这样看来，内地医生的待遇还是比较低的。

我国的诊疗费用并不高，但百姓觉得高，症结在于百姓的负担重。所以，政府肩负着减轻患者负担的重任，要对患者及其家属提供帮助，减轻他们的经济负担。新医改之前，政府承认要承担起减轻患者负担的重任，把医院定义为政府公益性事业的部门，并做出了一定的努力。但有人不满意，说卫生部改革不成功，这样的说法太绝对了。

我们要给予卫生部门恰当的批评，借用孙中山先生的一句话："革命尚未成功，同志仍需努力。"不成功，究竟出了什么问题呢？问题一是，医改需要财政的支出，但财政所拨经费有限，于是便有了让医院自己去创收的政策。这样的财政现状和政策，在客观上导致了增加患者负担的结果，当然，这是借卫生行政部门之手完成的，但这是谁给的政策、谁鼓励卫生行政部门做的呢？问题二是，没有尽快恢复农村合作医疗，没有新建城市医疗保障，医疗保险的改革缓慢、措施不得力，直接导致减轻患者负担的力度太小。

新医改最迫切、最重要的目标，就是坚决有效、切实可行地减轻患者负担，其具体措施体现在医保政策上——迅速扩大各类医保的覆盖面，提高医保费用的报销比例，特别是门诊基本药费的报销比例。医保部门要切实担负起医疗费用"守门人"的作用。

对医疗供方来说，公立医疗机构首先要回归公益性运行机制，克服私益性运行机制，提高运行效率，降低运行成本，进而提高资源分配效率，提高患者满意度；其次要创新政府补偿机制，增加医保和财政项目对需方的补偿，减少乃至取消传统上对供方的差额预算补偿。克服牟利性绩效工资制，推行公益性绩效工资制，扭转医院趋利行为的方向，把增加患者负担的趋利行为，扭转成减轻患者负担的趋利行为。

对于患者家庭来说，"看病贵"是问题之一，"看病难"是问题之二。家里有了患者，需要家人照顾，家庭成员中就要有人误工，如果疾病的诊疗需要离开居住地，患者及其家属就要支付旅行、住宿、用餐等费用，甚至还要托人找医生，支付红包费，这些都是由疾病引起的经济负担。南京鼓楼医院托管宿迁市人民医院的做法，是值得推广的解决"看病难"的模式。过去宿迁人生大病了，就要去南京看病，家庭经济负担非常重。现在，南京鼓楼医院派人去宿迁市人民医院任院长、科主任，派医生出诊，宿迁人民在宿迁就能够看大病。

中央层面决心动员城市大医院派高素质医务人员下基层办医，希望基层患者不出县就能看病。政府投入大量资金，建设县龙头医院，改善其设备条件和病房建筑条件。硬件设备容量改进，但是医生素质的提高在短期内是无法实现的，需要城市医院出力。在这方面，上海市的大医院已经走在了前面。上海市的医疗资源是全国人民的共有财产，上海市的医疗技术力量走出上海，服务全国，值得医疗界学习。还有些地方的医院虽有资金，但缺乏高端医疗资源，希望有能力的大医院在技术上给予指导，在管理上予以托管。

（二）公立医院改革

医改就是要改造公立医院，公立医院是否认识到有自我改造的必要性和迫切性，是评价新医改是否真正启动的试金石。

中国旧知识分子喜欢改造别人，认为改造自己是个很痛苦的过程。中国革

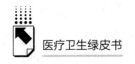

命知识分子很勇敢，解放之初，他们听党的话，决心进行自我改造，决心跟党走。原卫生部的革命知识分子继承了这一光荣传统，原卫生部部长高强多次发言呼吁中国公立医院要改制，号召中国卫生部门解放思想、总结经验。他最早指出公立医院名不副实、公益性淡化、医院趋利动机不纯、诱导消费，增加了患者的经济负担。许多医院院长、卫生厅局长都十分赞赏高强的自我革命精神，努力在新医改中改造公立医院，使其回归公益性，扭转医院趋利行为的大方向。

官员尚能自省自改，然而有那么一些公立医院职工，学问不多，旧知识分子的架子却不小。明明是公立医院的公益性淡化了，迫切需要回归公益性，他们却认为公立医院的公益性很好，一再否认公立医院改革的必要性。

《中共中央　国务院关于深化医药卫生体制改革的意见》（以下简称《意见》）提出，中国特色医院办医的原则是，公立医院为主导，非营利医院为主体，营利性医院补充。可是卫生部门个别人却觉得，中国特色医院办医的原则是公立医院为主体，其他医院包括国有企业非营利医院都是补充。公立医院为主导，是指改造好的公益性公立医院，不是那个名不副实的原公立医院。《意见》指出，一切非营利的公益性医院都是主体的一部分，和公立非营利医院平起平坐。由此可以看出，国家是鼓励国有企业医院办成公益性医院的，也鼓励私人和其他社会力量办非营利公益性医院。

公立医院改革要用试点开路，试点是中国特色的政策实施方法。一项大政方针全面推行之前，先采用试点的方法在一些地方试行，试行之后总结经验，修改并完善政策，最终逐步推广铺开。目前，全国试点城市有 16个（2011 年 6 月 28 日，北京被确定为第 17 个公立医院改革试点城市），地方试点单位在各省有若干个，具体数量不详。2013 年 2 月，国务院常务会议讨论并原则通过《关于公立医院改革试点的指导意见》（以下简称《指导意见》），被看成新医改进程中重中之重的公立医院改革"路线图"正式呈现在公众面前。随着《指导意见》的正式出台以及各试点改革工作步入正轨，医疗行业在未来的发展趋势逐渐明朗起来。

试点也要有实施标准，这个标准就是《公立医院改革试点实施方案》（以下简称《方案》）。《方案》指出，国家联系试点城市要按方案要求，针对本地公立医院的突出问题，结合自身工作基础和环境条件，制订各自的公立医院改革试点实施方案。既可以整体推进综合改革，也可以重点突破个别/若干关键环节；既可以在全市范围内的县级（二级）以上公立医院开展试点，也可以选取部分有代表性的公立医院进行试点。《方案》包括 4 个部分共 18 条，明确了公立医院改革试点的指导思想、基本原则和总体目标等内容。《方案》中有 9 个要求，具体如下。

（1）完善公立医院服务体系建设，加强公立医院规划和调控，优化公立医院结构布局，建立公立医院之间、公立医院与城乡基层医疗卫生机构之间的分工协作机制。

（2）改革公立医院管理体制，积极探索管办分开的有效形式，明确各级政府的职责，逐步实现公立医院统一管理，建立协调、统一、高效的公立医院管理体制。

（3）进行公立医院法人治理改革，明确政府办医主体，科学界定公立医院所有者和管理者的责权，探索以理事会等为核心的多种形式的公立医院法人治理结构，建立医院院长激励约束机制，制定公立医院院长任职资格、选拔任用等方面的管理制度。

（4）进行公立医院内部运行机制改革，完善医院内部决策执行机制，完善医院财务会计管理制度，深化公立医院人事制度改革，建立合理分配的激励机制。

（5）进行公立医院补偿机制改革，加大政府投入，调整医药价格，逐步取消药品加成政策，实现由服务收费和政府补助两个渠道进行补偿，完善医疗保障支付制度。

（6）加强公立医院管理，确保医疗安全，提高医疗服务质量。

（7）进行公立医院监管机制改革，加强公立医院医疗服务安全质量监管和经济运行监管，充分发挥社会各方面对公立医院的监督作用。

（8）建立住院医师规范化培训制度，开展住院医师规范化培训。

（9）鼓励、支持和引导社会资本发展医疗卫生事业，鼓励社会力量举办非营利性医院，加快推进多元化办医格局。

（三）评价医改政策落实情况

医改政策落实情况的评价，包含以下三个方面：评价医院内部运行机制政

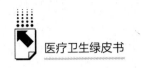
策落实情况、评价医院补偿机制政策落实情况、评价医院治理结构改造政策落实情况。下面主要谈谈前两个方面政策的落实情况。

1. 评价医院内部运行机制政策落实情况

公立医院的性质必须是公益性的，医院的趋利性必须服从公益性。是否具有公益性取决于公立医院是否承担了足够的政府责任，只有承担了足够的政府责任，并经过政府绩效评价认为符合实际，才能给予合理补偿并加大投入。政府投入和补偿首先是供方投入补偿，完成政府委托的项目，政府才能够支付项目经费。在趋利动机支配下，违背预先核定的计划、超计划增加业务收入的，其超收部分要按照公共财政政策上缴国库。按照核定的收支运行有了差额的，政府给予差额补助；按照核定的收支运行有了结余的，不能自主分配，可做计划，经过上级财政核定后予以支出。

评价医院运行的社会配置效率和社会效益，具体内容包括：是否按照各类医保规定实行医保经费总额预付；医保门诊报销比例是否提高；门诊基本药物零差率政策是否实行；物价部门是否同意实行门诊处方费和住院护理费项目；药品收入比重是否合理；医院是否有超计划增加的业务收入；超收部分是否上缴国库；医院需方和供方投入合计占医院总收入的比重是否合理；医院从事公共卫生预防保健、参与社会突发卫生事件的医疗救助及社区卫生服务的各项支出占医院总支出的比重是否合理；社会各界对医院公益性程度的满意度如何；等等。

2. 评价医院补偿机制政策落实情况

在医改中，卫生部、医院和医生挨了不少骂，可惜的是这个批判的过程中漏网了一条大鱼，那就是我国财政划分收支、分别核算的弊病。事实证明，政府财政投入机制是许多腐败行为的"温床"。财政收入就是税收收入，财政支出就是政府各项支出。可是在实际操作过程中，如果分到每个灶的饭不够吃怎么办？过去采取的方法是：自己的梦自己圆。怎么圆？就是本来负责财政支出的部门，也鼓励其下属单位创收。实施的结果是，财政支出部门的预算外收入大增，甚至超出预算内的支出。这可谓一大中国特色，也是现代公共财政的教材中从未出现过的。

于是，本来负责财政支出的政府官员，此时居然成为预算外收入的筹资员，或者我们也可以称其为收银员。这些收银员的业绩指标，就是预算外收入最大化。

卫生部门和医院，在预算外收入最大化过程中发挥了十分重要的作用。近几年，财政提倡收支两条线管理。对于预算外的各项收入，各单位不得有坐支行为，都要归口各级财政收银员统一处理，于是各级财政的当家人都对此十分感兴趣。这无形中诱使医院增加业务收入，从而提高收费水平，加重了患者的负担。其实，如果真的实施收支两条线管理制度，预算外收入就应该归财政收入部门统一管理。

再说说政府转移支付。转移支付，它属于政府对财政收入的再分配，目的是解决社会公平问题。所以，转移支付使财政收入减少，而不应是财政支出增加。但是，我国财政把它作为财政支出的一部分，划归各灶去吃。其结果必然是转移支付的这碗饭根本没有到弱势人群的嘴里，成为一纸空谈。比如，结核病项目应该是为结核病患者提供免费诊治，防疫站的某位同志说了实话："财政给我多少配套经费，我就发现多少结核病患者。"再比如，妇幼保健项目是为贫困高危孕产妇及患消化系统和呼吸系统疾病的儿童报销医药费，这也是一个转移支付项目。可是在陕北某县，患者手里拿着单据，反映费用无法报销，直到县财政下发文件，这个问题才解决。当我们质疑这笔钱的真实作用时，县长坦诚地说："我们县里的公务员有3个月没发工资了。"这些事例说明，转移支付一旦入灶，再到弱势人群的手里就难了。

医 保 篇

Healthcare Insurance

$\mathbb{G}$. 2

城乡经济社会发展一体化与
城乡医疗保险一体化发展

执笔人：任 苒*

摘 要：

　　党的十七届三中全会提出了城乡经济一体化的要求，而城乡医疗保险一体化也包含其中。本文介绍了城乡医疗保险一体化发展面临的问题，不仅城乡居民医疗保障待遇存在差异，而且城乡医疗保险筹资水平的差距也很大，抗风险能力低下。为此，本文对城乡医疗保险一体化的可行性进行了探讨。

关键词：

　　经济一体化　医疗保险一体化　成都医保　杭州医保

党的十七届三中全会提出《中共中央关于推进农村改革发展若干重大问

---

* 任苒，大连医科大学公共卫生学院卫生经济学教授。

题的决定》，要求到 2020 年，要在我国基本建立起城乡经济社会发展一体化的体制机制，要将加快形成城乡经济社会发展一体化新格局作为根本要求。

一 城乡保险体系发展困境与城乡经济 社会发展一体化战略的提出

（一）城乡社会保障体系发展面临的突出问题

第一，城乡分割的社会保障体系使不同社会群体享受不同的保障待遇，导致不公平问题日趋突出。

我国城乡居民因身份不同而拥有不同的社会保障制度，享受不同的保障待遇。自新中国成立以来，我国形成了城乡分割的二元社会保障体制，城镇逐步建立起较为完整的、以就业为中心的社会保障体系，而农村则形成了以家庭保障为主、集体保障为辅的较低层次的生活保障体系。这种城乡分割的格局导致城镇居民和农村居民因就业与否、就业所在部门的不同而分属不同的社会保障制度和享有不同的保障水平；社会保障在保障项目、保障水平和待遇上存在较大的差异，导致我国城镇居民和农村居民享有不同水平和不同程度的医疗保障，不同地区和不同群体之间存在筹资与受益不公平的现象。

第二，社会保险制度安排未能有效发挥社会保险再分配功能。

社会保险作为政府调节收入分配的重要手段，具有收入再分配的特征。但是我国城乡社会保险体系不仅没有缩小城乡居民的收入分配差距，反而扩大了这一差距。医疗保险制度安排方面存在的各种问题导致再分配功能无法有效发挥，城乡分割、人群分割、区域分割的医疗保险体系有悖于社会保险的公平目标及再分配属性，这种对居民收入分配调节力度的弱化和不足反映出中国社会保险体系目前的主要缺陷。城镇居民社会保险水平远高于农村居民社会保险水平，社会保险收入再分配功能严重扭曲，导致城乡居民之间的收入差距进一步拉大，有学者称这种现象为"社会保险制度再分配的逆向调节"，而产生这一现象的原因正是社会保险制度的城乡二元性。

第三，城乡卫生费用支出和医疗保险筹资水平的差距加大。

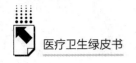

2001～2008 年，从人均卫生费用水平看，城乡差距进一步加大。其中，城镇人均卫生费用筹资总额增长迅速，此期间增长 1021.1 元，农村仅增长 210 元，城乡人均卫生费用筹资总额的差距从 596.4 元增长到 1407.5 元。截至 2009 年末，全国参加城镇基本医疗保险的人数为 40147 万人。其中，城镇职工基本医疗保险参保人数为 21937 万人，城镇居民基本医疗保险参保人数为 18210 万人，全年城镇基本医疗保险基金筹资人均 914.6 元。截至 2009 年 9 月底，全国新农合当年筹资 820.9 亿元，人均筹资 98.6 元。

第四，低收入人群和非正规就业群体尚未成为基本医疗保险的主要受益群体。

我国没有加入基本医疗保险体系的和低医疗保障水平的恰恰是最需要得到保障的低收入人群与非正规就业群体。尚未被社会保险覆盖的人群中，大部分是乡镇企业职工、进城农民工、私营个体企业雇员以及非组织化就业人员等，大约有 2.6 亿人，其中农民工占主体。这里所说的农民工是指外出进入城镇从事第二、第三产业的离土又离乡的农村劳动力。据调查，我国农民工的数量为 1.2 亿人左右。由于农民工流动性强、收入水平低，城乡分立的以就业为根基的医疗保险制度安排使一些地区的农民工游离于城乡医疗保险体系之外，既没有纳入城镇职工基本医疗保险或城镇居民基本医疗保险，也没有在农村基本医疗保险制度中受益。

第五，分散化的医疗保险基金统筹层次低，基金规模小，抗风险能力弱。

目前，我国城镇职工基本医疗保险、城镇居民基本医疗保险和新型农村合作医疗保险在制度层面上已基本覆盖到我国城乡所有从业人员和居民，但我国基本医疗保险制度的明显缺陷是统筹层次低，尤其是城镇居民基本医疗保险和新型农村合作医疗主要以区（县）为筹资单位，基金规模较小。这种模式不仅造成城乡居民医疗保障筹资和受益的不公平，而且与市场经济条件下劳动力流动性和就业自主性、灵活性的要求不相适应，同时也是我国出现医疗保障基金规模分散、抗基金风险能力低下以及管理成本增加等诸多弊端的重要根源。

（二）城乡经济社会发展一体化战略的提出

党的十七届三中全会的召开，对我国城乡经济一体化的发展起着至关重要的作用，标志着我国站在了一个新的历史起点上。建立促进城乡经济社会发展一体化制度是《中共中央关于推进农村改革发展若干重大问题的决定》提出的要求。

在此之前，中央文件中就已多次提到有关城乡统筹的内容。除了将构建城乡经济社会发展一体化制度作为我国经济社会发展的目标外，城乡一体化也成为医疗卫生体制改革的重要内容。2009年3月出台的《中共中央　国务院关于深化医药卫生体制改革的意见》指出："随着经济社会发展，逐步提高筹资水平和统筹层次，缩小保障水平差距，最终实现制度框架的基本统一。"并提出要探索建立城乡一体化的基本医疗保障管理制度。

城镇与农村是两个具有不同内涵的区域，二者在经济、社会、政治、文化和生活方式等方面完全不同，但是二者之间又相互依存、相互影响，具有协调发展的内在要求。统筹城乡发展，大力推进城乡经济社会发展一体化意义十分重大。

城乡经济社会发展一体化战略的提出，为我国城乡医疗保险一体化体系的构建和解决目前城乡医疗保险统筹发展中的突出问题带来了前所未有的发展机遇。能否把握这一历史性的发展机遇，根据城乡经济社会发展一体化新格局的要求，探索城乡医疗保险一体化发展的目标与城乡医疗保险制度设计，在于我们能否深刻理解城乡经济社会发展一体化战略的内涵及其与城乡医疗保险一体化体系的关系，在理论探讨的基础上进行政策研究，为改革实践提供依据。

二　城乡经济社会发展一体化的核心

破除城乡二元结构、加快推进农村改革发展，非常重要的一点是要做到城乡经济社会发展一体化。

城乡一体化是制度建设的完善和改进，其根本目标是废除原有的城乡二元体制，充分发挥城市在资金、人才、技术、信息等方面的优势，充分挖掘农村地区在生态环境、发展空间等方面的巨大潜力。

加大城乡统筹力度，建立起以工促农、以城带乡的长效机制，在统筹城乡规划、产业布局、基础设施建设、公共服务一体化等方面取得突破；构建起新型

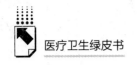

的工农、城乡关系，促进公共资源在城乡之间均衡配置，促进生产要素在城乡之间自由流动，促进城乡经济社会发展统筹协调、优势互补、互利互赢；彻底改变城乡发展规划不协调、资源配置不均等、城乡居民福利与保障不公平等状况，最终实现基本公共服务、资源配置和发展机遇的均等化，促进城乡和谐发展与社会公平。

城乡经济社会发展一体化的核心重在形成体制与机制，推进城乡经济社会协调发展。城乡经济社会发展一体化的根本动力在于体制改革。科学、合理、有效的制度保障的建立是实现这一目标的关键所在。

作为一个农业大国，城乡二元经济结构的固有特性在我国长期存在，导致城乡基本公共服务水平差距过大，城乡社会保障覆盖面和保障水平差距较大，农村居民和城镇居民在发展机会和社会地位方面不平等。

三　城乡医疗保险一体化的路径

我国实现城乡经济社会发展一体化的关键是打破城乡二元分割的体制障碍和政策限制，而城乡经济社会发展一体化的难点和障碍也是城乡二元分割的体制及其政策限制。统筹城乡发展规划和布局是形成城乡经济社会发展一体化新格局的前提。按照城乡发展规划一体化的要求，把农村和城镇作为一个有机整体，实现城乡公共服务一体化。着力推进城乡社会管理一体化，建立有利于统筹城乡经济社会发展的政府管理体系。另外，缩小城乡之间公共服务水平的差距，实现城乡经济社会和谐发展、协调发展、可持续发展。为了促进城乡协调发展，应当按照有利于逐步实现基本公共服务均等化的要求，加快完善公共财政体制，加大公共财政向农村教育和公共卫生等方面的转移支付，尤其要加大中央和省级政府的投入力度。在大力提高农村公共服务水平的同时，还要注意从体制机制上推进城乡公共服务一体化。

针对我国目前的现实情况，诸多学者对如何实现城乡经济社会发展一体化进行了深入研究。有学者提出应从主要驱动因素及受阻的制度性因素入手，在社会再分配层面上，打破城乡分割、区域分割和社会人群分割，加快建立基本保障全国统筹的广覆盖、低水平、多层次的社会保障制度，促进各区域经济的发展与平衡，缩小城乡差距、区域差距、社会人群贫富差距。

四 城乡医疗保险一体化发展进程与改革实践

在我国城乡医疗保险一体化发展进程中，一些地区通过制度创新，探索出不同的城乡医疗保障制度整合路径。如东莞、太仓、成都等地采取不同模式实现了城乡医疗保障制度的整合。

（一）成都城乡医疗保险一体化发展进程与效应

成都作为全国区域性特大城市和西部的中心城市以及全国统筹城乡综合配套改革试验区，其城乡医疗保险一体化在区域内具有一定的示范作用。

2007 年 6 月，成都市成为统筹城乡综合配套改革试验区之一，这一举措加快了成都城乡一体化的进程，成都市也在试点过程中积极开展了城乡一体化基本医疗保险制度的探索与实践。

2008 年 11 月，成都市政府出台《成都市城乡居民基本医疗保险暂行办法》，按照"筹资标准城乡一致、参保补助城乡统一、待遇水平城乡均等"的原则，将城乡非从业人员全部纳入一个制度体系，统一整合全市的新型农村合作医疗、城镇居民基本医疗保险、市属高校大学生基本医疗保险，建立了城乡居民基本医疗保险制度。

成都城乡一体化的医疗保险体系目标是，在"全域成都"社会保障发展格局和城乡统筹国家发展战略下，首先将多元并存的、碎片化的基本医疗保险制度整合为相对统一的、城乡的二元制度，再通过制度的重新安排和政策的优化设计，逐步形成区域一体化的基本医疗保险制度，构建"一元制度、分档选择"的一体化基本医疗保险模式。

2009 年 1 月 1 日，成都市开始全面实施城乡居民基本医疗保险制度，城乡居民可根据自身经济条件和医疗保障需求任选一档参保。

成都在实现了"从无到有"全民覆盖的医保后，即着力在制度上实施城乡间的融合和统筹。由此提出了"制度构架城乡统筹、经办操作城乡一致、待遇标准城乡衔接、机构设置城乡统一"的思路。按照这个思路，成都打破体制机制的限制，对全市 7 个基本医疗保险制度和管理条例进行整合，推进了

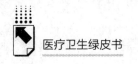
全覆盖向城乡一体化体制的跨越。

具体体现在三个方面：一是将农民工和被征地农民基本医保制度与职工医保制度接轨，使其享受与职工同等的待遇；二是通过采用城镇居民医保、新农合和大学生医保三合一的方式，改变城乡分割的基本医疗保险体制格局，实现城乡居民共享一个制度；三是将县区统筹改为全市统筹，在参保范围、缴费标准、待遇水平和管理办法方面实行全市统一政策。

成都建立起城乡一体化的医保制度后，取得了良好的社会效应。作为服务对象的城镇居民和农村居民都叫好，参保农民普遍感受到公平和实惠，参保人就医更加便捷。成都新农合并入城乡一体化医保体系后，定点医疗机构由原来的 500 余家增加到 973 家，报销的药品由 500 多种增加到 2000 余种，医疗费用报销比例由 49% 提高到 62%。

从城乡医疗保险一体化的经办和管理部门来看，一是城乡医疗保险一体化制度的建立为成都带来了大数法则效应。截至 2010 年 9 月 30 日，成都市参保人数与 2009 年底的 1105.83 万人相比增加了近 70 万人，达到 1175 万人。其中，城镇职工基本医保参保人数为 479.64 万人（含农民工综合社会保险 119.37 万人），城乡居民基本医保参保人数为 696 万人（含在蓉大学生）。二是同步提升了筹资水平与待遇水平。筹资水平与待遇水平协调同步是医保制度可持续发展的内在要求。成都市农民曾因"双低"（新农合筹资水平低和报销比例低）而不愿参保，自从实行城乡一体化后，随着筹资标准的提高，农民的待遇水平得以提升。在县医院报销的比例达 68%～85%，最高支付限额达 11 万元。三是资源整合及医保与医疗改革的配套联动。医保与医疗改革的配套联动是促进双赢的理想状态，而如何改变目前的职能错位和部门博弈状况是一个难题。成都市将城乡医疗保险事务交由医保局统一管理后，成立了医疗保险管理局，作为成都市劳动保障局下属的二级单位。一方面，新农合与城镇居民医保归并后，可以统一管理城镇多层次医疗保险和新型农村合作医疗，有效地整合了医疗保险管理资源；另一方面，理顺了社会保障与医药卫生系统的职能，有利于卫生部门集中精力发展医药卫生事业，努力完善与之相适应的城乡一体化医疗服务体系建设，在基层医疗卫生体系建设、公立医院改革等方面取得了成效。以成都的蒲江县为例，新农合试点时，乡镇卫生院的起付线为 200

元，报销比例为30%；一体化制度实施后，起付线降为50元，报销比例提高到90%，这无疑对促进基层医疗卫生事业的发展发挥了积极的作用。

（二）杭州城乡医疗保险一体化制度特征

1. 杭州城乡医疗保险一体化制度覆盖的制度和人群

（1）城镇职工基本医疗保险制度，主要覆盖城镇用人单位及其职工，覆盖近300万人。

（2）城镇从事自由职业人员、个体经济组织业主及其帮工基本医疗保险制度，主要面对灵活就业人员、个体从业人员和自由职业人员，覆盖近20万人。

（3）小城镇医疗保险制度，主要面向郊区的被征地农民、新建单位和个体工商户，覆盖近120万人。

（4）农村合作医疗制度，覆盖234万人。

此外，还有职工供养直系亲属医疗保险制度、失业人员过渡基本医疗保险制度及单位内互助帮困制度等。

2. 杭州城乡医疗保险的特征

一是打破城乡分割界限，扩大保障范围。杭州新型城乡医疗保险一体化制度不仅覆盖农村居民，还延伸到各类城镇居民、职工子女、学生和职工供养的直系亲属，以及在杭居住并持有一年以上暂住证的非本市户口居民等各类群体，在政策上解决了覆盖各类社会群体医疗保险的问题。

二是多渠道提高农村居民的参保积极性和医疗保险待遇。一方面，通过加强宣传，提高农村居民的参保意识，政府通过政策扶持和税收减免，引导农村居民参保；另一方面，杭州市注重提高农村居民的医疗保险待遇，两次提高农村居民住院医疗费用补偿比例，其中将参保农民的中医、中药费用补偿比例提高到80%，切实降低了农村居民的医疗保险费用负担。

三是政府勇于承担转制成本。杭州市政府具有将社会医疗保险作为"公共产品"向全体公民提供的理念，通过调整财政支出结构的方式，提高社会保障支出的比例，并勇于承担制度转换的成本，为城乡一体化的制度变迁提供了经济基础。

四是完善相关政策。制定了新型城乡医疗保险一体化制度结算管理办法，

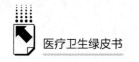

实行了风险调节基金制度，完善了财务核算和统计制度、转诊制度等，为新型城乡医疗保险一体化制度的实施与可持续发展提供了政策基础。

五是解决征地养老人员的医疗保障问题。对于农村超过一定年龄的征用土地后征地养老人员的养老保障（包括医疗费用报销），采取两种调整方式解决其基本医疗保障：将新的征地养老人员的医疗保障纳入小城镇医疗保障制度；对于老的征地养老人员则采取适时纳入相应的医疗保障制度并实行全市统一管理的方式。

（三）昆山模式

为了与社会、经济和文化发展相适应，2004 年昆山开始构建城乡医疗保险一体化。昆山市在全市范围内实施了农村居民基本医疗保险制度，将传统的农村合作医疗进行了全面改革，与城镇基本医疗保险制度合并管理。

2004 年初，昆山市制定了《昆山市农村居民基本医疗保险暂行办法》《昆山市农村居民基本医疗保险制度实施意见》等文件，在全市范围内实施农村居民基本医疗保险制度。昆山市农村居民基本医疗保险实行市级统筹，参保对象涵盖行政区域内未纳入城镇职工基本医疗保险范围的所有农村常住人口，包括纯农业人口、农村小城镇户口人员（暂不包括外来常住人口）。市、镇两级财政拿出近 5000 万元用于农村基本医疗保险基金筹集和建立农村居民医疗保障新体系，初步实现了农村居民与城镇居民基本医疗保险的并轨。

昆山模式的最大优点是保障水平高，管理运行与筹资水平也确保了制度运行的效率及公平性，这一模式适合经济发达地区。昆山市农村基本医疗保险制度与当地城镇基本医疗保险制度在医疗保险基金管理和筹资模式上基本接近，均采取全市统筹方式，也都建立了个人账户。实际上，在制度建立初期，昆山市农村基本医疗保险制度即已与城镇基本医疗保险制度初步接轨，但在筹资水平上二者仍有差距。

自 2007 年 1 月 1 日起，昆山市在原农村居民医疗保险的基础上全面实施居民医疗保险，筹资标准为每人每年 260 元，个人仅承担 60 元，市、镇两级财政和村级集体组织分别承担 90 元、90 元和 20 元。昆山市建立了与职工医疗保险并轨的大病补充保险，报销额最高达到 20 万元，5 万元以上的报销比例与职工医疗保险相同。

自 2009 年 1 月 1 日起，昆山市居民医疗保险政策再次调整，居民医疗保险享受待遇、筹资标准相应提升。《昆山市居民基本医疗保险暂行办法》规定，居民医疗保险的覆盖范围扩大为户籍关系在本市行政区域内不属职工医疗保险参保范围的所有居民。该制度与目前运行的城镇职工基本医疗保险制度相结合，共同构成了覆盖全市的医保体系，实现了"全民医保"。

（四）其他地区的进展与探索

从国内来看，目前全国有 10 余个地区进行了统筹城乡医疗保险方面的探索。根据城乡统筹程度，大体可以分成三种情况：一是对城乡医疗保险制度、管理和运行进行全面整合，城乡居民实行同一制度的一体化管理模式，以江苏省昆山市为代表；二是着眼于统筹规划城乡医疗保障制度，对不同制度之间规定衔接办法，在保留城镇职工医保、城镇居民医保和新农合三项制度的基础上，明确人员在不同制度间流动的转移衔接办法，以江苏省镇江市为代表；三是先统一管理体制，再研究和制定制度整合的措施，以四川省成都市为代表。

2009 年新医改方案中明确提出了基本医疗保险要"创造条件逐步提高统筹层次"。2009 年 7 月，《关于进一步加强基本医疗保险基金管理的指导意见》（人社部发〔2009〕67 号）要求各地根据本地实际情况，加快推进提高基本医疗保险统筹层次工作。许多省份和地区已开始制定和出台相关政策，实施提高基本医疗保险基金统筹层次和整合城乡一体化医疗保险的改革。2011 年，辽宁省颁布了《关于推进城镇基本医疗保险市级统筹工作意见》，提出从 2011 年起将在全省范围内全面启动市级统筹工作。自 2012 年始，全省设区的市级行政区域内，城镇职工医保和城镇居民医保及相关的辅助制度基本实现市级统筹。作为试点地区的沈阳市和大连市，已分别于 2010 年和 2011 年 7 月完成了城镇基本医疗保险的市级统筹。

许多省份和地区已实行了城乡医疗保险一体化管理。2011 年 8 月，云南省昆明市将新型农村合作医疗的管理职能交由人力资源和社会保障部负责，整合了城乡医疗保险经办管理职能，实现了城镇职工医疗保险、城镇居民医疗保险和新型农村合作医疗一体化管理。宁夏、成都、温州等地将新型农村合作医

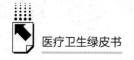
疗由卫生部门划转至人力资源和社会保障部门管理，实现了城乡医疗保险一体化管理。

但城乡医疗保险一体化管理只是城乡医疗保险一体化的途径之一，如何真正构建与我国经济社会发展一体化格局相适应的城乡医疗保险一体化制度，尤其是通过这一制度的建立与完善从根源上改变城乡制度分割、城乡居民不公平的保障待遇状况，还将面临更严峻的挑战，需要更艰巨的探索与更丰富的实践。

G.3
试论我国的全民医保

执笔人：王保真*

摘　要：

　　全民医保是重要的民生问题。本文通过对医保制度受益面窄、保障水平低、公平性有待提升，以及医保政策与体系不尽完善等问题与难点的剖析，提出了以下政策建议：确立全民医保的最终目标、思路和建设的重点、路径；建立适合制度特点的多元筹资机制；倡导"预防为主、重心下移、关口前移"的理念与思路；提高统筹层次，增强共济能力；建立统一的基本医保管理服务体系；促进医疗卫生深层次问题的改革与深化。

关键词：

　　全民医保　城镇居保　新农合　多元筹资机制

党的十七大报告提出的实现"病有所医"和"人人享有基本医疗保障"，包含两个不可或缺的内容：一是要逐步建设覆盖城乡居民的公共卫生服务体系，让百姓能够得到健康知识与健康教育，尽量做到使人们少生病或不生病；二是人人能够参加并享有政府举办的基本医疗保险与医疗救助，让每个人既能看得了病，又能看得起病。

一　实现全民医保是重要的民生问题

（一）全民医保的含义

"全民医保"中的"医保"作为社会公共制度，在我国特指社会"基本医

---

* 王保真，武汉大学政治与公共管理学院教授。

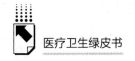

保"制度，它具有福利性和公益性的特征，是由政府出资建立和举办的保障制度，用以保证城乡就业人群和非就业人群在患病就医时，能享受到目前医疗机构所能提供的各级政府财力、用人单位及个人都能支付得起的适宜的诊断治疗服务。

（二）实行全民医保的重大意义

社会的发展和进步，以及人民生活水平和社会整体福利水平的提高，离不开医疗保障体系的建立与发展，确保"人人享有"经济与改革发展成果的公平性，是医疗保障体系得以完善的最重要特征之一，具有非常重大的意义。

1. 是国民获得基本医疗保障的基本权利

实行全民医保是《中华人民共和国宪法》规定的基本权利，医疗保障制度建立的根本目的和最终目标也是实现全民医保。2011 年 7 月 1 日开始实施的《中华人民共和国社会保险法》第二条明确规定："国家建立基本养老保险、基本医疗保险、工伤保险、失业保险、生育保险等社会保险制度，保障公民在年老、疾病、工伤、失业、生育等情况下依法从国家和社会获得物质帮助的权利。"

2. 是体现社会发展公平的具体内容

让国民不论职位的高低和收入的多少，都能享受我国经济快速发展的成果，只要是因为诊治疾病的需要就能够公平地享受政府举办的基本医保制度带来的好处，享受规定的待遇和保障水平，得到按制度规定的经济补偿。

3. 是解决"看病难"与"看病贵"的根本途径之一

20 世纪 90 年代以来，我国医疗费用持续上涨，不论是费用增长的绝对额，还是人均门诊和住院费用，其增速都高于国民经济的增速，也大大快于城乡居民收入的增速。建立覆盖全民的医保制度，是解决"看病难"与"看病贵"的根本途径之一。

二 全民医保的基本内容和制度特征

（一）全民医保的基本内容

从制度层面看，全民医保就是实施基本医保。在政策上主要通过基本诊疗项目、基本药物、基本设施及基本费用来体现，是制度的核心与政策的精髓。

从操作层面看，全民医保由缺一不可的医药"三个目录"和"四个基本"组成并具体实施。其中，"四个基本"是指：

（1）基本药物，依照药物目录范围规定的药物；

（2）基本服务，依照基本诊疗项目规定的服务；

（3）基本技术，依照基本诊疗项目规定的技术；

（4）基本医疗费用，是基本医疗的经济学指标，是指能满足参保者诊治疾病所必需的医疗服务（技术劳务、医药卫生材料、药品、病房与服务设施等）的费用，超出规定标准的费用不属于保障范围（即不予报销）。

（二）全民医保的制度特征

全民医保既是制度的全覆盖，又是人群的全覆盖。作为社会公共制度和重要的民生问题，全民医保的制度具有六大特征。

第一，全民医保制度是由政府出资建立和举办的具有福利性和公益性的保障制度。

第二，医疗保障的社会福利性决定了它由政府为主体统一组织，并不以赢利为目的。

第三，医保制度既要覆盖所有地区，不分城镇与农村、沿海与内地、发达地区与欠发达地区；又要覆盖全体国民，不分性别、身份、职业、地位与收入。也即没有漏洞和缝隙。

第四，"人人享有"的本质是人人都能公平地获得"医保"，即所有国民患病后，都能从这一制度中得到物质帮助与经济补偿（即一定比例的费用报销），确保"人人享有"经济与改革发展成果的公平性。

第五，"人人享有"，并不代表全民"免费医疗"。医保制度除了是一项福利性制度外，也强调费用的分担，患者个人必须负担超过《基本医疗保险药品目录》规定以外的费用。

第六，基本医保的内容和水平，也不是一成不变的。

随着经济的发展、财力的增强以及筹资水平的提高，全民医保的内涵逐步调整和扩大。这也为基本医保的内容和水平提出了与时俱进的要求，如报销比例便随着经济发展和个人收入水平的提高而逐渐提高。

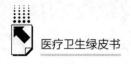

三　迈向全民医保的进展

目前，我国已构建了以社会基本医疗保险制度为核心的多层次医保体系（见图1）。

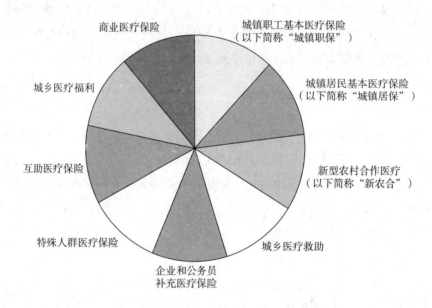

图1　我国主要的社会基本医疗保险制度

（一）城镇职保制度扩面加速

2005年是城镇职保制度全面实行"统账结合"探索的第17个年头。社会医疗保障的制度体系与框架的建立也与社会主义市场经济体制相适应，是这些年来艰苦探索的成果。令人欣喜的是医疗保障制度不断扩大的人群覆盖面和保险范围。

城镇职保制度构建初期，作为国有企业深化改革的配套，维护了战略性经济结构调整和国有企业改革中产业工人的基本医疗保障权益，历年欠费的顽疾基本得到解决，实现了经济转轨时期的社会稳定；基本解决了城镇职工的医疗保障问题；制度架构与体系建设日益完善、配套，医保政策日益贴近民生，其成效十分明显（见表1、表2）。

表1 1997 年、2005～2010 年城镇职保年末参保人数

单位：万人

指标	1997 年	2005 年	2006 年	2007 年	2008 年	2009 年	2010 年
参保人数	1762	13783	15732	18020	19996	21937	23735

资料来源：1997 年、2005～2010 年劳动和社会保障事业发展统计公报。

表2 1997 年、2010 年在职职工与退休职工参保人数及增长率

单位：万人，%

年份	全部职工参保情况		在职职工参保情况		退休职工参保情况	
	人数	增长率	人数	增长率	人数	增长率
1997	1762.0	—	1588.9	—	173.1	—
2010	23735.0	92.4	17791.0	91.1	5944.0	97.1

注：2010 年全部职工参保人数中含农民工 4538 万人。

资料来源：①1997 年、2010 年劳动和社会保障事业发展统计公报。②增长比例依据有关数据整理而成。

基金收支增长也十分迅速。1993～1999 年，基金收支增长较缓慢；进入 21 世纪，其增长的势头迅猛，尤其是 2005 年以来呈现直线上升之势（见图 2）。

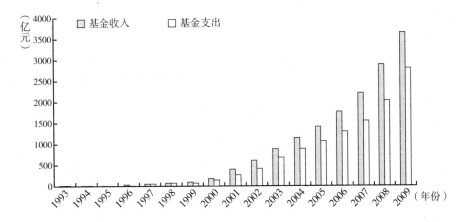

图2 1993～2009 年城镇职保基金收支情况

注：2009 年基金收支数据包含城镇居民。

资料来源：1993～2009 年劳动和社会保障事业发展统计公报。

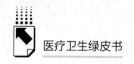

（二）城镇居保制度快速启动

城镇职保并没有覆盖城镇的非从业居民，为了提高医保的覆盖率，2007年7月，《关于开展城镇居民基本医疗保险试点的指导意见》颁布实施，解决了2.4亿多名城镇非从业居民的"自费医疗"问题，以大病统筹为主的城镇居民医保制度开始在这一部分人群中起到越来越重要的作用。

国家首先选择了88个城市作为试点，2008年又确定了15个省份的229个城市，扩大了试点城市的范围。2007年底仅有4068万人参保，但截至2010年底参保人数已达19528万人，比2007年增加15460万人，增长380%。

（三）新农合覆盖面广，覆盖率高

2002年10月，全国农村卫生工作会议上，《关于进一步加强农村卫生工作的决定》颁发，指出要在全国建立新农合制度。

自2003年始，304个县作为第一批试点县开始推行新农合制度。随后，国家根据经验开始在越来越多的农村地区推广应用。

截至2010年底，全国有2678个县（区、市）开展了新农合，参合人口数达8.36亿人，参合率为96.0%。2010年度筹资总额达1308.3亿元，人均筹资156.5元。全国新农合基金支出1187.8亿元，补偿支出受益10.87亿人次，其中住院补偿0.66亿人次，普通门诊补偿9.89亿人次（见表3）。

新农合以较低的筹资水平有效地保障了农村居民的健康权益，改善了农民的就医状况，减轻了参合农民的就医负担，为促进农村经济社会发展发挥了积极作用。

表3　2009～2010年新农合实施情况

指标	2009年	2010年
参合人口数（亿人）	8.33	8.36
参合率（%）	94.0	96.0
当年筹资总额（亿元）	944.4	1308.3
人均筹资额（元）	113.4	156.5
当年基金支出额（亿元）	922.9	1187.8
当年补偿支出受益人次（亿人次）	7.59	10.87

资料来源：《2010年我国卫生事业发展统计公报》，中华人民共和国卫生部网站，2011年4月2日，http://www.moh.gov.cn。

同时，新农合与医疗救助制度进行有机结合。2010年7月后还开展了提高农村儿童大病医疗保障水平的试点，优先选择0~14岁儿童所患急性白血病和先天性心脏病的6个病种进行试点。新农合补偿力求达到本地限定费用的70%左右，民政部门通过医疗救助，对符合条件的患者再进行补偿，补偿比例不低于限定费用的20%。两项保险可报销90%的费用，有效地减轻了农村儿童患这两种疾病的经济负担。

综上，截至2010年末，全国参加城镇基本医保（含居民）的人数为4.33亿人，参加新农合的人数为8.36亿人，参加以上三大基本医保的总人数为12.69亿人，参保率达90%，标志着我国已经迈入"全民医保"时代。

（四）拓宽城乡医疗救助范围的力度加大

长期以来，我国缺乏专门的医疗救助制度。进入21世纪，作为多层次医保体系的最底层形式——社会医疗救助制度从生活救助中独立出来。2003年11月国家颁发了《关于实施农村医疗救助的意见》，2005年3月国家颁发了《关于建立城市医疗救助制度试点工作的意见》，2009年6月民政部等四部委又颁发了《关于进一步完善城乡医疗救助制度的意见》（民发〔2009〕81号文），标志着这一制度发展到新的阶段。

目前全国城乡普遍组建了"政府领导、民政牵头、部门协作、社会参与"的管理体制和医疗救助基金管理制度。该制度现已纳入国家基本医疗保障体系，推行"一站式"服务和医疗费即时结算的医疗救助模式。在增强就医的公平性、确保贫困及低收入人群看病就医的基本需求，以及维护社会安定有序等方面发挥着三大医保制度难以替代的重要作用。

近年来，城乡医疗救助范围进一步拓宽，救助对象从五保、低保对象扩大到其他特殊困难群体，救助内容从住院救助逐步延伸到门诊救助。资金投入的力度也进一步加大，截至2009年底，全年用于城乡医疗救助的各级财政性资金支出共计105.8亿元，有5155万人次的城乡贫困人群获得了医疗救助。2010年中央财政用于城乡医疗救助的资金达到110亿元，比2008年翻了一番。无论是从覆盖人数还是从筹资总额来看，城乡医疗救助已发展成为独立于新农合、城镇职保与城镇居保之外的第四大制度（见表4）。

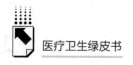

表4　2004～2010年全国医疗救助情况

单位：万人次，亿元

指　标	2004年	2005年	2006年	2007年	2008年	2009年	2010年
医疗救助人次	641	970	1746	3338	4247	6295	6649
城镇居民	—	115	187	442	513	1506	1611
农村居民	641	855	1559	2896	3734	4789	5038
医疗救助支出	4.4	11.0	21.2	42.5	59.3	97.2	131.5
城镇居民	—	3.2	8.1	14.4	23.5	37.3	45.1
农村居民	4.4	7.8	13.1	28.1	35.8	59.9	86.4

注：本表数据系政府医疗救助数（不含社会医疗救助）。

资料来源：《2011年中国卫生提要》，中华人民共和国卫生部网站，http：//www. moh. gov. cn/。

（五）基本公共卫生服务均等化水平进一步提高

2009年4月启动的新一轮医疗卫生改革，决定把基本医疗卫生制度作为公共产品向全民提供，自此，我国开始向城乡居民统一提供疾病预防控制、妇幼保健、健康教育等基本公共卫生服务。2010年，各省（区、市）人均15元的基本公共卫生服务经费已落实到位。

四　全民医保发展完善面临的难题

当前的城镇职保、城镇居保及新农合三大医保制度覆盖面虽已达到95%，但受益面和程度较低，公平性也较差，医保体系存在新的问题与难点。

（一）虽有"人人享有"的目标，但实现目标的规划不甚明确，政策也需调整与改进

长期以来，我国的医保制度是按人群设计的，制度安排呈现"碎片式"与"打补丁"的格局。目前这一现象虽然正在逐步改变，但不论是城市还是农村，参保覆盖率还有进一步提升的空间，因为还有部分人群没有被正式医保制度所覆盖。

仅有医保的制度安排，并不会自然而然地达到人群的全覆盖。从就业人群看，一是经济转轨过程中部分困难退休人员，如各类关闭破产企业退休人员既没有单位可依托，个人也无力参保；二是在自愿参保原则下，部分年轻健康人群不愿参保；三是部分收入较低的灵活就业人员，若按职工医保缴费水平完全由个人缴费，负担太重，承受不起，难以参保；四是传统公费医疗人群也未能按属地化原则参保；五是多种原因阻碍农民工参加城镇职保。

从职工医保看，目前的制度即使能覆盖城镇所有职工，也仅占全国人口的15%左右。当前，农民工及增长迅猛的流动人群尚未依法完全纳入制度的"安全网"。人力资源和社会保障事业发展统计公报数据显示，截至2009年底，全国就业人口为77995万人，城镇从业人员已达31120万人，参保职工为21961万人，占全国就业人口的28.16%，占全国城镇从业人员的70.57%，占城镇人口的35.32%，占总人口的16.45%（见表5）。就算能覆盖所有就业人员，也只占城镇户籍人口的50%左右。我国医保制度筹资公平性在国际上依然处于落后地位，且难以改变，更难以实现"人人享有基本医疗保障"的战略目标。

表5　2008～2009年城镇职保参保人数及所占比重

单位：万人，%

年份	全国就业及城镇从业人员数			城镇职工参保人数			
	单位从业人员数	城镇从业人员数	就业人口数	总数	占单位从业人员比重	占全国城镇从业人员比重	占全国就业人口比重
2008	27311.5	30210	77480	19996	73.21	66.19	25.81
2009	—	31120	77995	21961	—	70.57	28.16

资料来源：①2008年单位从业人员数数据来源于第二次全国经济普查主要数据公报（第一号），2009年12月25日；②2008年城镇从业人员数和就业人口数数据来源于国家统计局60周年系列报告之四与之六《城乡居民生活从贫困向全面小康迈进》《多方式就业格局初步形成　规模显著扩大》，2009年9月14日；③2009年数据来源于《2009年度人力资源和社会保障事业发展统计公报》。

数据表明，目前还有近30%的城镇从业人员未实现制度的全面覆盖，而且将其纳入制度内的难度很大。另外，从非就业人群看，部分城镇居民也因多种原因尚未参保，特别是低收入家庭和困难户，往往遇到大病而难以及

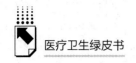

时得到治疗，这使他们的生命质量水平大大下降，生存权也受到疾病的挑战。制度的遗漏与空白还需要填补，制度"扩面"和实现"从无到有"的任务还没有彻底完成，真正实现制度的纵向与横向公平，还需要继续打攻坚战。

（二）参保对象享有的医保待遇悬殊，缺乏公平机制

城镇职保、城镇居保、新农合及城乡医疗救助是现行体系中四项主要的医保制度，但其受到城乡二元结构和经济发展水平的影响，出现了一些缺乏公平的现象。其一是参保对象经济状况相似，但缴费水平却不同；其二是收入信息的扭曲，造成筹资的累退性，导致一些参保者负担过重的保费；其三是不同制度之间的保障水平差别很大，保障不公平，保障力度不够，其后果必然是"看病难"与"看病贵"。

（三）"三险一助"的医保制度受行政区划、财政补助、部门管理等限制，政策不一，制度间障碍重重，缺乏相互衔接

我国区域经济发展不平衡，客观上存在城镇和农村的城乡二元经济结构，存在高收入和低收入的多元化公民结构。加之政府的公共财政支撑能力和个人的缴费能力存在一定的差异，现行的三大医保制度各自确立的筹资与支付水平、报销范围和支付方式也均有较大差异。因此，还需探索在各医保险种之间留有相互接口、相互转接或续接的办法，从而实现农民工及失地农民医疗保险的城乡接续，解决退休职工及相关人员异地就医和报销的难题，逐步缩小不同制度间医保待遇的差别，这些都是实现全民医保面临的现实问题。另外，还应促使三大医保制度的整合与归并，构建与全民医保相适应的统一制度，提升公民享有的医保待遇水平。实现医保的公平性，具有相当的难度，需要较长时间的过渡期。

（四）统筹层次低，基金使用欠佳，不尽稳定

在基金的使用上，少数地区入不敷出，而多数地区在一段时期内，城镇职保的结余率较高，不仅个人账户基金沉淀额巨大，统筹基金结余率也相对较

高，直接降低了参保者的受益程度。在投资渠道单一、通货膨胀的前提下，资金贬值的风险尤为明显。

另外，随着全民医保步伐的加快和医保人群的扩展，医保险种多且复杂、技术难度大的现状对经办管理服务能力提出了更多更高的要求。当前医保经办机构面临着经办管理制度需求变化大等诸多挑战，现行的管理服务工作还存在重制度轻落实、重政策轻管理、重基金轻服务的错误理念，其管理模式、综合素质和管理手段较落后，经办程序不统一、操作标准不规范、职能定位不清晰、机构设置缺乏科学规划，长期受管理体制、机构编制等问题的困扰，人员少，担子重，与繁重的管理任务不相匹配，加之医疗保险基金的统筹层次过低，降低了风险分担的效果，增加了管理成本。因此，提高管理运行与服务的效率是当务之急。

五 加快全民医保体系的思路和建议

目前，我国国民经济持续快速发展。2010年国内生产总值（GDP）达397983亿元，已经跃居世界第二位，成为仅次于美国的第二大经济体。人均GDP超出3000美元，刚刚跨入中等收入国家行列。不断增强的国家财力，为加快全民医保体系建设和实现"人人享有基本医疗保障"目标，提供了资金和物质保障。在迈向全民医保的进程中，应遵循"以人为本"的科学发展观和制度可持续发展要求，尽快解决与完善制度运行中凸显并暴露的诸多问题，为此提出以下建议。

（一）确立全民医保的最终目标、思路和建设的重点、路径

首先，确立构建全国统一、公平的国民健康保险制度的战略目标，并明确基本思路。

其次，认清发展路径及制度优化的重点，从只考虑疾病医疗保险，发展到保障内容扩展型的国民健康保险；从区域性的医疗保险，发展到全国性的国民健康保险（见图3）。

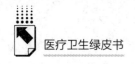
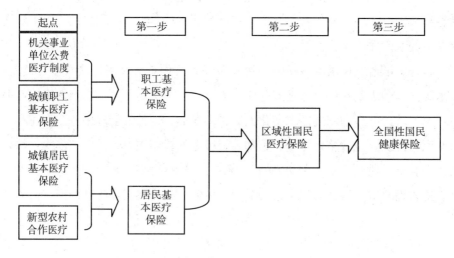

图3　医疗保障制度建设的三个阶段

（二）建立适合制度特点的多元筹资机制

全民医保制度的缴费应具备以下三个特点。

1. 强制性

通过社会保险立法，明确并划定家庭、雇主和政府三者间的责任与界限。雇主缴费通过征收社保税来实现，家庭缴费体现对困难或低收入成员的帮扶，政府补助重点向困难、低保和残疾人员家庭倾斜。其待遇的享受，因费率的高低而有差别。

2. 共济性

雇主、家庭的缴费及政府补贴统一纳入统筹基金，在国民患病后互济使用，使国民能享受医保待遇，实现受益的横向普遍公平。同时，也应逐步提高高收入人群的缴费标准，通过纵向公平体现对低收入人群的互助互济。

3. 普惠性

政府是社会保障的主导者，公共财政的性质决定了国民均能普遍享有医保权益。为了缩小不同地区、不同行业因费率高低而形成的差异，各级财政必须重点资助困难与低收入人群以及贫困地区。

（三）倡导"预防为主、重心下移、关口前移"的理念与思路

为了应对我国老龄化和慢性非传染性疾病上升的趋势，一方面，医疗卫生工作应把重点从注重疾病诊治转到重视预防、控制疾病、医治未病、健康监测上；另一方面，医保制度要以"保大为主、兼顾门诊"，不能只保患重病、大病的病人和住院患者。

（四）提高统筹层次，增强共济能力

提高统筹层次、壮大基金规模、增强共济能力是大势所趋。统筹层次高则意味着参保人群集合数多，既可体现保险的大数法则，又可增强共济能力和抗风险能力，使基金盘子做大，调剂能力与保障能力更强。为此，政府应加快提高职工与居民医保统筹层次的步伐。另外，考虑到地区差距和风险分摊的需要，尽快将县（市）级和城市的市（区）统筹，提升地市级统筹层次，并实现对区域内参保人群的直接管理。随着国家行政管理体制和"省直管县"财政体制改革的进一步推进，要创造条件向省级统筹迈进。这也是走向更高统筹层次直到实现全国城乡统一制度的可行路径。

第一，可先期推行城市市（区）医保的市级统筹，再逐步将省管辖区内各县（市）逐步纳入。第二，构建和推行统一的管理流程、统计指标、服务标准等基础性制度和标准。第三，在明确地市级统筹区域政府与下级政府财政和管理权责的基础上，实现职工医保基金的全市统筹和全市统一垂直管理。第四，推行市级统筹，出台实施办法。第五，在管理上可采取分级管理，其主要政策、管理制度、运行标准、待遇水平、信息系统等由市统一，消除人员转移流动时的制度政策障碍，实行城乡一体、统一运行。第六，待条件具备和成熟后，再行试点省级统筹。

据财政部提供的资料，全国实行财政"省直管县"的有河北、山西、海南等18个省份。另外，北京、上海、天津、重庆4个直辖市，共有22个地区实行了财政体制上的"省直管县"，为实行医保的省级统筹奠定了体制上的基础。江苏省目前正在试行将现行的市（县、区）统筹层次逐步提高至市或省

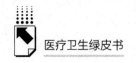

级的实践；浙江省劳动和社会保障厅调查了 76 个区域（其中 11 个市级、65 个县级）的统筹层次状况，提出了省级统筹的设想。

（五）建立统一的基本医保管理服务体系

科学地选择和确立基本医保的管理机构和管理层次，合理地划分管理权限，关系到制度功能及其作用能否充分有效地释放和发挥，是逐步走向一元化的全民医保制度亟待解决的关键问题。

政府应将多种管理模式调整为统一、标准的管理模式，整合现有的管理服务资源，由政府设立统筹城乡基本医保基金的专业统一的管理机构，建立专业的管理信息系统，实行规范标准的操作流程，简化管理程序，降低管理成本，并向城乡一体化的方向发展，这对提高管理水平、合理规范使用医保基金尤为重要。这一切离不开专业化、职业化管理与"医疗技术的内行管理"。社保、卫生与民政部门应发挥各自在医保基金与医疗救助等方面的管理优势，尽量整合现有管理资源，共同合作构建独立于政府行政部门之外的、非营利性的、独立法人性质的医保基金管理机构。不断完善管理办法，规范统一医保的服务行为，提高基金统筹层次，最大限度地提高基金的使用效率。

当然，不同医保制度的衔接整合与管理体制归属，是十分棘手的敏感难题，涉及"三险一助"、医疗服务体系、医药生产与流通等的配套。只是单一地调整医保体制与政策是难以奏效的，必须构建适应市场经济体制要求的，管理机构统一、保障方式多层次、服务社会化、管理法制化的统一的医保管理体系。

（六）促进医疗卫生深层次问题的改革与深化

1. 认清全民医保对医疗机构的机遇和挑战

全民医保步伐的加快，为医疗机构生存与发展提供了新的机遇。城乡参保者看病就医的费用得到部分补偿，客观上刺激了医疗需求，从而提高了门诊的利用率和住院率，直接增加了医疗服务量。同时，医保制度具有强制性多元化筹资、分配与支付功能，随着覆盖面的扩大，基金规模随之扩大，公共财政的投入也加大，加之参保者收入的提高，定点医疗机构补偿的途径，不仅多元化，而且更稳定。三大医保、医疗救助、补充医保及商业医保基金的收入势必成为医疗机构的重要补偿来源。另外，全民医保步伐的加快以及三大医保的持续发展，势必打破供方主导的旧格局，从根本上扭转医疗机构的垄断经营，直接牵扯到经济利益的重新调整分配和经济关系的变化，使医疗机构发展也面临多方制约和挑战。

2. 着力缓解"看病难"与"看病贵"

实现全民医保，离不开卫生服务体系的完善，关系到国民的切身利益和医保权益的得失。

全民医保客观上要求切实缓解"看病难"与"看病贵"，尽力攻克"以药养医"难关，迫切要求各项配套的及时跟进，要求改革触及体制与机制等深层次问题。目前，医院门诊和住院病人人均医药费用高涨，"看病难"与"看病贵"还未得到根本缓解（见表6）。

表6   2009～2010 年医院门诊和住院病人人均医药费用

项　　目	医院		公立医院		三级医院		二级医院	
	2010 年	2009 年	2010 年	2009 年	2010 年	2009 年	2010 年	2009 年
门诊病人次均医药费用(元)	166.8	152.0	167.3	152.5	220.2	203.7	139.3	128.0
门诊费用上涨%（当年价格）	9.7	9.9	9.7	9.9	8.1	8.4	8.8	9.7
住院病人人均医药费用(元)	6193.9	5684.1	6415.9	5856.2	10442.4	9753.0	4338.6	3973.8
住院费用上涨%（当年价格）	9.0	8.6	9.6	9.2	7.1	8.7	9.2	9.0
住院病人日均医药费用(元)	590.6	540.3	600.6	548.3	833.3	767.9	460.4	421.9
住院日均费用上涨%（当年价格）	9.3	10.7	9.5	11.1	8.5	12.9	9.1	9.8

注：医药费用绝对数按当年价格计算。

资料来源：《2010 年我国卫生事业发展统计公报》，中华人民共和国卫生部网站，2011 年 4 月 29 日，http：//www．moh．gov．cn。

当前凸显的"看病难"问题，一是由于城乡优质医疗卫生服务供给不足；二是因为看病费用太高，使得部分患者因难以支付高额费用而得不到及时救治。

这也表明我国的医疗服务与医疗保障体系及药品生产流通体系不完善，是医药卫生体制性、机制性和结构性矛盾，以及工作与管理不到位、存在失误等问题的集中反映。

3. 促进制度创新和体制机制改革

首先，切实落实全新的城乡居民基本医疗卫生制度。

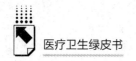

这一制度相对于现有的医疗卫生服务制度，相对于城镇职保、城镇居保与新农合而言，是小康社会下服务与费用保障（供需）融为一体的全新制度。既提供免费的公共预防保健服务，又提供低成本的基本医疗服务，还涵盖了国家基本药物制度的建立。它尤其强调市场经济下，政府在医药卫生领域中的政治、经济与监管等主导责任。

其次，促进公立医院管理体制改革，实行属地化的全行业管理，实施真正意义上的"政事分开""管办分离"。

目前"三险一助"制度得以实施的载体是公立医院，其改革的深度与广度直接关系到参保者的权益，关系到保障功能的实现和成效。因此，其管理体制改革的核心是要处理好政府与公立医院的关系。积极探索地方政府直接管理、委托卫生行政部门实施管理、专门设立公立医院管理机构，以及直接委托卫生行政部门履行出资人职责等模式，明确界定其所有者和管理者的责权利关系。还要认真解决公立医院内部治理结构，探索适宜的法人治理结构，建立院长任职资格、岗位职责选拔任用、考核评价、教育培训、激励约束和问责奖惩机制等。

最后，促进运行机制改革。

调整财政支出结构，逐年加大政府卫生投入，建立稳定的经费保障机制。目前公立医院创收归己、结余留用的不合理财务制度也需要改变。同时，要切断药品销售与医疗机构的经济利益关系，摒弃把医疗服务作为谋利手段的陋习。

彻底改变卫生行政部门的宏观监督管理既无奈又乏力的现状，针对医院的不良经营行为，全方位、立体式地强化监管与控制。

同时，应严格控制城市大医院的收支结余率，保障"三险一助"人群基本医疗服务价格的稳定与可控。医院须强化微观内部管理，严格自我约束和自律机制。

总之，我国现阶段开始走向"全民医保"，逐步实现"全民医保"还有一段路要走，力争到2020年基本实现"全民医保"还任重道远。

Gr.4
走向全民医保支付方式改革

执笔人：赵吉光　刘见祥　伍冀湘　吴友忠　杨燕绥*

摘　要：

支付方式改革是新医改最核心的内容。通过支付方式改革，实现分级支付、分级定价，撬动分级医疗。支付方式改革必然推动医院行政管理，使医院由被动管理转向主动管理，由费用管理转向成本管理。本文从理论上阐述了支付方式改革的必要性，并介绍了吉林大学第二医院、首都医科大学附属北京同仁医院、湖南省蓝山县卫生局以及台湾地区的经验。

关键词：

全民医保　支付方式　总额预付　成本管理　DRGs

一　支付方式改革撬动分级医疗

通过支付方式改革这把钥匙，可以实现分级支付、分级定价，撬动分级医疗。

当前医疗市场的现状是，大城市的大医院门庭若市，而基层医院门庭冷落。这些拥堵在大医院的患者中，有多少本应该在基层医院接受治疗？

支付方式改革是新医改最核心的内容，其尤为重要的一点便是对患者进行分类，实现有效的患者分流。

---

* 赵吉光，吉林省政协副主席、吉林大学第二医院原院长；刘见祥，台湾亚洲大学医疗产业管理系教授、台湾健康保险学会理事长（前中央健康保险局总经理）；伍冀湘，首都医科大学附属北京同仁医院院长；吴友忠，湖南省蓝山县卫生局局长；杨燕绥，清华大学就业与社会保障研究中心主任。

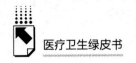

到超市消费，刷卡消费和现金消费，虽然钱的出口是一样的，但消费感受绝不相同。正如中国医保政策的现状，从某种程度上说，诱导了医疗需求以及医疗机构不正常的医疗行为。

支付方式改革可能带来的问题有：医院越大成本越高；平均住院日越长收入越少；药品用量越大损失越多。通过支付方式改革，最终应达到节约成本、科学管理、提高水平、提高效率的目的。

此次支付方式改革，若想要找到实现患者分流的钥匙，真正实现分级医疗，首先要实现分级支付、分级定价。落实分级改革需要承认现状、严格管理、年终谈判。

过去也常常提及分级医疗，但效果并不显著，究其缘由，便是配套政策没有跟上。

若真正实现分级医疗，患者被分流，三级医院的运营发展继而将面临严峻的考验。

一份资料显示，北京某家医院，医保患者占患者总人数的28%～30%，而某些省份的大医院医保患者达到90%以上。如果通过支付方式改革这把钥匙撬动了分级医疗，医院将如何运营发展？

显然，支付方式改革必然推动医院行政管理，使医院由被动管理转向主动管理，由费用管理转向成本管理。

具体如何管理？最重要的是组建一个有领导核心的"三干"院领导团队——能干事、敢干事、干成事。

不断巩固和完善三级医疗网，要求不同级别的医院要有不同的功能定位。医院发展必须院有优势、科有特色、人有专长，只有这样，医院才能走得更远。三级医院要做好自身的功能定位，以区别于基层医院。要思考医院的特色是什么，明确医院的发展规划。

二 台湾支付制度的发展

所谓支付制度改革，就是将有限的医疗资源通过医疗机构让民众享受到医疗服务。支付制度改革不是一蹴而就的，需要不断地完善。

台湾的健保制度和大陆的医保制度颇为不同，台湾的是单一的健保制度，整个台湾地区由健保局掌管所有民众的医疗保险，而大陆的基本医疗保险分为城镇职保、城镇居保、新农合等多个部分。

健保最重要的是回答两个问题：钱从哪里来？钱如何用？我们一直强调，医院、诊所和健保局需要相互合作，其共同目标是保障老百姓的健康。

台湾健保的基本精神是"人人有保、公平就医"。在台湾，只要是户籍人口，或是依法在台湾工作的人士就可以参加台湾的全民健康保险，支付相同的保费，获得相同的医疗服务。在全民健康保险开办之前，台湾有近一半人口（以老、幼为主）没有任何医疗保险，目前参保率已经超过99%。从国际上看，台湾的保险费率最低，只有薪资的5.17%。

台湾支付制度在不断地修订中沿革。1995年3月，台湾健保局开始实行论量计酬，这种制度对医疗机构和民众来说都十分有利，但对保险来说，无法做到无穷尽地按实际需求支付。同时，台湾实行论病例计酬、论日计酬。1998年开始实施总额预付制度，2002年完成了总额预付制度改革。总额的形成是在年度开始前1~4个月，分区支付，按季度结算，在某个区域的医疗机构能大概预知金额，在预知服务范围内提供合理的医疗服务。总额预算支付制度可以说是台湾支付制度的主流。为了进一步提高医疗质量，台湾随后推出了论时计酬。2010年开始实行论诊断计酬，2011年开始试点论人计酬，论人计酬实行得好，对医疗机构十分有益（见图1）。

为了提高医疗服务效率，改善患者照护质量与治疗效果，减少不必要的浪费，2010年台湾开始试点DRGs支付制度。台湾DRGs支付制度有25个疾病分类，总共分成1029个DRGs，比美国更加精细。

实施DRGs之后，医院是否会拒收重症患者，对于重症患者有没有减少必要的治疗，台湾都会进行监控。主要通过四个方面进行监控：医疗效率监控、医疗费用转移监控、病患转移监控和成效监控。一旦发现异常，立即与医疗机构协商。实施DRGs之后，住院天数有所下降，医院花费有所增加。

整个支付制度是整合支付，不可能实行单一支付。现在来看，支付方式是在总额支付下，以论量计酬为主。希望逐步与其他方式一起提供医疗服务。

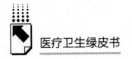

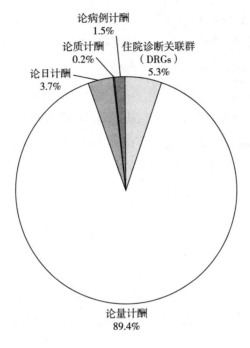

图1　2011 年各方式支付金额及其占总支付金额的比例

　　现在的保健改革，主要是将预防的观念融入，比如建立家庭医师管理制度，用论人计酬的方式实施家庭医师管理。

　　今后支付制度将持续改进，比如医疗机构是否可以通过调整支付标准得到合理的报酬；民众是否可以通过支付制度改进获得优质的健康照顾；等等。

链接：

台湾支付制度沿革

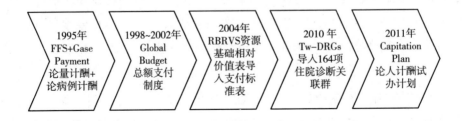

三 同仁医院总额预付试点经验

2012 年是公立医院改革的关键一年，根据国务院部署，全国共有 16 个省份进行公立医院改革的试点。北京成为第 17 个试点城市，源自时任国务院副总理李克强到首都医科大学附属北京友谊医院的一次调研。调研结束后，便将北京友谊医院定为公立医院改革试点单位，北京市因此成为第 17 个公立医院改革的试点城市。

北京成为试点城市后，在公立医院改革方面推出了一系列重拳。其中包括 2012 年 3 月进行的 6 家公立医院院长公开招聘、竞聘上岗。

北京公立医院改革确定了 5 家医院为试点单位，同仁医院的试点任务包括财政价格补偿调控机制、总额预付制度和医药分开。

北京总额预付制度的总体原则是：总额预算、定额管理、基金预付、超额分担。

对于总额预算、定额管理，北京市的做法是以 2010 年下半年试点医院发生的医保应支付的总金额为基础，根据医保基金的筹资规模，按照 9% 的增量支付。2012 年的增量是 10%，在 2011 年的基础上增加 10%。随着医保人群的不断增加，比如公务员取消过去的公费医疗纳入医保，后来又对 10% 的增量做了调整，增加了额度。

所谓基金预付，就是医保中心将定额管理指标按月分解，于每月初将月指标金额的 90% 预付给试点医院。未预付的 10% 指标金额，在试点期结束时，根据医疗服务考核结果予以结算。超额分担，指的是结余部分归医院，但超额医保基金与定点医院按比例分担。如果超额在 10% 以内，医院支付 8%，剩下的 92% 由医保财政直接支付；如果超额 10% 以上，医院支付的比例就增加至 15%。

医院接受总额预付试点任务后，立刻在管理上做出了转变，提出向管理要效益。医院成立了组织机构，制订了专门的方案，明确了医院的总体目标，同科室签订责任书。各部门齐抓共管，形成合力。

医院重点研究了总额预付制度下的绩效考核体系，这是医院实现管理到位

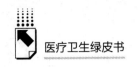

的工具。同时，研究重点疾病、重点手术对次均费用的影响。如果住院天数超过 130 天，医保部门就会到科室进行了解。

医院要实现精细化管理，首先要分解总额预付指标，其次要建立医保费用控制档案，在信息系统中建立信息预警机制。如果某个科室超额，或者接近设定指标时，就会启动预警机制。

通过实行总额预付制度，医院的管理观念发生了转变，从费用管理转向了成本管理，从被动管理转向了主动管理。费用管理和质量管理有机结合。在质量管理方面，首先是控制药占比，其次是规范抗生素预防性用药，最后是推进临床路径管理。

同仁医院总额预付试点的成果较为可喜，2011 年同仁医院超额 4.32%，在四家试点单位中排在第三位，四家试点单位平均超额幅度都没有超过 10%。值得一提的是，试点医院 2011 年医保费用平均增长 14%，而未试点医院医保费用平均增长 28%，总额预付的控费效果较为明显。

四 蓝山限额付费医改模式

医疗保险在理论上具有以下四个功能：一是为保险人支付医疗费用；二是促进分级医疗；三是引导医疗消费；四是促涨医疗费用。

现行的支付方式存在诸多弊端。目前医疗机构采取按项目收费，以药养医、以检养医、分解收费、重复收费、大处方、乱检查现象普遍。医疗保险按产生费用的比例报账，医疗费用"水涨船高"，医疗保险促涨医疗费用的作用凸显。未设患者自付最高限额，医生诱导消费，为了符合医保政策的要求，将政策外的费用让患者自付，并记入第二账号。患者对医疗费用心里没底，不敢放心治疗。另外，患者要先垫付资金后报账，存在有病仍然不敢治疗的现象。

面对这些现实问题，理论上提出以下解决方案：按病种付费、按人头付费、按床日付费、总额预付制。按病种付费十分复杂，按人头付费的概念到目前为止尚不清晰，按床日付费也解决不了问题。

从理论上讲，总额预付制度是符合改革方向的，目前也在大力推行。但是同样未能解决老百姓自付费用的问题。

结合上述种种情况，我们设想了一套方案：根据医疗机构的服务能力和治疗疾病谱，按照合理诊断、合理检查、合理治疗的要求所产生的费用，计算出该医疗机构诊治疾病的平均费用，依据医疗业务量和医疗需求，结合新农合资金的保障能力，确定患者的平均最高自付费用，其余资金全额报销。

围绕这个设想，我们对以下情况进行了调研：各级医疗机构三年的服务量；各级医疗机构治疗的疾病谱；各级医疗机构三年门诊、住院的平均费用；各级医疗机构服务能力对应治疗的疾病按临床路径或合理治疗、合理监察所产生的费用；全县医疗总费用以及各级医疗机构的费用。

根据以上调研结果，我们进行了测算。首先是三预算、两控制：预算（门诊、住院）业务总量、预算（门诊、住院）次均费用、预算（门诊、住院）总费用；控制医疗费用总量、控制自付费用。其次是分配当年可使用的新农合资金，将资金分配到不同的医疗机构，纳入不同医疗机构的保障范围。最后确定出不同级别医疗机构门诊、住院最高自付费用的计算公式：〔预算的（门诊、住院）业务总量×预算的（门诊、住院）次均费用 – 预算分配的新农合资金（门诊、住院）〕/预算的（门诊、住院）业务总量 = 每次（门诊、住院）个人自付资金。

第一步，2011 年 1 月 1 日，在乡镇卫生院实施门诊 10 元、住院 100 元的付费方式，其他全额报账。

第二步，2012 年 1 月 1 日，实施自付 5 元的门诊看病模式。

第三步，2012 年 7 月，在县人民医院、县中医院和县妇幼保健院实行门诊就医每次自付 50 元，住院 15 天内自付 600 元。在县妇幼保健院实行门诊就医每次自付 20 元，住院 10 天内自付 300 元，其余费用由新农合基金全额补偿。

这一大胆实践取得了显著的效果。在各级医疗机构中，蓝山县 2011 年门诊和住院均次费用环比均大幅度下降，统筹地区内实际报账率达到 80%，促进了患者合理分流，实现了县、乡医院的双向转诊，医患纠纷同比下降 75%，真正实现了农民实惠直观化、新农合资金效益最大化、医疗资源运用合理化、管理精细化和医患关系和谐化。

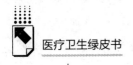

五　老龄化呼吁中国版 DRGs

中国未富先老，老年医疗费用增长的趋势对医疗保险带来了严峻的挑战，抑制人均费用增长速度是唯一出路。

降低人均费用增长速度不能依靠卫生局局长，不能依靠医院院长，亦不能依靠医生和患者。最行之有效的办法就是支持中国版的 DRGs。

首先了解一下我国老龄化的严峻形势。根据官方统计，2020 年我国将进入深度老龄化阶段，2035 年将进入超度老龄化阶段。2010 年我国已经进入中度老龄化阶段。

通过在可以信赖的城市所做的十年数据分析，发现老龄化比重在不断地上升，支出占年轻人收入的比重也在不断攀升。以某市职工基本医疗保险基金的实证研究为例，参保职工的平均退休年龄为 55 岁，计划内退休职工年龄中位数为 65 岁，在职人员与退休人员比是 2.94∶1。2002~2011 年，在职参保人员人均医保统筹基金支出从 134 元增长到 587 元，而退休参保人员则从 530 元增长到 2451 元，是在职参保人员人均医保统筹基金支出的 4.0~4.2 倍。

2011 年门诊统筹报销后，老年人的消费是年轻人消费的 4.7 倍。按照目前人均费用增长速度计算，2011 年中国刚进入老龄化中期阶段，65 岁以上老年人口占 9.67%，老年人口医疗费用占当年 GDP 的 0.74%。到 2015 年深度老龄化阶段时，65 岁以上老年人口增至 15.80%，在增长率不变的情况下，老年人口医疗费用将占当年 GDP 的 4.90%。2035 年达到超级老龄化阶段时，老年人口医疗费用将占当年 GDP 的 19.30%。面对如此形势，需要未雨绸缪，其关键点便是抑制人均费用的增长。

我们对此做过很多测算。以职工基本医疗保险基金为例，在企业缴费费率维持 6% 不变的条件下，人均费用支出增长率降低 30%，医保基金可以维持到 2020 年；人均费用支出增长率降低 50%，医保基金可以长期实现收支平衡。

降低费用不能仅靠总额控制。总额控制是管理医保基金的财务原则，不是医疗保险的结算方式，简单的总额控制可能增加个人支出，最终导致医改回到原点。无可否认，从按项目付费到按人头付费，再到总额预付，是一种进步。

但是因为中国老龄化的时间进程太短，中国已经进入倒计时解决问题的阶段，因此需要尽快完善总额预付制度，尽快迈向下一步。

合理医疗来自医生行为和医院管理，DRGs 是社会共识，是评价医院管理和医疗行为的工具，应当制定中国版的 DRGs 并使之成为医疗服务协议管理的标准。

中国亟待培育医生群体的代言人和补偿机制。医生群体在医改中没有被正确对待，医生群体没有代言人，这些问题不解决，医改只能原地打转。医保基金的 60% 应当补偿医务人员，参保人不想"盖大楼"，不想做医生的股东。医保基金的 60% 是购买医疗服务，应支付给医生，其余 30% ~ 40% 用作医院行政和其他分配。

Ⓖ.5
我国医疗服务支付制度改革与展望

执笔人：李　斌*

摘　要：

本文从医疗收费幅度增长过快、医疗资源配置不平衡、医疗服务绩效低下等方面阐述了我国进行支付制度改革的原因。通过分析我国医疗服务支付制度的历史和现状，提出我国医疗服务支付制度改革的路径。

关键词：

支付制度　资源配置　服务绩效　按项目收费

随着我国医改的不断深入，医疗卫生支付制度改革逐渐成为社会关注的热点，也成为业内非常重要的研究课题。

当前我国新一轮医改正在全面推进。前一轮医改提出来的"建立四梁八柱"的改革目标包括三个主要环节：第一，随着医改制度的不断推进，尤其是医疗保障制度的不断完善和公立医院改革的不断深化，医疗卫生支付制度的改革也成为一个重要的内容；第二，下一步在支付制度改革的进程中，改革的主要内容是什么？也就是说要回答"改什么"的问题；第三，要进一步解决"怎么改"，即未来支付制度改革的发展趋势和改革的路径。

一　为什么要对医疗服务支付制度进行改革

支付制度重点研究的就是支付方式问题，如果从医疗服务的付费方来看，支付方式是一种支付形式。但如果从医疗服务的提供方，即医生和医院的角度

---

* 李斌，国家卫生和计划生育委员会财务司司长。

来看，支付方式是对医院和医生所提供的医疗服务进行的补偿。从不同的角度看，体现了两个方面的内容：一个是支付；一个是补偿。

目前，世界各国补偿的方式主要有三个渠道：第一，由政府财政来补偿，比如英国；第二，通过医保基金来补偿，比如德国；第三，通过使用者个人来补偿。我国目前则采取了三种补偿方式并存的模式，由政府、医保基金和个人三方共同进行支付。

对医院和医生而言，这种补偿的主要渠道有三个：一是通过药品、耗材的加成来完成，这也是我国目前比较重要的一个补偿渠道；二是通过提高技术和劳务价格进行补偿，主要通过在医疗服务过程中收取服务费用来完成；三是对薪酬和运行费用进行补偿，尽管在这方面政府承担了一部分补偿责任，但是现在看来还远远不够。

（一）医疗收费增幅过快

收费方式可影响整个医疗服务体系。它影响着医疗费用支出水平和增长速度，也影响着卫生资源的分配和利用，同时也会影响卫生服务体系的绩效。近几年，我国卫生总费用占GDP的比重在1978~2008年发生了巨大变化，整体呈稳步增长的趋势，人均卫生总费用也呈现增长势头。

除了卫生投入的增加外，在补偿方面，目前政府所承担的卫生支出比例是24.7%，且这几年这一比例一直呈增长趋势；社会所承担的支出比例是34.9%；个人所承担的支出比例是40.4%，且近年来呈下降趋势。2009年的数据表明，个人所承担的支出比例还在进一步下降，目前为38%左右。

改革开放30多年来，我国卫生总费用由1980年的143亿元增加到2009年的17204亿元，增长了119倍；居民个人负担费用由30.4亿元增长到6570亿元，增长了215倍。其中，两个反映医疗卫生费用最直接的指标增幅较大：平均门诊费用从1980年的1.62元增长到2009年的154元，增长了94倍；平均住院费用由40元增长到5775.5元，增长了143倍。仅仅30年时间，不仅医疗费用上涨速度过快，而且城乡医疗卫生资源配置也不平衡，现在时兴的说法是"80%和20%"，即全国20%的城市人口占用了80%的卫生资源，80%的农村人口却只占用了20%的卫生资源。

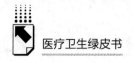
（二）医疗资源配置不平衡

医疗资源不足是医疗卫生资源配置不平衡的原因之一。首先，在人力资源方面，目前城市每千人口中执业医师、助理医师为2.28人，每千人口中注册护士为1.99人，而农村的县和乡镇每千人口中执业医师仅为0.94人，注册护士更是只有0.58人。其次，在硬件资源方面，农村也远不如城市。就床位数而言，2008年全国平均拥有医疗机构的床位数是每千人口3.05张，但是乡镇卫生院的床位数是每千农业人口0.96张。

除了城乡之间的不平衡，区域之间也存在明显的差异。2008年东部地区每千人口医疗机构的床位数是西部地区的1.23倍，其中像北京和上海等这样的大型城市，每千人口医疗机构的床位数已经达到6.99张，而贵州却只有2.06张。东部地区每千人口执业医师的人数是西部地区的1.35倍，北京和上海每千人口执业医师数分别为4.79人和3.67人，贵州仅为0.96人。1980~2009年，我国基层医疗机构的床位数整体呈下降趋势。不过随着医改的逐步推进，基层医疗机构的床位数开始上升，到2009年，占整个床位总数的比例已达到24.71%。在所有的医疗机构床位中，政府兴办的医疗机构的床位数所占比例达到81.6%，社会和私人办的医院床位数的比例相对较低。

（三）医疗服务绩效低下

新中国成立以来，我国健康水平大幅提高，根据《2000年世界卫生报告》的相关数据，我国整个健康指数的排名比较靠前，在191个成员中排名第82位。但是在国内，不同人群和不同地区之间的健康状况还存在较大差距。现在西部各省人群的期望寿命还处在较低水平，人均期望寿命最高的上海和最低的西藏相差将近15岁。尽管北京、上海等城市在1981~2000年的20年里，人均期望寿命增加了4~5岁，但是甘肃省人均期望寿命在这相同的20年中却只增加了1.4岁。目前，全国5岁以下儿童平均死亡率已经降至37‰，但是全国仍有102个县5岁以下儿童死亡率超过了92.6‰。贫困农村儿童的营养不良率约为一般农村的2倍，西部地区5岁以下儿童的营养不良率约为东部地区儿童的2倍。外出打工妇女的婴儿生长迟缓率达到了12.9%，其他婴儿迟缓率约为 5.4% 。

从这些数据分析不难看出，目前我国在健康状况这个问题上，不同地区、不同人群之间存在巨大的差距。健康状况是反映卫生绩效的一个非常重要的指标，通过这个指标也能看出我国健康事业发展的不平衡。2000 年 WHO 对全球 191 个成员的卫生绩效进行总体评估，我国排在第 132 位，但健康指标却排在第 82 位，而资金公正性排在倒数第 4 位。

由于资源分布的不均衡，我国医疗机构的经营机制严重扭曲，影响了公平，而且医疗机构追求利润的最大化，有悖于公立医院体现其公益性的宗旨。

医疗机构的经营机制出现扭曲的主要原因在于投入不足，进而导致医疗机构为了生存和发展而进行创收。同时，在现行的支付制度里，价格形成体系不合理，劳务收入偏低，这样一来，医院为了生存和发展被迫采取"拉拢、多消费"的方式，也就是通过现在常说的"大检查、大处方"来追求创收，扭曲了作为医疗机构本身的经营机制。另外，从医疗机构，尤其是城市医疗机构的发展和资源配置来看，一些大的医院仍在扩大规模，目的是增加收入，获得更多利润，积累更多资金，用于基础设施建设或科学技术的研发，形成了一个恶性循环链。

目前国家医疗卫生体制还需要进一步深化改革，尤其是现行的支付方式需要改革。

二 医疗服务支付制度应改什么

研究如何改革医疗服务支付制度之前，首先要研究一下我国现行的医疗服务支付制度，分析其历史及其对我国医疗卫生发展的影响。

（一）按项目收费的优点

按项目收取费用是我国现行的主要支付制度。所谓的"按项目收费"，就是按医疗服务的项目和服务的量，根据物价部门规定的价格进行结算。由双方协议进行结算的方式目前占用的比例很小，主要还是由政府来进行结算工作。

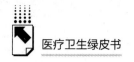
这种支付方式的优点是简单方便、易于操作、易于管理，使用的范围比较广。这种支付方式不仅在我国使用，世界上各个国家都在实行。随着各国实际需求的不断变化，很多国家都已经着手进行支付方式改革的研究。

例如，美国的 DRGs 被称为按病种付费或按诊断相关分类付费。它是美国主要的支付方式，不过美国依然存在按项目收费的情况。而我国现行支付方式主要还是按项目收费。

患者对医疗机构选择的自主权比较大，需求比较容易满足，医疗服务效率也比较高，这是按项目收费的优点。另外，按项目收费的服务费用测算比较直观，也容易调动服务提供方的积极性。目前，我国医院在分配核算方式上主要还是通过收入进行核算，因为按项目收费的补偿方式比较直观，也比较符合我国当前的管理水平。

按项目收费制度是新中国成立以后实行的，已有近 60 年的历史。这套制度是新中国成立之初，面对"一穷二白"的经济社会发展状况，面对"缺医少药"的核心问题所设计的，符合当时的历史背景和条件。

当时新中国提出卫生工作的四大方针，从保障体系来讲，就是要执行三个制度，即公费医疗制度、劳保医疗制度、合作医疗制度；从服务体系来讲，就是以政府办的公立医院为主，动员社会力量和企业来办医疗机构，在农村通过"赤脚医生"制度建立起农村医疗服务体系。新中国成立初期，这个服务体系非常薄弱，当时医护人员总量不到 100 万人。在此基础上，按项目收费的支付制度也应运而生。将其作为医疗服务的支付方式，主要是为了能够高效地解决新中国成立初期几亿人看病的问题，达到通过政府价格干预有效地控制整个费用支出的目的。

（二）按项目收费的发展

按项目收费的支付制度在我国经历了几个历史阶段。

1. 1949～1957 年

这个时期国家办的医院基本为非营利性质，政府由逐渐增加补助到实行差额的预算管理，对亏损进行补偿。当时的差额管理，是医疗服务收入不足的地方由政府进行补偿，与现在政府补偿固定的一小部分、剩下不足的部分通过服务收费来补偿正好相反。当时医院的收费标准低于医护人员的劳务费用和医疗消耗费用，但是通过政府补偿，医疗卫生收支平衡，医院不存在赔本问题。

2. 1958～1980 年

在这一阶段，政府进一步提高了卫生服务的福利水平，分别在 1958 年、1960 年和 1972 年进行了三次大幅度降低收费标准的尝试，使计划价格远远低于实际成本，政府承担了这三次降价所带来的医院亏损补贴。同时，随着医疗费用的不断增加，政府负担也越来越重，随之又出台了一个新的规定，即医院可以把药品的批零差价作为医院的收入。

3. 1981 年至今

在这个阶段，按项目收费实施了"总量控制、结构调整"的政策。在这个大原则下，国家进行了收费价格的调整。

1983 年，政府对自费医疗、公费医疗和劳保医疗的患者实行了不同的收费标准，对自费医疗患者收费的标准不变，对公费医疗和劳保医疗患者收费的项目按照不含工资的成本进行收费。其目的是在不增加个人负担的情况下，使医院的补偿有所改善，同时对于新增项目和高新技术服务项目按含工资成本进行定价。1983 年后出台的政策，尤其是对新增项目和高新技术服务项目，把人力成本加进去了，除了自费医疗患者以外，针对公费医疗和劳保医疗患者的价格上升了。

到了 1992 年，政府对自费医疗患者的收费标准与公费医疗和劳保医疗患者的收费标准进行了并轨，进一步提高了医疗服务的价格。1997 年，政府再次调整了医疗服务收费标准，增设了诊疗费，调整了住院费、护理费、手术费，均以提高收费标准为主，同时也调整了大型医疗仪器设备检查和医疗费用，此次价格调整涉及的医疗服务项目多达 1500 余项。2001 年，政府印发了《全国医疗服务价格项目规范》，首次在全国统一了医疗服务价格项目，共 3966 项。同年，国家明确提出将负责制定医疗服务价格项目和医疗服务价格标准、原则，各省负责提出医疗服务的可能价，明确了中央和地方的职能。2007 年，又新增医疗服务价格项目 204 项，修订 141 处，增补后共 4170 项。2009 年，又进行了新的修订。

（三）按项目收费的问题

第一，不利于控制不合理的医疗费用。医疗费用增长是一个趋势，人口老

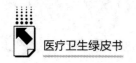

龄化、城镇化、医保全覆盖等问题导致费用合理地增长也是非常正常的，但医疗费用不合理增长的势头还是必须控制的。

第二，不利于医疗机构加强管理。

第三，高新技术的使用不能得到有效的控制，忽视预防和保健。

第四，医保经办机构进行管理的工作量越来越大。但目前国家管理的能力有限，还无法有效地管理这样的收费行为。

《中共中央　国务院关于深化医疗卫生体制改革的意见》明确提出，要改革支付方式。规范公立医院收费项目和标准，积极探索"按单病种收费"等收费方式的改革，改革现有单纯按项目收费的方式，要通过实施"按单病种收费"逐渐过渡到按 DRGs 收费，同时把"按住院床日收费"等方式混合在一起，改革收费方式。

在按项目收费体制内，要进一步调整医疗服务中不合理的价格，要对体现医护人员成本、体现医护人员劳动和调动医护人员积极性的那一部分进行调整。根据北京市做的相关研究和测算，目前现有的医疗服务价格按成本测算，北京市有53%的医疗服务是低于成本来收费的。

三　医疗服务支付制度应如何改革

国际上比较常见的支付方式主要有按项目付费、按人头付费、按单元付费。其中，按单元付费的主要形式有按住院床日付费、按均次费用付费、按单病种付费、按 DRGs 付费和按总额付费。

（一）现存的支付方式

1. 按住院床日付费

按住院床日付费的优点在于住院成本比较低，但是存在费用风险，容易滋生诱导消费的现象，如容易导致患者住院时间较长等问题。

2. 按单病种付费

按单病种付费的特点是依据病历给出不同的费用，其优点在于可以有效地降低医疗成本和控制医疗费用，缺点在于医疗服务项目减少，医疗质量下降。

3. 按人头付费

按人头付费是指在特定时期，依被保险人数支付定额费用，其优点是有利于降低成本，但是却容易导致"逆向筛选"，即医院在接受门诊或者住院治疗的患者时，在一定程度上会排斥重症患者或者疑难杂症患者。

4. 按服务单元付费

按服务单元付费是指在一定的时期内支付定额费用，具有和按人头付费相同的降低成本的优点，但也存在因服务项目减少而影响医疗质量的缺点。

任何支付方式，都是优劣并存的。在下一步的支付方式改革中，医生、医院和健康维护组织三方需对按项目付费、按单病种付费和按人头付费进行分析，而且要结合医疗服务的质量进行分析。由此我们可以看出，单纯按项目、按人头付费都存在一定问题，按单病种付费是目前大家公认的支付方式，从风险的分担和质量的控制来看，按单病种付费的确是一种比较理想的支付方式。

（二）世界主要国家医疗服务付费方式演进

1. 美国："DRGs 之乡"

美国医院的主要支付体系是老年医疗保险与医疗救助服务。这个体系在按服务项目付费的基础上，多种付费方式并存，即住院主要按照大医院 DRGs 方式，小型（偏远）医疗机构则按日付费或按项目付费。美国的商业医疗保险也是在按服务项目付费的基础上，多种付费方式并存。由此可以看出，DRGs支付方式主要适用于住院，是一种适用于手术类情况的支付方式，对于门诊的支付，还是以按项目付费为基础，多种方式相结合。

2. 澳洲：从 AN-DRGs 到 AR-DRGs

1992 年，澳洲在美国 DRGs 的基础上开发了 AN-DRGs，包含 527 个诊断相关分组，并在 1993 年开始实施。经过几年的完善，1999 年以更新版本 AR-DRGs 代替了 AN-DRGs，并一直沿用至今。除在维多利亚州作为支付方式外，DRGs 在澳大利亚其他各州主要用于预算和对医院的财政拨款。在维多利亚州实施 DRGs 初期，为了防止对医院影响过大，仅使用了占住院费用 25% 的DRGs 疾病组，以后逐年增加。

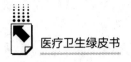

3. 其他地区

英国经过一个时期的调整，目前医疗机构依然采用按人头付费和按总额付费相结合的综合支付方式。

德国的 DRGs 支付方式在欧洲实行得比较早，1993 年德国的支付方式从按服务项目付费过渡到 DRGs 方式，历时 10 多年，逐渐过渡到总额预算下的按日付费方式。

中国台湾地区在 1995 年以前还是按照服务项目付费，随着其医保制度的推行，逐渐演进到 DRGs 方式。

（三）我国的支付方式改革之路

在国内，有关支付方式的改革与探索一直在进行。2004 年，卫生部办公厅印发了《关于开展按病种收费管理试点工作的通知》，首先提出了 30 个病种，要求黑龙江、辽宁、天津、山东、河南、陕西、青海七个省（市）开展收费试点工作。2004 年 4 月，山东省济宁医学院附属医院开展单病种限价工作，首批推出了 69 个限价病种，2005 年又推出了 59 个限价病种。

这一系列变化在全国逐渐掀起了关于按单病种支付方式的探索。

2006 年，河南省在 3 家医院选择了 30 个病种开展支付制度改革试点。2008 年，按单病种支付试点逐渐推广到 100 家医院、100 个病种。

从 2005 年起，北京市劳动和社会保障局对 9 个单病种实施按单病种支付，目前已形成了 600 多个 DRGs 分组。

江苏省镇江市在 2000 年选择了 20 个外科常见病种进行单病种支付，2005 年已经达到 82 个。在全国其他地区也都进行了不同程度的探索。例如，云南省禄丰县开始探索按住院床日支付，重庆市黔江区则试点按人头支付。

目前，在推进医改的过程中，政府正在研究关于按单病种支付方式的改革，但按单病种支付必须有临床路径。2010 年，卫生部在全国推广了 112 个临床路径，并在这 112 个病种中选择了 15 个专业的 104 个试点病种，确定了每个病种的入院标准、出院标准、最短住院日、变异条件、基本项目和选择项目等，作为按单病种支付管理的依据。而 DRGs 付费方式则还需要在按单病种付费的基础上继续研究，其所必需的基础条件为：第一，要有临床路径；第二，要有完善的信息系统；第三，要有符合该方式所需的管理队伍和专业人员。

四　展望

每一种支付方式都有其优缺点，但总体而言都适应了不同时期、不同地区的管理水平，发挥了优势，但也在不同程度上存在一些问题，需要进一步改进。

随着医改的深入、保障制度的逐步建立和完善、保障水平的逐步提高，以及人群覆盖面的逐步扩大，支付制度改革是必然趋势。同时，随着医院管理水平和医保经办机构管理水平的提高，以及医保制度理论研究队伍的建立，我国具备了支付制度改革的前提条件。

我国现在尚处于按服务项目付费的阶段，虽然进行了按单病种付费等多种支付方式的尝试，但整体而言，依旧没有形成一套完整的制度。所以，在这样的情况下，我们要把按单病种付费、按人头付费、按住院床日付费等方式结合起来，根据实际情况，在不同的医疗机构进行探索。

从我国现有的支付方式转化到 DRGs 支付方式，还有相当长的改革探索之路要走。但是着眼整体，我国住院服务的支付方式由单一结算方式向复合结算方式转变，其中的主体就是以按项目付费为基础，逐步转化到按单病种付费、按 DRGs 付费等多种方式。另外，还将由后付制向预付制转变。

支付制度的改革总体来说是一件复杂烦琐的工作，既需要相关学者的继续探索研究，也需要政府充分发挥协调作用，更需要广大医生和医护人员的支持和参与。只有这样，才能使这项改革继续深入下去，切实解决当前我国医疗服务支付制度中存在的诸多问题，使支付制度更加科学化，更加符合中国现有的国情。

基层医改篇

Reform of Basic Medical Institution

Gr.6

推动基本药物制度健康发展

执笔人：傅鸿鹏*

摘　要：

　　药物是防治疾病的物质，也是卫生保健的重要资源，更是国家政策的重要工具。本文从药物管理体系的四个层面出发，阐述了基本药物制度的核心问题是，在国家药物政策框架之内，如何协调各部门的合作，以及建立什么样的协调机制，并对此提出了可行性建议。

关键词：

　　基本药物制度　国家药物政策

　　从使用特征来看，药品具有三大特性。一是生命关联性，即维持生命；二是公共福利性，即提供社会服务；三是高度专业性，即由医生或药师提供，有时候会造成信息不对称。

---

* 傅鸿鹏，卫生部卫生发展研究中心药物政策研究室主任。

从社会要求来看，药品具有高质量特性，这对质量监管提出了非常高的要求。

药品的经济特征主要有三个。一是需求弹性比较低，患者对药品的需求是刚性的，不管价格多高，在治病救命时，必须使用。二是指导性需求，医生可以创造需求。实际上目前不仅仅是医生创造需求，药店的店员也会创造需求。三是选择性需求。政府应当保证供应和使用，由于患者有个人偏好，政府只能保证基本的层面。

基于这些特征，药物有三重定位。一是防治疾病的物质；二是卫生保健的重要资源；三是国家政策的重要工具，是促进社会公平、维护社会和谐、提供社会福利的重要工具。

药物的管理体系有四个层面。一是国家层面，由国家制定药物管理的总体定位和政策目标，并保证药物的基本供给。目前国内普遍认为基本药物制度的目的在于此，其实在医保的保障计划里也有药品的保障制度，欧洲经济社会发展水平比较高的国家并没有药物制度，很多人认为其医保政策就是基本药物制度。二是部门层面，涉及药物的生产、流通、使用、监管、定价、筹资（包销）等部门。三是机构层面，如生产企业、流通企业医疗机构，属于自管和被管。四是个人层面，包括医生、药师、患者，主要是合理用药。

基本药物制度出台的背景是药品领域出现了种种问题，这些问题主要有四个方面。

一是低水平重复生产，缺乏创新能力。我国原料药和制剂生产企业有4678家，数量众多。但普遍缺乏研发能力，以生产仿制药为主，低水平重复生产现象严重，企业间无序竞争。多数企业规模较小，无法实现规模经济。

二是药品供应链过长，流通秩序混乱。截至2012年全国共有药品批发企业1.39万家，零售门店42.38万家，销售总额11174亿元，从业人员480万人。违法经营现象突出，存在出售假冒伪劣、过期等不合格药品问题。中药材市场混乱，招标采购执行不力。

三是监管体系薄弱，质量安全保障不力。药品监督执法人员队伍数量不足，素质不高。监督体制和法规体系不健全，部门协调配合程度不够。药品不良反应检测力度不足，质量不高，流于形式。

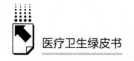

四是人民群众用药权益保障有待提高。存在药价虚高问题，基本药物招标药价虚低、供应短缺。大处方等不合理用药现象普遍，医生处方行为缺乏有效监管。

基于这样的背景，基本药物制度被提出，作为解决药物问题的突破口，也作为改革现行健康保障制度的切入口。

药品领域对政府保障职能的再界定是，以保基本为主，建立以基本药物制度为基础的药品供应保障体系。基本定位是，在医药分开导向下，健全药品保障制度的系统控制。

基本药物制度实施三年来，反对的声音很强烈，但根据调查，基本药物制度并非毫无裨益可言，至少实现了一些预期的目标，比如保障群众基本用药的可及性、扭转医疗机构扭曲的补偿机制、促进合理用药、促进产业结构优化等。

当然，基本药物制度发展中存在很多问题，主要面临的困难是财政补偿、医保支付、人员激励等配套政策仍不够完善，这是筹资机制问题。

政策的局限性问题，药品注册审批问题，生产企业规划无序问题，二、三级医院药品购销和流通秩序问题，医药企业小、散、乱等问题，严重制约了基本药物制度实施的效果。

基本药物制度发展中要考虑以下重要问题：制药是为了就业还是为了维护健康？基本药物与医保用药能否由政府专营或免费供应？基本药物与技术创新等政策间的关系是什么？这些问题迫切需要通过完善制度内涵来加以解决。

国家药物政策是一国在药品领域的行动纲领，旨在提供一个宏观框架，使药物领域各部门的政策和活动可在其中协调进行。基本药物是国家药物政策的核心部分，国家药物政策为基本药物制度的建设提供宏观政策环境，除健康目标外，也是政府的经济目标或者产业发展目标。

基本药物制度的核心问题是，在国家药物政策框架之内，如何协调各部门的合作，以及建立什么样的协调机制。首先研究的是健康优先；其次是合理补偿，对企业出于公共利益而承受的不必要损失要有补偿；最后是要平衡中短期和长期目标。中短期目标是推进医改，解决基本药物制度面临的体制机制性问题。长期目标是提高国民健康水平和促进产业发展。要注意实现长期目标的方式，淘汰落后企业才能健康发展，好的产业链和群众利益应该是一致的。

当前急需处理的问题是，解决决策体制上部门权力与利益之间的冲突。卫生、监督、发改、医保、财政、工信、商务、知识产权等多部门牵涉其中，要解决行业内各部门在生产、流通、使用各环节的利益冲突，解决生产企业、流通企业、医疗机构、患者之间的利益冲突。此外，还要解决政府工作目标和具体政策与其执行力度上的不协调，以及政策意愿与技术能力不协调的问题。

对于近期完善国家药物政策，有几点工作建议。

一是搭建国家药物政策管理框架，促进部门协调。明确卫生部门的主导地位，在统一的框架内规范不同部门的政策。

二是整顿生产流通企业的经营秩序，淘汰落后产能。严格新药审批，控制大量仿制药重复出现的局面；完善准入制度，解决药品生产企业重复建设问题；按照药品生产链条，排查制售假、劣药品行为，加大处罚力度；建立现代化流通体系，提高效率，降低成本。

三是医疗、医保、医药政策联动，控制费用攀升。（财政、价格）破除"以药养医"机制，切断医药利益联系；（价格、社保）改革定价报销政策，推行参考定价等成熟管理方法；从完善制度内涵角度，应将医保中药品保障功能纳入基本药物制度。

四是提高各部门的管理水平，加强技术能力建设。

G.7
全力构建城市医疗卫生服务体系

执笔人：孙隆椿*

摘　要：

本文简述了构建城市医疗卫生服务体系的重要性和迫切性。中国的医疗卫生服务体系改革刻不容缓，目前中国办医体系较为分散，四大方面军各成体系，没有建立统一的规划和设置的渠道，必须通过区域化医疗改善这一现状。

关键词：

基层医改　区域化布局　专科医生　全科医生

1997 年，《中共中央、国务院关于卫生改革与发展的决定》以国家文件的方式提出构建城市医疗卫生服务体系，在新一轮医改文件中也提到了这一点，但是怎么去实现这个服务体系，问题很多。从 1997 年到 2010 年，已经过去 13 年，不能说没有一点进展，但进展也不是很大。

一　改革刻不容缓

改革医疗卫生服务体系管理体制和运营机制中存在的问题对于构建城市医疗卫生服务体系非常重要。城市医疗卫生服务体系改革如果仍然按现行的模式往前走，那么就谈不上更好地去构建城市医疗卫生服务体系。众所周知，城市医疗卫生服务体系资源占医疗卫生服务体系总资源的 70% ~ 80%，如果没有一个合适的条件、没有一个合适的指导思想供我们去使用它、构建它，就浪费了这些资源。

---

* 孙隆椿，卫生部原副部长。

新医改提出一个目标，即要解决群众"看病难""看病贵"的问题，这六个字看似很简单，但包含着丰富的内容，真正要实现却不是那么容易的事，不仅涉及医疗卫生改革，而且需要随着国家综合国力的提高来逐步解决。我们要真正实现这个目标，就要对城市医疗卫生服务体系进行相关的改革。

"看病难"到底难在哪儿？并不是难在机制上，经过几十年的建设，我国早就建成了城市、农村的基层医疗网。就地看病、早看病的目的并不是没有解决，问题是老百姓都想到大医院去看门诊、住院，造成了大医院"一号难求""号贩子"等问题的出现，最终造成"看病难"。另外，大医院和基层医院布局不合理，如果不解决布局上的问题，群众"看病难""看病贵"的问题依然解决不了。所以，实现医改提出的解决"看病难""看病贵"的重大目标必须做好城市医疗卫生服务体系建设。

目前全国医疗总资源只占 GDP 的 4% 左右，预计未来三年这一比重会达到5%。即便到达这个水平，在世界上仍属低水平。但是限于我国财力状况，想达到10% 以上是不现实的。要想把现有的资源利用好，就需要对其使用途径进行规划。城市医疗卫生服务体系的建设就是为了最大限度地使现有的卫生资源达到最大的利用效率，所以必须做好这个工作，否则，要想让资源发挥应有的效用那就很难了。

简而言之，卫生工作就是防病治病，可以概括为临床医疗和公共卫生两大体系。现在这两个体系是互相脱节的。公共卫生、预防保健、计划生育等问题，需要在基层医疗机构得到全面落实。如果这一点做不到，或是做不好，那么临床医疗和公共卫生两大体系依然是互不相干的。只有构建完善的医疗卫生服务体系，才能在解决群众"看病难""看病贵"这个重大问题上迈进一步，在医疗资源的使用上达到真正的效果。所以城市医疗卫生体系建设是一项非进行不可的工作。

二　四大方面军独自成体系

目前，中国办医体系较为分散。有四大方面军举办医院，但是各大方面军却是独自为政。政府办的公立医院是最大的一方面军。

第二方面军是国有企业医院。大型国有企业都有自己独立的医疗体系和疗

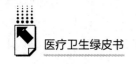
养体系，这和机关财政是不相关的。

第三方面军是军队医院。军队医院实际上也是向社会开放的，特别是最近一二十年来，军队医院和地方医院没有什么大的区别。军队医院也有其内部的管理体制。

第四方面军就是民营医疗服务体系。这个服务体系有很大的发展空间，特别是在大中城市，其所办的医院机构总数从数量上已经大大超过了公立医院总数，但是其规模有限，大量是门诊、地级医院。

四大方面军都有权力办医院，办多大规模、在哪儿办都由各自的部门决定，资金由自己筹备，这是国家政治体系和经济体系所决定的。国家卫生和计划生育委员会名义上统管全国的医疗卫生工作，但实际上管的范围非常有限，最多只能管准入条件的设置以及在一定程度上对医疗行为进行监督，而对区域内医院的规划和布局，则毫无管理权力。

全国整个医院体系在布局上各自为政。到目前为止，尚未建立起统一的规划和设置的渠道。区域规划很早就提出了，也进行了试点，可是到现在也没有任何实质意义上的进展。现在仍然在提区域规划，但一直也没见到各省市的规划，全国更没有这个规划。尽管卫生部门制定了这个原则，但还是行不通。究其原因，其实很简单，如果我国不进行政治体制和经济体制改革，这个规划是做不下去的。

三　区域化布局至关重要

早在 1640 年，清朝皇太极就在沈阳周边东、南、西、北四个方向分别建立了四所寺庙，便于当地群众进城拜佛。这是一种区域规划的理念。现如今，国家办医院也是为人民服务，为患者解决看病问题。但是很遗憾，我们现在缺乏区域化和区域分割的概念。

医院的发展趋势是越做越大、越做越强，医院在没有规划、没有制约地膨胀下去。医院按照这样的方向去建设，无限扩大规模，甚至不惜贷款。

大医院不断扩张，但专科医院和一、二级医院也不能淘汰，医疗体系始终上下一般粗。我们曾提及要构建医疗卫生服务体系"两层机构、双向转制"，可是为什么推行不下去？这值得我们深思。

卫生部门既没有经济实力也没有行政能力去调整当地的医院布局，而且各个部门之间也已经形成了独立的体系，所以卫生部门无法协调医院之间的双向转诊。在提出"两层机构、双向转制"后，各地大力兴办社区卫生服务体系。可是建设以后，却发现大医院与社区卫生服务体系的建设不配套，无法建立法定的转移关系。

大医院是专科医生服务体系，而社区卫生服务站是全科医生服务的体系，在国外，这是非常明确的也是可以互补的两个体系。专科医生做不了全科医生，全科医生也做不了专科医生。在我国，医学专业学生大学本科毕业后，在临床实践三年再分科，有两个方向：一个方向是愿意进入社区卫生服务体系的，就进入全科医生培养体系培训三年，培训结束后到社区服务；另一个方向就是向专科医生方向发展，可任意选择妇科、儿科等专科，三年以后到医院选择科室。全科医生服务体系和专科医生培养体系泾渭分明。

但是到目前为止，我国在医学教学上并没有建立大学本科毕业后的三年培养体系。我国的医生培训一般都只有三个月或半年时间，最多一年时间，所以就出现全科医生的水平达不到相应的标准就上岗了。社区卫生服务体系投资单位的决定者是政府，而不应该是医院。

如果社区卫生服务体系投资单位是医院决定的，那么医院和社区卫生服务体系之间的关系就会非常模糊和混乱。西方国家首先按照医疗的难易程度将治疗分为若干等级，社区只管较低等级的医疗，如果等级较高或医疗难度较大，社区就必须将患者转诊到医院，等做完手术，再转回社区进行康复治疗，这即所谓的双向转诊。将疾病治疗的难易分出级别，由社区卫生服务机构治疗基础疾病，而疑难杂症患者就转诊到大医院。这样一来，医院就不用号召患者住院，因为整个服务体系很周全。没有周全的服务体系建设，要想做到双向转诊是很难的。

国家的财政投入，是保障社区卫生服务站公益性质的重要环节。社区卫生服务实施收支两条线，支出全部由国家保障，收入全部转入医院。只有这样，社区卫生服务和医院的关系才能是一种和谐的关系。法律规定的合同关系布局是构建医疗卫生服务体系的核心问题，不管医院由谁主办，布局上必须服从统一规划。只有严格按照"两层机构、双向转制"的原则进行布局，城市社区卫生服务体系才有望建成。医院应该按照地区、服务人口的范围进行规划，便于市民看病。

G.8
县医院改革攻坚

执笔人：朱恒鹏　张天旭　张建明　袁海鸿　孔庆民　田晓旭*

摘　要：

县医院改革的关键是提高其医疗服务能力，缩小县医院和大医院间服务能力的差距。吉林省等地以破除"以药补医"机制为前提，以改革付费机制为突破口，将改革补偿机制和建立现代医院管理制度作为有力抓手，通过创新体制机制，提高服务质量和运行效率，实现控制县外转诊率的目标。

关键词：

公立医院　县医院改革　医疗服务价格

一　公立医院改革深陷迷途

现在的公立医院改革，实际上走的正是 20 世纪 80 年代国企改革的老路。由于体制机制没有改变，所以改革不得不在管理上下功夫。

2012 年 6 月，国务院下发了《关于县级公立医院综合改革试点的意见》，首先提出的就是要破除"以药养医"机制。尽管文件罗列了很多内容和具体要求，但并没有给出方案，改革的可操作性不大。而真正能做的只有三点。第一，取消药品加成政策。很多地方称其为"零差价"，但中央文件里并没有提到"零差价"这一概念。第二，调整医疗服务价格。第三，改革付费方式，这也是目前各地正在着手做的。以上这些要求，目的就是让老百姓看病方便、大病不出县。

---

* 朱恒鹏，中国社会科学院经济研究所微观经济研究室主任、公共政策研究中心主任；张天旭，吉林省卫生厅医疗服务监管处处长；张建明，上海市江湾医院院长；袁海鸿，浙江省余姚市人民医院院长；孔庆民，山东省兖州市中医医院院长；田晓旭，吉林省农安县人民医院院长。

坦率地说，这些目标近期都不大可能实现。如果在医保报销比例越来越高的情况下，想让农村患者90%的住院量落在县医院，只能基于两种手段：第一，夸大县医院的住院量；第二，提高县医院的医疗服务能力。即使到北京看病不给报销，很多农村患者还是会选择到北京看病。所以，关键是要提高县医院的医疗服务能力。

提高县医院医疗服务能力的主要手段是调动县医院的积极性，吸引优秀人才。但这并不是件容易的事。正如北京和上海一直倡导吸引优秀医生到社区，但其成效至今也不明显。当然，明确县医院解决90%的住院问题的确应该作为一个目标。

在县医院改革中，各地行政长官承诺用财政来支持公立医院改革，但目前看来这一举措并不令人乐观。今年也许能补，但是明年、后年和大后年怎么办？其结论就是，指望财政补助不太可行。"以药养医"的直接原因就是价格扭曲，关键还是要提高医疗服务价格。医疗服务价格不提高，取消"以药养医"就不可能实现，但医疗服务价格提高了，能不能取消"以药养医"也不好说。所以，价格还是需要调整的。

除了直接原因外，"以药养医"的根本原因是公立主导体制下的市场经济体制。公立主导体制和市场经济体制下收入分配与用人制度不是一回事。因此，我们现在是把公立医院当成一种自己挣钱的机制，但又要求按照政府的人事分配制度来分钱。这两个矛盾的体制纠缠在一起，就产生了一个结果：暗箱操作的"以药养医"。究其原因，有两个方面。其一是随着支付能力的增强，老百姓对医疗服务质量的要求越来越高。县医院转诊率的提高，并不是它的水平在下降，而是它的技术水平、服务质量提高的速度赶不上老百姓对质量要求的速度。其二是现在的体制是医院自己挣钱自己分配，院长都希望水平高的医生挣得多一些，但事业单位的体制却不允许。而新文件又规定按行政级别进行收入分配，这不是多劳多得，而是搞平均主义，吃大锅饭。在这种情况下，就形成了实际收入分配是多劳多得，但表面上却是国有事业单位的分配体制。所以，我们会看到非常有意思的现象：很多开高档车的医生，他们的月收入才3000多元钱。最近，微博上的一则消息称，北京的医务人员平均年收入为11万元，引来一大批三甲医院的主任医师吐槽。试想，北京三甲医院的主任医师

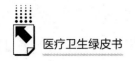

都达不到有 11 万元，我们的钱到哪里去了？账面收入有 11 万元，但实际可能有 200 万元，同样可能出现一个主任医师的收入是另一个的 10 倍甚至 20 倍的情况。因此，现在不光是提高医疗服务价格、降低药品回扣的问题。我们更希望，通过提高医疗服务价格，让医院的总收入不增加，但可分配收入增加，医保的支出可持续。这些听起来朗朗上口，但关键是能不能做到。

解决的办法是，可以把药费支出减半，然后通过提高医疗服务价格，将减少的支出再增加上来。例如，一个县医院的医疗服务和药品收入合计是 1 亿元，其中药品收入为 7000 万元，医疗服务收入为 3000 万元。现在如果理顺了体制，药品支出只有 3000 万元，而且没有利润，也没有回扣和红包，但医疗服务价格却是上涨的，医疗服务的收入可以达到 7000 万元。这样可用于医生分配的收入表面上看是显著增加的，医生的收入就可以不下降。

国务院文件中也提出，要提高医务人员收入占医院收入的比重，但问题又出现了。这个比重能提到多高？如果给在职人员涨工资，离退休的同志就会要求涨工资，教师、公务员也会要求涨工资。

因此，透明化的收入要遵循多劳多得的原则。技术好的大夫一个月能挣六七万元，技术差的大夫一个月只能挣六七千元，而且六七万元和六七千元都是经院方之手，以一种公开透明的方式发到每一个大夫手里的。这样，税务局可以征税，医生也可以堂堂正正地出来买车，可以高高兴兴地告诉大家月收入就是六七万元。这在国有事业单位能否做得到？院长能否承受得住？拉大收入差距后人员会不会闹事？改革给了院长用人自主权，我们希望看到的，是按照能者进庸者出、能者上庸者下的原则用人，按照多劳多得的原则分配。

当然，我们的改革肯定不仅仅止步于提高医疗价格和改革医保付费方式。现在还有另一种说法，就是实现公立医院法人化。坦率地讲，这一点在中国做不到。在 80% 的医疗资源控制在公立医院手中的情况下，我们的公立医院能走向法人化吗？现在的国有公司改造，其实是在白马身上画黑条，表面上是斑马，实质上却不是。公立医院法人化的目的，是不改变所有制，保障医院完成社会目标，保证公立医院仍具有公益性。因此，要形成良好的激励机制，让医生控制成本，改善质量，增加服务。但要真正做到这一点，还需要一些很重要的社会条件。

要想通过市场获得收入，医院就要面临市场竞争的压力。市场上应该有明确的标杆，指示公立医院医疗服务的收费标准及医生的收入标准。之所以医生的月收入是 20000 元，教师的月收入是 8000 元，就是因为如果达不到这个标准，医生就会离开公立医院转而投向民营医院。因此，法人化需要一定社会条件的制约。

无论是理事会，还是院长的核心管理层，他们都需要有最基本的决策权。而现在的公立医院院长，在耗材和药品采购上都没有自主权。此种情况下，院长会相信他们有经营自主权、用人自主权和收入分配自主权吗？不相信院长在买药过程中能干好，但相信他在用人过程中能干好，这种逻辑本身就是矛盾的。目前看来，不管是安徽的医改，还是广东、浙江的医改，都是摸着石头过河。在这个过程中必定会出现一些异类，比如说今天的洛阳，它很不简单，在政府的主导下，书记卖掉了 14 家公立医院。因此，公立医院真正突破第一道体制障碍，实现经营自主权、用人自主权和收入分配自主权，解决老百姓"看病难""看病贵"的问题，实现所谓的县内就诊 90% 的目标，很可能是洛阳先达到。

链接：

十年药价管制结果

2000～2010 年政府办医院均次药费年均增长率

单位：%

医院性质	类别	2000～2005 年	2006～2010 年	2000～2010 年
合　计	门诊	4.37	7.90	5.76
	住院	5.78	9.22	7.14
卫生部属	门诊	8.27	6.96	7.74
	住院	4.77	7.76	5.96
省　属	门诊	2.87	7.96	4.88
	住院	4.92	8.13	6.19
地级市属	门诊	3.48	6.67	5.42
	住院	4.84	8.78	7.30
县级市属	门诊	5.22	6.65	5.79
	住院	6.18	9.51	7.50
县　属	门诊	4.70	9.01	6.40
	住院	4.77	10.97	7.20

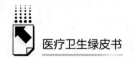

二 吉林模式闯关

很多人对县级公立医院改革心存疑惑，但总体来看，公立医院改革并非难事，只是很多人把简单的问题复杂化了而已。如今，之所以出现"看病难""看病贵"的问题，原因就在于本来在基层医院就可以医治的疾病，很多患者却非要涌向大医院。在未来的公立医院改革中，不需再为大医院锦上添花，当务之急是对基层医疗单位雪中送炭。

公立医院改革首先要解决的是医疗机构服务能力差异化的问题。如果缩小了县医院和大医院服务能力之间的差距，"看病难""看病贵"的问题就会迎刃而解。如果把协和医院和县医院的医务人员对调，还会出现"全国生病奔协和"的现象吗？另外，现在很多大医院门诊看了大量不该看的病人。因此，能否借鉴发达国家的经验，取消大医院门诊，只接收基层医疗机构转诊的患者？这些体制性问题是我们应该思考的重要问题。

现阶段医药卫生体制改革的主体应该是医疗保障体制，而非公立医院。实行全民医保后，我国95%以上的公众都用卡看病。按照国际惯例，按病种付费才是付费机制的主流，但我国仍在实行按项目付费，无形中浪费了很多资源。若取道我国台湾、香港的做法，把医保作为改革主体，所有医院会在医保规范之下开展诊疗活动。当然，这会非常残酷。台湾健保机制改革之日，有将近50%的医疗机构先后倒闭，剩下的医院才是真正为老百姓看病的医院。

降低县外转诊率一直是吉林省公立医院改革的目标之一。2010年，吉林省县外转诊率是28%，2011年这一比率下降至26%。省级相关部门还下达任务，要求每年县外转诊率下降2%，若完不成任务就要追究卫生行政部门的责任。若真能将县外转诊率降到10%，那就意味着大医院将会减少60%的农村患者，其改革意义不言而喻。

2011年，吉林省委、省政府高度重视县级公立医院改革，并下发了相关文件。在省委、省政府的大力支持下，卫生厅的改革工作进展顺利。吉林省公立医院改革主要的做法就是创新五个机制，打造"吉林模式"。

在全面分析全国县级公立医院改革材料后，我们加大督导检查和具体工作落实的力度，先后到宁夏的盐池县和浙江的绍兴县学习。同时，我们在吉林省的10几个县医院做了调研，进行了顶层设计。2011年下半年，政府下发了改革方案，明确将农安县、乾安县、镇安县和延吉市作为试点单位，4个县（县级市）8个医疗单位全部实行县级公立医院改革。

县级公立医院改革顶层设计，以破除"以药补医"机制为前提，以改革付费机制为突破口，将改革补偿机制和建立现代医院管理制度作为有力抓手，其目的就是要通过创新体制机制，提高服务质量和运行效率，尽快实现县外转诊率降至10%的目标。

在诸多公立医院改革内容中，我们选择了与公立医院生存和发展息息相关的五项重要机制，要求所有改革试点县都必须完全实施这五项机制，缺一不可。这五项机制分别是：改革补偿机制，实行全部药品零差率销售；改革新农合付费机制，控制过度医疗；实施分级负责诊疗机制，降低县外转诊率；强化政府投入机制，确保医院公益性；完善绩效考核分配机制，确保留住人才。我们认为，这五个机制是县级公立医院改革之后能够持续发展的必由之路。

就改革补偿机制而言，我们采取的方式是，要求所有基本药物全部使用吉林省招标采购价格，非基本药物价格下调20%。改革的目的就是将公立医院的补偿渠道从之前的"药品收费、服务收费和财政补助"三个渠道，转变为服务收费和财政补助两个渠道。

在改革新农合付费机制方面，我们推行按人头付费、按总额预算付费、按单病种付费和按住院床日付费等多种支付方式改革。由于目前医保改革的制约，目前我们尚不能完全达到改革设想的目标。因此，我们制定了三项具体要求：一是逐步减少按项目付费方式的比例，每个试点县按项目付费方式的比例要小于40%；二是在县级公立医院实行新农合基金补偿总额预算制度；三是实行新农合资金预付制和便民服务措施。另外，我们还要求新农合按年度预算总额，并要求所有试点县对新农合患者提供"先诊疗、后结算"的改革服务。

若想实施分级负责诊疗机制，降低县外转诊率，以下几方面的工作是重点内容：第一，确定村级医院负责治疗的疾病病种数量；第二，确定乡镇卫生院负责治疗的疾病病种数量；第三，确定县医院负责治疗的疾病病种数量；第四，确定县医院自己不能治疗，但是经过外请医生可以治疗的疾病病种数量；

第五，确定县医院自己不能治疗，且需到县外转诊的疾病病种数量。这样的机制能够让县医院逐年增加自己可治疗的患者数量，让患者尽量留在县里。同时，在报销方面，我们采取差异性报销原则。例如，将门诊病人引导到乡镇以下就诊，给予较高的报销比例，争取将90%的门诊病人留在乡镇；将住院病人引导到县级就诊，同样给予较高的报销比例，争取将90%的住院病人留在县级；县级公立医院通过外请专家等办法，诊治县级医院负责治疗范围以外的疾病并达到治疗效果的，新农合将给予更大的补偿比例。

还有，就是强化政府投入机制，确保医院的公益性。尽管在做法上与国家要求基本一致，但吉林省对4个试点县提出了一个新的扶持方案：力争在几年内化解试点县医院的债务。

最后，是完善绩效考核分配机制，确保留住人才。在医生的绩效工资中，40%为基本工资。只要医生正常出工，并做好本职工作，医院都会百分之百发放工资。医生的另外60%收入是绩效工资。据我们调查，一个县级科主任每月最多可以得到18000元的工资和绩效奖金。

从最初的政府反对、医院抵制，到现在各方对县级医院改革的重视和关注，吉林省县级公立医院已走出了一条可行的改革路径。尤其是绩效工资改革后，医务工作者的工资收入大幅度提升，积极性也被有效地调动起来。

链接：

2012年吉林省县乡级定点医院住院补偿比例

单位：%

定点医院级别	费用分段	补偿比例				
		乡镇定点医院能够诊治的疾病	县级定点医院能够诊治的疾病	县级定点医院不能诊治的疾病	23类大病	特殊疾病
乡镇级	0~400元	40	40	40	40	40
	400元以上	90	90	90	90	90
县级	0~500元	40	40	40	40	40
	500元以上	40	80	80	85	85
县级以上	取消分段	30	30	50	60	70

三 人才短缺瓶颈待解

卫生部医疗服务监管司评价处处长刘勇曾表示，县级医院是连接两个医疗体系的枢纽，既是三级医院的网点单位，又是县、乡、村三级医疗服务体系的龙头。我国县域覆盖人口达 9 亿人之多，如何将全国近 3/4 的人口留在县域内就医，是一个亟须解决的问题。

县级医院的改革要把握好创新机制、提升能力和加强协作三个环节的建设。其中，创新机制是大问题，而问题的关键是培养人才和进行学科建设。如今，一些县级医院热衷于走"大、多、广"的综合发展道路。为此，刘勇处长曾警示：如果一味地追求大医院，走大规模学科建设和人才建设运作路线，县医院改革可能不会成功。

县级医院在学科建设和人才培养上确实面临着很多困境，比如县级医院发展平台低、科研支撑力度不大、个人成就机会少、发展空间有限、协作伙伴难找，特别是县级医院学科和人才难以在同行中得到足够认可。在国家扶持政策的推动下，三级医院和社区卫生服务中心规模不断扩大。人才流动也使得县级医院人员结构极不稳定。再有，县级医院在硬件设备、业务体量、实验技术及人员学历结构等方面，仍处于相对薄弱的地位。

近期，上海启动了"5 + 3 + 1"的医疗资源布局规划。其中，"5"是新建 5 所三级医院；"3"是把原来的区中心医院提升为三级；"1"是金山医院迁址重建。如此一来，二级医院面临的形势更为严峻。首先是人才短缺。上海启动规范化培训政策后，医学专业毕业生在未来 3 ~ 7 年的时间里属于休克期。此期间，医院很难招聘到人。加之上海正在建设的两个医学园区，以及 70%的医院病区需配备优质护理服务，这些都将加剧目前医学人才的供给压力。

上海还制定了综合性医院岗位设置规则，对医院工作岗位、人员、工资等都做了相关规定。医院对改变这些规定均无能为力。上海市江湾医院是虹口区北部唯一的一家二级医院，规模不大，人员配备只有 550 人。这样规模的医院，每年需要应对 55 万门诊人次、3 万急诊人次、1 万住院人次的巨大工作负荷。人员缺口可见一斑，谈何搞科研。

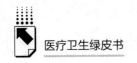
尽管如此，在学科建设方面，上海市江湾医院还是不遗余力地支持市级课程，举全科之力支持区级课题，还建立了医院自己的重点学科。只要科室向医院申报，医院都会全力鼓励。同时，医院还制定了很多制度，强化科教文化建设，如设立培训班，举办座谈会、交流会、总结会，成立文化中心。在科研文化建设方面，医院还是很舍得花钱的。

四 县域医改的中心化革命

在发达地区，县级医院的发展普遍受到很多因素的制约。如何整体提升县级医疗机构的服务能力，是当今县级公立医院改革面临的最大课题。与中西部地区县级医院不同的是，作为沿海发达地区的县级龙头医院，浙江省余姚市人民医院目前的规模与中等城市的地级市医院相仿，已经不再像一个县级医院了。在县级医院的急速发展和提升下，如何构建以县级医院为龙头的三级医疗卫生服务网络和体系，是新时期从事农村卫生改革者必须思考的一个问题。

这个问题会涉及如何发挥县级医院龙头作用的问题，也包含县医院与乡村医院如何协调发展的问题。若想构建一个全新的三级医疗体系，应该通过上下联动、资源整合来提升县域内医疗机构的整体服务能力。为此，余姚市人民医院筹建了面向全市的临床检验中心、医学影像会诊中心、消毒物品集中供应中心、慢性病诊疗指导中心、泌尿肾病中心和急救中心。在体制机制不变的情况下，这些中心通过发挥县级医院的龙头作用指导临床服务，并通过筹建中心带动全市医疗服务体系的提升。

众所周知，组建中心必然会削弱很多基层医院临床检验的能力和资源，所以，医院在基层做了大量调研，发现乡镇医院检验设备的使用效率、投入产出比例相对较低。这样一来，市政府决定在余姚市人民医院建立面向全市的检验中心。通过政府审批，目前机构已经取得了独立法人资格。今后，余姚市人民医院将在全市范围内进一步推进改革，力争将所有乡镇以上医疗机构的生化、细菌检验都通过物流系统送至检验中心检验，并将检验报告在3小时内发送至送检医院。

同时，收入分配也是大家关注的焦点问题。余姚市人民医院初步确定了检验中心与送检机构六四分成的分配原则，并在年终根据收益进行分配。经过几年的运转，检验中心成效显著，其业务收入从 2011 年的 5000 多万元增长到 2013 年的 8000 多万元。包括生化、免疫、细菌检测在内的全市临床检验，其操作流程、规范、检查报告已全部实现同质化，社区服务中心可以通过系统实时拿到检测报告。

受临检中心的启发，余姚市人民医院的医学影像会诊中心、慢性病诊疗指导中心等六大中心都在有条不紊地运作中。作为县域医疗资源的整合平台，这种模式首先能够在不增加投入的前提下，整体提升医院的医疗卫生服务能力，同时还能有效地降低区域卫生总费用。需要强调的是，在整个中心的运作初期，必须有政府部门的行政主导，否则改革工作很难推进。

五 创新医院付费服务机制

与一般县医院"一家独大"不同，山东省兖州市中医医院是一所在县人民医院树荫下成长的弱小医院。2010 年 10 月，兖州市政府将兖州市中医院和兖州市第二人民医院合并，成立兖州市中医医院。如今，医院已拥有床位 480 张，员工 550 多人，是一所名副其实的小医院。

医院之所以要实行"先看病、后付费"的服务改革机制，与医院发展的大背景有关。最初，两所医院整合给新医院带来了更大的发展空间，同时也带来了严重的危机。医院合并前，两家医院发展都非常不好。第二人民医院由乡镇卫生院转型而来，2008 年业务收入仅有 1800 万元。直至 2010 年，新大楼建成后，医院发展情况才有所好转。但在两院合并时，中医院带来了 1000 万元的债务。这对一个新医院而言，无疑是一个巨大的压力。

而推出"先看病、后付费"的改革机制，真正得益于"中国医院院长年会"。在 2010 年第四届中国医院院长年会中，河南省郑州市金水区人民医院总院周国平院长有关分期付款的报告给了我们很大启发：能不能将这个做法变成普惠制度来服务更多的百姓？如今，在医保制度相对健全的情况下，实施推行"先看病、后付费"的机会来了。

2010 年底，兖州市中医医院便推行了此项制度。凡是纳入城镇职工医疗保险、城镇居民医疗保险和新农合的患者，全部纳入改革的范围内，一律取消住院押金。在办理住院手续时，患者只需提供新农合医保证明和医院签署的治疗费用结算协议书即可直接住院。待出院结算时，患者只需支付自费部分即可。这样，患者用于住院的费用就减少了很多。同时，兖州市中医医院还借鉴了河南的做法，对经济比较困难的患者采取分期付款。对于特别困难而看不起病的患者，只要手持村委会的相关证明，医院将予以减免费用。为了使这个制度更加完善，医院还将急诊、急症纳入改革范围，实行"先抢救、先看病、后付费"。

当然，为了避免逃费风险，所有想享受分期付款服务的患者，都要出具村委会的相关证明，经医院审核后，还需要签订分期付款合同。只有符合上述条件后，医院才能批准患者分期付款的申请。同时，为了防止患者恶意欠费，兖州市中医医院还实施了内控机制，建立了绿、黄、橙、红、黑五级逃费预警机制。患者一旦出现逃费倾向，就会建立不良诚信记录，待下次来看病时，就不再享受"先看病、后付费"的待遇。

医院增加了医疗服务收费的透明度，严格执行住院费用清单制。在此之前，医院结算清单只有在患者出院时才打印出，现在，医院每天都会将清单交送到患者手里，以便加强对医院工作的监督。

另外，加强医患沟通、强调业务告知，也是兖州市中医医院改革的一大特点。特别是对于基本药物以外的用药和医疗手术，一定要得到患者知情同意，并在必要时获得患者家属签字。医院还会提前告知患者住院的大体费用，以让患者做好思想准备。

"先看病、后付费"改革模式的推行，让就诊流程变得简单明了。医患关系得到极大的改善，医务人员在公众心目中的形象也有所扭转。医院也不再是个"认钱不认人"的地方，而是逐渐还原为尊重生命、尊重健康的医疗服务机构。

六　以整合突破改革重围

解决老百姓"看病难""看病贵"的问题，政府部门需要从四个方面着手：第一，取消药品加成；第二，提高基本药物使用比例；第三，降低非基本药物价格；第四，规范医务人员行为，使其不进行过度医疗和不足医疗。

县级公立医院摆脱"以药养医"的困惑，赢得广大患者的认同和信任，是医院生存与发展的关键环节，也是公立医院改革的切入点。吉林省农安县人民医院利用吉林省基本药物招标采购平台，对 1529 种基本药物实行全省统一招标采购，使基本药物价格降幅达到 30% 以上。

为了解决出口问题，农安县人民医院从 2012 年 2 月起，对全部药品彻底取消 15% 的加成，实行零差率销售。为了解决医院补偿问题，医院实行了付费机制综合改革。在吉林省卫生厅的支持下，通过资金预付和定额补偿的资金调度方式，为医院注入了新的活力。

第一，实行合作医疗补偿资金预付制度。通过测算 2011 年的医院住院人次，农安县人民医院统计出了合作医疗对住院患者的补偿总额，以一定增长率测算 2012 年住院补偿人数和补偿总额，并预算出每月的补偿总额约为 1000 万元。合作医疗每月初预付给医院补偿总额的 80% 作为患者报销周转金，以解决医院由于为患者垫付补偿金而造成的资金不足问题。

第二，实行按病种定额付费。根据 2011 年住院患者单病种全年次均住院费用，农安县人民医院对能够实行按单病种付费的 418 种疾病进行了测算，兼顾物价上涨因素，把单病种次均住院费用提高 10%，确定了 2012 年住院患者单病种次均费用的总额。合作医疗按医院实际发生的单病种例数及补偿比例向医院拨付补偿金，超支不补，结余留用。为了控制不合理检查，控制医药费用的不合理增长，确保新农合资金的合理使用，医院按病种制定了详细的诊疗规范，对诊断、检查、手术、护理、用药等都给出了详细规范的路径。通过约束临床诊疗行为，使患者得到了合理治疗，合作医疗资金也得到了更合理的使用。

第三，通过科学划类分级，实行分级负责诊疗，实施差异性补偿。为方便百姓就近就医，医院力争做到"小病不出村、常见病不出乡、较重疾病不出县"的规划目标，使有限医疗资源在县内流转，并积极争取域外医疗资金更多回流。这些是关乎医院自身生存与发展的大计。2010 年，医院合作医疗资金总额达 1.9 亿元，3% 的转诊患者花掉了 56% 的合作资金。通过分级诊疗，合理控制转诊率，使得更多资金回流至县域医疗机构。

第四，强化政府的支撑和保障作用。省级政府除了加大医改资金投入、帮助医院化解历史债务外，还统筹财政、医保、合作医疗及医院等部门，为县级

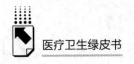

医院改革提供政策支撑。

第五，调整收入分配机制。农安县人民医院本着以留住人才、引进人才为目标，通过绩效考核分配机制，充分体现医务人员的合理价值。通过坚持多劳多得的收入分配原则，医院把绩效分配的重点不断向关键岗位、业务骨干和有突出贡献的人倾斜。

通过以上五种机制的相互融合、相互作用、相互促进，各项改革起到了相得益彰的作用，并真正达到了人民群众得实惠、医务人员受鼓舞、公立医院得发展、当地政府得满意的共赢效果。

链接：

吉林省农安县人民医院建立了与绩效工资挂钩的考核体系

质量考核小组	精细化管理考核小组	核算小组
针对业务科室	针对行政保障科室	
主要对医疗质量、护理质量、院内感染和预防保健等进行质量考核	按照《精细化管理标准》进行考核，医德医风考核小组针对全院按《医德医风建设条例》进行考核	各小组每月进行两轮质量考核，结果报核算小组与绩效工资挂钩

Ｇ.9
地市级医院规划与战略

执笔人：苏清泉　张培影　高国兰　靳清汉　陈进春

商广喜　李庆丰　王兴琳　庄一强*

摘　要：

地市级医院身处省级医院和县级医院的夹心层，正面临边缘化、泡沫化、空虚化的挑战。地市级医院未来发展的关键举措在于制定医院战略。本文中，徐州市中心医院等地市级医院领先者共同讨论地市级医院的困境、机遇与挑战。

关键词：

地市级医院　医院规划　医院战略

一　以体系重建解资源之忧

截至 2012 年，台湾地区 65 岁及以上人口占据总人口的比例为 14%。据预计，台湾地区将于 2019 年迈入高龄人口社会。目前这一问题最严重的国家是日本和意大利。日本的老年人口约为 3000 万人，中国大陆也面临着快速老龄化的问题。台湾地区的传统劳动力人口比将在 2015 年达到巅峰后开始逆转下滑。2011 年，台湾地区的新生儿出生数为 17 万人，2012 年达到 21.5 万人。因此，台湾面临着人口急速减少的严峻局势。

---

* 苏清泉，台湾区域医院协会理事长；张培影，江苏省徐州市中心医院院长；高国兰，中国医科大学航空总医院院长；靳清汉，山东省济宁市卫生局副局长、济宁市第一人民医院院长；陈进春，福建省厦门市中医院院长；商广喜，山西省太原市中心医院院长；李庆丰，广州市红十字会医院副院长；王兴琳，香港艾力彼管理顾问有限公司总经理；庄一强，中国医院协会副秘书长。

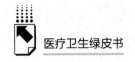

金融海啸后，台湾经济尚未明显复苏。2012年台湾GDP增长1.94%，民间投资增长−0.5%。这与科技业受创较深有关。中国大陆出口尚未见大的起色，且欧美等发达国家中短期可能面临无就业复苏与增长，影响内需与商品进口需求。既要有好的医疗品质，但又不能耗费太多的钱，这个问题几乎无法解决。

在医疗卫生的经费投入上，台湾整体相对太低。医疗总支出占全台湾GDP的理想比例是8.9%，现在才6.8%。健保支出大约4%多一些。目前台湾全民健保人口比例达到99.7%。台湾当局计划从2013年开始把服刑人员也纳入健保范围。

台湾实施的全民健康保险制度最大的特点是，给付项目从轻症到重症都覆盖在保险项目中，因此具有较高的民众满意度，但这个优势也成为台湾健保的包袱。台湾健保局针对医疗院采取了多种严格的成本控制策略，包括总额预付制、DRGs、品质审核、特材事前审查等。

让台湾地区医疗界比较痛苦的是，在最近14年间，台湾医疗建设被严重压缩。表现为对医疗科技投入与更新的限制，以及医疗人员工作负荷增加和中小医院生存空间的压缩。因此，台湾医疗界要求扩大预算和给付的声浪越来越高。健保对护理工作的给付太低，护理人员对薪金情况不满意；药商反映健保药价7次砍价使其难以支撑，透析机构机器8年未更换；诊断关系群支付制度下，自费医材几无生存空间；小儿科医师配合政府实施打预防接种疫苗，但没有诊查费可负担基本付出的成本。

在资源有限和预算排挤的情况下，钱从何来？在这一背景下，台湾开始寻求区域医疗协作和医疗资源整合。台湾拟重点扩充医疗服务体系的核心技术和产业版图，并发展出智慧台湾医疗服务、生物技术医药产业、养生保健产业、长期照护体系和医疗服务国际化。台湾建立起以病人为中心的医疗体系架构，围绕病医关系重塑、资讯公开和民众教育三个关键措施发展诊所、医疗群与医院三者之间的垂直合作。

台湾现有区域西医医院83家、地区医院374家、医学中心22家，共479家。这些医院实行的是100%健保，如果没有与医保局签约，肯定难以存活。台湾地区最难能可贵的是专科医生队伍非常整齐。专科医生制度在台湾推行得非常成功。在北京，病人要半夜去大医院排队挂号。这对病人极不公平。在台湾，哪怕是一个地区医院都可以对区域内病人进行健康照护。如果大陆可以做到这些，病人所享受到的就将是更高水平、更为满意的医疗服务。

二　精准化定位求胜

江苏省徐州市中心医院是国家三级甲等医院，也是全国改革创新医院。在人民满意度排名中，医院连续三年位列徐州市第一名。医院的愿景是建成全国知名、江苏一流的淮海经济区医疗中心，床位布局为 5000 张，以覆盖淮海经济区 86 家基层医院的纵向联合为载体。

在 2012 年江苏省卫生厅组织的全省 69 家三级医院出院病人满意度调查中，徐州市中心医院综合满意度位列全省第一。医院的服务范围包括江苏、河南、山东和安徽四省交会区。医疗市场的竞争归根结底是人才的竞争，医院通过实施人才强院策略，大力引进各类人才，医院要求学科带头人要高水平，业务骨干要高素质，后备人才要高学历。

在医保和新农合跨省定点、现场结算等政策和技术的支持下，徐州市中心医院建立起了以技术为纽带的医疗纵向联合体。联合体的成立有利于形成"上下联动、内增活力、外增推力"的改革氛围，有利于区域医疗技术水平的整体提高，也能为老百姓提供更加优质便捷的医疗服务。

当前，地市级医院的发展面临着前所未有的困难。首先，地市级医院身处省级医院和县级医院的夹心层，正面临边缘化、泡沫化、空虚化的挑战。其次，政府部门未制定或未能坚定地执行科学有效的区域卫生规划。再次，县区级新农合病人减少，地市级医院业务量下降，90% 的农村病人做到了"就医不出县"。最后，物价和工资上涨快，收费标准调整慢，医院运营成本大幅增加。

地市级医院未来发展的关键举措在于制定医院战略。徐州市中心医院将医院服务定位为"区域医疗行业领先、特色专科一流、有较强市场辐射力和竞争力的区域医疗保健中心之一，综合性三级甲等医院集团"。从最初的地区医院到现在的徐州市中心医院，再到淮海经济区区域医疗中心，这既是徐州市中心医院的发展路径，也是徐州市委、市政府的要求。医院将业务发展战略总体

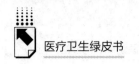

定位为危急重症、疑难病、重大疾病和一般疾病的新疗法。医院本部实行"大综合、小专科"的发展路径，新院区则遵循"大专科、小综合"的发展轨迹。

医院战略是医院为了实现长期生存和可持续发展的目标而采取的一系列战略决策和经营行为。医院战略的重要性表现在三大方面：首先，确立医院的长期发展目标，适应环境变化及未来发展；其次，维持原有的核心竞争力优势，保持医院的可持续发展；最后，医院战略是医院生存发展和战胜对手的策略。

徐州市中心医院运用医院战略 SWOT 分析法，根据市场需求特征、竞争环境问题，把医院存在的优势、劣势、机会、威胁逐项列出。利用医院 Force（竞争因素）分析理论，将竞争因素归结为五大项，即现有竞争对手的竞争，进入威胁，替代威胁，药品、设备等供应商交际能力，就医者及健康需求者的影响力。通过医院 CC（核心竞争力）分析，认识到医院的核心竞争力来源于医院内部，对医院的经营与发展起关键作用，是一种创造持续竞争优势的独特能力，也就是医院是否具备核心技术创新和核心技术运用能力。

对于地市级医院来讲，核心技术研发创新、人才队伍建设、人性化服务是决定竞争成败的关键。徐州市中心医院建成了江苏省面积最大、设备最先进的一个科研中心，建立起了全省卫生系统第一家 96120 呼叫中心，为病人提供随访、导医导诊、健康咨询等服务。同时，积极利用徐州的大学生资源，开展医疗志愿者服务。

使命决定战略，思路决定出路。在业务管理层面做正确的事情，在经营管理层面把事情做正确。没有通用的医院发展模式，只要适用于地市级医院自身发展战略规划与定位的，就是好的规划、好的战略、好的管理。

三 差异化突围

中国医科大学航空总医院是一个行业医院，隶属中国航空工业集团公司。虽然地处北京，但从规模上来讲属于地市级医院的范畴，实际开放床位数 720 多张，医院 2012 年获批建设成 1000 张床位规模。航空总医院也是北京十大区域医疗中心之一。医院覆盖服务人群数为 80 万~100 万人。

航空总医院采用 SWOT 分析法进行了分析，其最大的劣势在于作为一家行业医院，医院无品牌、无特色专科，同时还面临着人才缺乏的问题。而医院的优势则在于它是北京市规划的区域医疗中心。随着卫生体制改革的深入和群众对医疗需求的加大，再加上医院周边人流量非常大，集团对医疗板块非常重视，这些都是医院发展的大好机遇。近几年，在医院服务范围内要兴建 3 所三级甲等医院，其中最大的就是北京长庚医院，这是医院所面临的威胁。

对此，医院在 2010 年提出"健康中寻价值、差异中谋发展"的发展战略。航空总医院的优势是什么？医院管理层经过认真思考，认为一所医院的核心竞争力是学科。因此，医院决定走差异化发展的道路，打造优势学科。

所谓差异化，就是"人无我有、人有我精"。学科是一个医院发展的根本核心竞争力，也是医院可持续发展的根本基础。确立发展战略以后，医院将学科建设分为三个阶段进行。首先是完善学科、确定特色、确立学科群。在此战略指导下，医院成立了心身医学科和康复医学科。其次是细分专业，使专业更加明晰。最后是设立相应病区。

2011 年，航空总医院确定了医院特色，医院成立了口腔科、疼痛科、脑脊液神经外科等特色学科。学科的关键在于专家，有了专家就有学科，有了学科就有医院。这是相辅相成的。

通过对学科的打造，医院取得了较大的发展。医院医疗总收入每年的增长率达到 25%，医院收入中药品占比也在持续下降。学科的打造，更重要的是提升了医院的形象，增加了学术交流的机会，也使医院获得了很多成绩和荣誉。

四 创新服务开新篇

山东省济宁市第一人民医院是原山东省第三医院，1994 年获评三级甲等医院。医院包含 7 个院区，开放床位近 3100 张。正在建设中的高新区分院规划建设 2200 张病床。

在新医改背景下，我们对地市级医院提出"三创四型"的发展之路。"三

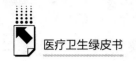

创"即创建无痛微创医院、创建百姓服务家园、创建人民满意医院，"四型"要求将医院建设成为打造内秀型环境、争当感人型员工、提供家园型服务、塑造经典型医院。

2009年12月8日，济宁市第一人民医院开展"博士专家送温暖、送健康活动"。每一位院级领导负责两个县，组织博士专家服务团携带面、油和药品，深入全市12个县（市、区）的老年大学和敬老院，为老人们送温暖、送健康。

作为健康济宁公益活动的载体，医院投资480余万元购置了山东省首台健康直送车。医院率先推出"关爱农民工子女健康工程"，设立医院"关爱农民工子女健康·无痛家园"保健基金120万元。开展"关爱农村党员健康行动"，实施农村党员门诊病人挂号费全免、门诊检查费减免20%，住院病人在新农合报销基础上再减免5%的优惠政策。

医院于2010年启动"健康济宁、走进基层、服务大众、保健百姓"系列公益活动，教授、博士专家乘坐"心连心健康直送车"，深入社区、山区、湖区、黄河滩区、革命老区以及群众就医不方便的偏远地区，实现"人人享有健康"的目标。"名医下乡，群众得福"已成为鲁西南地区广大群众的口碑。

同时，医院还积极探索公立医院与社区卫生服务机构的分工合作机制，组织成立了山东省首家社区卫生行业社团组织。将全市34个社区卫生服务中心、115个社区卫生服务站、2590名社区卫生服务工作者组成比较完善的社区卫生服务网络，积极发挥大医院的资源优势，强化资源联合，建立纵向联系，在满足居民医疗服务需求的同时，大大提升了全市社区卫生服务能力。

医院还充分利用县、乡、村及社区门诊资源，借助县、乡、村（社区）三级医疗服务网这一平台，对不同患者进行合理的分流诊治，加速推进社会共享三级医院优质医疗服务，指导群众科学、合理就医，建立了顺畅的双向转诊体系。实现了"大病不出县、小病不出社区"的医改目标，同时彰显了区域医疗中心的公益性，也转变了过去同基层恶意竞争的不良发展现象。

在信息化建设上，医院着力快速推进，争取让群众就医更科学、更方便。医院自主开发运行了移动查房与住院病人信息呼叫系统、化验报告单自动打印系统、文明服务缺陷投诉系统、患者回访及复诊预约系统、远程心电网络信息系统等。对抗菌药物进行严格控制，由原来的 100 种降为 49 种，对用药量排名前 10 位的药品供应商强行降价 10% 以上。

济宁市第一人民医院在坚守公立医院公益性的同时，按照"诊大病、治大病、防大病"的目标，利用更多的精力攻难关、上水平，完善医院与基层机构的分工协作机制，加大对口支援和协作规模，进一步推进"集团式、卫星网、三级医疗一体化"的发展模式，使基层医疗机构有更强的能力保基本、看常见病，从而打造和引领鲁南经济带及淮海经济区具有三级甲等医院功能的新区域医疗中心，造福鲁南和周边地区的人民群众。

五　借地缘创特色

福建省厦门市中医院（厦门华侨医院）创建于 1956 年 11 月，创建人为爱国侨领、全国著名老中医陈应龙先生。历经半个多世纪的发展，医院现为三级甲等中医院，在东南亚享有盛誉，是福建省对外中医交流的重要窗口。

因地处厦门，厦门市中医院在发展中有着明显的地缘优势。厦门是海峡两岸的对岸城市，又和东南亚联系密切。1986 年，国家中医药管理局在厦门市中医院设立培训中心。2004 年，福建省卫生厅批准该院挂牌厦门华侨医院。2008 年，医院成为国家中医药管理局中医药国际合作基地。2008 年 7 月，厦门市中医院成立厦门海峡两岸中医药合作发展中心，成为国家中医药管理局设在厦门的唯一开展两岸中医药交流的基地。

首先，厦门市中医院主要借力三大途径来推动自身发展。首要的是以名医、名科、名院为主要内容的"三名"战略。医院要成为名院，其定位就是在省内要领先，在国内达到一流，要有一批国家认可的专科。目前，医院正朝着这个方向努力。

其次，厦门市中医院着重加强重点专科建设，促进医院可持续发展。医院重点专科一定要得到管理层的高度重视，将其作为医院建设发展的重要抓手。"裤腰带工程"抓紧了会带动一个团体，同时这个团体会推动一批优势学科的建立。在全国中医行业，厦门市中医院肝病中心所做的病种数相对领先，特别是肝活检，排在全国前十位。

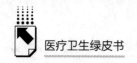

最后，重视中医药诊疗技术的继承与培养，打造优秀的中医团队。这主要是通过配套经费的扶持与医生的培养来开展。要加大名中医的培养力度，对老专家要尊重，同时要重视年轻人的发展。

作为海峡两岸中医交流的桥头堡，厦门市中医院在 1988 年就办起了两岸交流研讨会，自 2006 年开始每年办一次。厦门市中医院通过交流获益很大，医院可以给台湾大学的研究生上课，课程学分得到了台湾教育部门的认可，这在全国是首例。

厦门市中医院今后将继续保持中医药在预防、保健方面的领先地位，融合现代医学精华，致力于民众的医疗救治、健康保障工作。同时，积极开展海内外交流，争取将厦门市中医院建设成为闽西南中医医疗中心、海峡两岸中医药学术交流重地。

六　地市级医院集团化起跑

山西省太原市中心医院是山西省大型综合医院之一，是一所集治疗、教学、科研、预防、保健、急救和康复为一体的国家三级甲等医院。近几年医院各类科研项目的经济效益大幅提高。经过综合分析太原医疗市场状况后，我们将"打造太原人自己的医院"作为医院发展定位和生存的重要途径。

早在 2002 年 8 月，医院吸纳了分别位于太原市东、西、南、北四个区域的 5 家企业医院，组建了山西省首家医疗集团——太原市中心医院集团。在总院设立集团管理办公室，负责协调解决集团医院管理的各项工作。以"技术协作"为纽带，遵循"互惠互利、资源共享"的原则进行集团化发展的探索。

通过组建太原市中心医院集团，形成了一个庞大的资产机构。鉴于此，我们成立了太原市中心医院管理有限公司。成立公司的目的是更好地接收一些企业医院和社会医院。最初公司在民政部门注册，但慢慢产生了资产问题，现在得到了工商部门的批复，公司也得以成立。

太原市中心医院目前体量较为庞大。旗下包括太原市中心医院管理有限公司，以及全市 16 个急救站点、2 所托管医院、1 所乡镇卫生院、1 所企业医院、3 家联动型的中型企业医院、1 所大型体检中心、86 家社区指导中心。

太原市中心医院集团化主要采取了以下两种模式。

第一种模式是帮扶式托管医院。帮扶式托管医院的任务是受地方政府委托对医院进行管理，保障当地群众的就医需求，体现公立医院的特征。帮扶方式的第一步是先行"输血"帮扶，强化医院基本服务功能，帮助医院晋级"二甲"。第二步是让医院良性运行。第三步是注重"造血"功能，提升医院的长远发展能力。

第二种模式是经营式托管医院。2008 年，医院经营式托管太原市迎泽区中心医院，形成"社区中心＋特色专科"的运行模式。2005 年 9 月，率先建立了"太原市中心医院社区培训指导中心"，联合 86 家社区卫生服务机构，构建了太原市最大的社区卫生服务网络。7 年来，医院努力探索公立医院支援社区卫生服务工作的长效机制和有效模式。此模式使得指导社区医疗机构的综合医疗服务能力明显提高，使社区医疗服务对象的认可度和满意度明显提高，使大型公立医院在构建城市医疗服务体系中的核心作用得到充分发挥。

太原市中心医院通过开展集团化医院管理，收获了深刻体会。组建医疗集团、实现医疗服务共同体，充分发挥了太原市唯一一家市级三甲医院的职能。通过优化整合医疗资源配置、节约医疗成本，在实现集团技术共享、提升集团整体医疗水平和集团医院共同发展等方面进行了成功运作。

广大市民群众在一、二级医院以较低的费用享受到了便捷、优质的三级甲等医院的医疗服务。通过拓展和搭建更大的医疗服务平台，充分发挥了三甲医院的优势资源，拓展和延伸了综合医院的医疗服务能力，扩大了社会影响力。

七　绩效管理新解

院长的首要使命是把握好方向，做正确的事情。但是，正确的方向、路线确立后，如何落实是关键。而绩效管理就是帮助院长正确做事的一个重要工具。绩效管理是通过一系列管理的方式，将总体战略目标转化成各层级的任务目标，并对完成任务目标的过程及结果加以管理，以激励员工持续改进。

改革开放前，医院绩效管理与行政管理无异。因此，可以将其界定为行政管理阶段。改革开放后，医院要养活自己，就要将经济指标作为一个非常重要

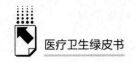
的绩效指标纳入医院管理之中。其中出现最多的就是奖金制度，从收支结余到更大的工作量，再到专家看诊，到最后是综合目标管理加上质量考核指标。

在实施具体绩效管理的过程中，广州市红十字会医院也碰到很多问题。如针对业务科室发展的不均衡，如何制定科学的绩效考核体系？不同部门的核算方式差异很大，能否在公平性与可行性的基础上达到激励效果？

绩效管理是医院战略落实的有效工具，能够让医院兼顾长期和短期利益，并使之持续、稳定、高速发展。更为重要的是，绩效管理能够把有限的资源集中到院长想办的几件大事上来。在当前医院内外环境不断变化的情况下，医院必须进入系统化、精细化的管理阶段。

绩效管理包含五项重要内容：它是人力资源系统的核心部分；其核心是持续改进；绩效重在沟通；绩效目标的完成过程要加以预期管理；全员参与是基础。我们将绩效管理分为员工个人绩效管理、班组绩效管理、部门绩效管理、医院绩效管理四个层面。

广州市红十字会医院明确了制度建设应该达到的目标及考核的时间和方法。需要特别强调的是，在这个过程中要强化沟通。考核只是手段之一，通过考核认清组织与个人的长处、短处和努力方向，这种沟通才是绩效管理的灵魂。

通过5年的绩效管理，医院总体状况发生了很大变化，医院也走上了良性循环的轨道。医院确定了整体战略后，把医院整体战略分解到年度，然后根据现有环境分析确定当年的任务目标。广州市红十字会医院每月、每季度都会有相应的考核，并将考核结果纳入医院奖金、聘任和评先等考核体系中。尽管绩效管理实行了多年，但医院还是存在很多问题，有些问题直至现在也没有完全得到解决。

作为一种管理工具，绩效管理并不能解决一切问题。因此，广州市红十字会医院在应用中注意将其与其他管理工具灵活结合。另外，包括绩效管理变革在内的医院变革是非常困难的，医院要有一个很好的实施策略和改革路径，逐步完善机制。

优秀企业的绩效管理有非常共性的东西，要拥有明确一致且令人鼓舞的战略。医院所设定的目标一定是要跳一跳才能够得到的，这样的目标才更有意义。

八　解密地级城市医院排名

本文主要从三方面阐述中国地级城市医院的竞争力排名：首先是排名背景；其次是排名方法论；最后是竞争力定量分析。

参评的地级城市医院是指设立于地级城市（含计划单列市）的医院，包括市卫生局管辖的医院和位于地级城市辖区内的医学院附属医院，但不包括部队医院和位于省会城市的医院。

2012年地级城市医院排名的对象主要包括两类：第一类是地级市/盟/州/地区卫生局直接管辖的综合性医院（含中医院）；第二类是位于地级市/盟/州/地区的大学附属医院。以上都不包括位于省会城市的医院。

从整体的现状来看，地级城市医院夹在中间，上有技术和资源雄厚的省级医院，下有新医改国家大力扶持的县级医院，同城中又有多家同级医院相互竞争。在区域协同中，许多县级医院直接与省部级大型医院建立了合作关系，使地级城市医院面临泡沫化、边缘化和空虚化的风险，大多显现出夹心层的无奈。

排名数据显示，在前100名的医院中，广东、江苏、山东、浙江四省的医院数所占比重接近70%，而江西、西藏等省份却连一所医院都未能入围。还有一个特点是，拥有2家以上百强医院的城市共有24个，其中最多的一个城市有3家医院同时入围。这些数字意味着，部分地级城市医院在同城竞争中是比较激烈的。

与综合医院相比，中医院总体明显弱了很多。在中医院排名前十强的医院中，除了前3家医院入围百强，分别占位第58名和第95名外，其他7家医院则未能入围百强，甚至有些中医院排名在250强之后。

由此可见，地级城市医院面临的挑战差别较大。从竞争力排名来看，主要呈现"东强西弱、一城多院"的竞争态势。此外，在东、中、西三大经济区中，其差异主要表现在三个维度上：其一是在有关医院规模的4个指标中，除年门诊量外，其他指标差别不大，年门诊量的差别主要表现在东部地区医院远高于中西部地区；其二是三个经济区的医疗技术无明显差别；其三是经济运行

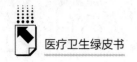
差别大。由此可见，门诊量大小和经济运行的优劣，在本次竞争力排名中差别显著。

据本次排名我们观察到以下特点：在三大经济区中，入围医院的医疗技术无统计学差别；东部地区医院入围最多，竞争力最强；医院分布呈现东强西弱的态势；前30强在各项指标上显著领先于其他组别；一城多院，竞争激烈；中医院整体竞争力差距显著。

但对于地级城市医院而言，更大的挑战应该来自"一城多院"。与县级医院"一家独大"不同的是，地级城市内同级医院多，相互间差异不大，同城的竞争十分激烈。如何打造差异化品牌，才是考验一个医院品牌运作和运营管理的巨大挑战。

九　地级城市医院以何破局

谈到医院改革，大家往往想到的都是规模巨大、人员众多的大型医院。县级医院也因享受医改政策红利，其改革进度颇受大家关注。但在医院改革过程中，地级城市医院的改革定位却有些模糊不清，其未来的发展也是机遇与挑战并存。若不能及时发现其中的挑战，医院发展可能会面临被边缘化的风险。

首要的挑战在于，现在很多县级医院与省级医院联系密切，县级医院的很多转院患者未经诊疗就直接被送到省级医院去了。另外一个挑战是，目前交通便捷，从县城到省城走高速的话，只要一个小时左右。交通便捷也容易让地级城市再次被边缘化。再者就是区域协同，省会城市大医院通过网络实现区域内县级医院及部分地级城市医院协同发展，这也给地级城市医院的发展带来了不小的挑战。

地级城市医院的发展机遇在哪里？卫生部于2013年初提出了"135规划"，就是要建立100家国家级医院、300家国家区域医疗中心、500家国家优质县级医院。经计算，除北京、上海、深圳、天津、重庆等城市没有地级市外，全国每个省平均有10家左右的区域医疗中心。如果省会城市设置1~2家，地级城市还可以设置8家左右的区域医疗中心。这应该就是地级城市医院的发展目标和方向。

地级城市医院的发展困局在于以下三个方面。

首先是夹心层的危险。全国有 306 个地级城市，包括中医院和大学教学医院在内的综合医院有 2448 家。换言之，每座城市平均有 8 家地级城市医院。尽管地级城市医院数量在全国所有医院中占 15%，但并非每座地级城市都有三甲医院。在所有地级城市中，77% 的医院为二甲，有三甲医院的城市只占 16%。这个数据应该引起各方的注意。

其次是面临被边缘化的风险。借助网络和信息化手段，县级医院和省级医院互动日益频繁。如果省级医院支援县级医院的经验推广开来后，地级城市医院的未来令人担忧。

最后是地级城市医院的战略定位问题。现在很多地级城市的医院都进行贴牌，或者把医院的牌贴给其他医院，或者贴其他医院的牌。贴牌效应能够真正提升技术，还是会稀释品牌，这同样是一个问题。

地级城市医院化解当前困局的战略定位有四个：一是领先者；二是挑战者；三是追随者；四是补缺者。地级城市领先者比较少。不要以为追随者就不好，广东省佛山市第一医院在这方面做得很好。还有一个充当补缺者的例子，如徐州医学院是全国第一个开设麻醉系的院校。地级城市医院必须考虑自己是否具备领先者和挑战者的能力，要么就好好做追随者和补缺者。每个地级城市医院都应该找到差异化的策略来谋求发展。

G.10

北京市（区县）卫生系统
绩效评价指标研究

执笔人：傅鸿鹏*

摘　要：

本文以世界发达国家或组织的卫生系统绩效评价指标框架为参考，根据北京市各区县的具体情况，制定出符合各区县实际情况、以政府战略目标为前提、以实现全民健康为目的的卫生系统绩效评价指标框架。

关键词：

卫生系统　卫生系统绩效　绩效评价指标

自 20 世纪 90 年代以来，许多国家建立和发展了卫生系统的绩效评价指标框架，以监测、评价和管理卫生系统的绩效。世界卫生组织、经济合作与发展组织以及澳大利亚、加拿大、英国等分别建立了卫生系统的绩效评价指标框架，被国内相关机构广为借鉴。绩效评价的主要指标有：有效性、及时性、反应性、可及性、效率、安全性、适宜性及连续性。本文以上述发达国家或组织的卫生系统绩效评价指标框架为参考，根据北京市各区县的具体情况，制定出符合各区县实际情况、以政府战略目标为前提、以实现全民健康为目的的卫生系统绩效评价指标框架。

事实上，自 20 世纪 90 年代开始，我国已开始对绩效评价进行尝试，评价的主要内容包括综合成本效果、服务效率、质量评价与改进等方面，虽未尽全，但极大地促进了我国医疗机构整体绩效的提升。

---

* 傅鸿鹏，卫生部卫生发展研究中心药物政策研究室主任。

一　北京市开展卫生系统绩效评价势在必行

"十一五"期间，在党和政府的领导下，北京市卫生事业快速发展，城市公共卫生管理能力和居民健康水平快速提高，人均期望寿命达到80.8岁。但与此同时，如何进一步提高健康水平和城市卫生服务能力，成为城市管理者急需解决的问题。尤其是"十二五"期间，北京市委、市政府将"健康北京"作为落实"人文北京、科技北京、绿色北京"战略的新任务和新要求，制定了健康北京"十二五"发展建设规划，努力推动首都科学发展再上新台阶，这就需要运用更为科学的管理方法，对卫生系统管理机制加以改善和调整。

与一般意义上的卫生系统相比，北京市卫生事业有其自身特点，主要表现为以下几点。按社会经济地位划分，北京人群呈现高度分化格局，导致较大的卫生需求差异。在机构属性上，北京地区的医疗机构分属于中央、地方、军队等不同举办主体，在资源的统筹配置、整合利用上存在较大困难。作为全国科教文化中心，北京荟萃了著名高校和科研院所，医学科技能力全国领先，特需医疗服务辐射全国。除全国各地疑难杂症患者外，部分普通患者出于心理安全需要，也涌入北京求诊。知名大医院以外地患者就诊为主。在北京这样一个特殊的城市开展绩效评价，在理论上同样具有重要的创新意义。

北京作为中国的首都，是整个国家的政治、文化、经济、教育、医疗中心，更应该在全市率先做好卫生系统绩效评价工作，在全国起到榜样作用，以北京为起点完善整个国家的卫生系统绩效评价工作，使中国的卫生发展得到真正意义上的提高。

二　北京市卫生系统绩效评价研究内容及方法

（一）分析北京市及各区县卫生系统运行基本过程

此工作的开展需明确以下几点：①北京市和区县层面上各类投入、资源及其代表性指标；②北京市和区县层面上卫生系统运行过程及其代表性指标；③北京市和区县层面上卫生系统的产出及其代表性指标。

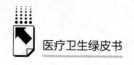

（二）提出北京市及各区县卫生系统绩效评价指标框架

在明确北京市及各区县卫生系统投入、过程、产出主要情况的基础上，搜集、整理并分析国内卫生系统绩效评价的研究成果，结合北京市自身的地理和人文特点，以北京市医疗卫生事业"十二五"规划为蓝本，构建北京市卫生系统绩效评价概念框架，建立北京市和各区县卫生绩效评价指标体系。

（三）开发北京市及各区县卫生系统绩效评价方法

围绕如何评价北京市及各区县的卫生系统绩效这一主题，在评价概念框架下，开发出一套灵敏、实用、有代表性、易操作的卫生系统绩效评价方法。

（四）开展实证研究修正指标和评价方法

使用卫生系统绩效评价指标体系，对实例进行研究，从而验证此体系的科学性、可靠性和可操作性，在实例研究的基础上进一步完善指标体系。

（五）研究方法

1. 文献综述法

系统复习政府和研究者对我国卫生系统提出的政策性和学术性文献及资料，并通过卫生管理国际网站收集相关研究报告，在广泛阅读文献的基础上，对国内外卫生系统绩效评价进行系统回顾与理论剖析。

2. 专家咨询法

邀请卫生局相关官员 2 名、卫生管理学方面专家 3 名和基层具有丰富实践经验的管理者 4 名组成专家小组，通过专家咨询法确定北京市及各区县卫生系统的功能和职责范围、二级指标和三级指标及评分方法。

3. 管理层次分析法和系统分析法

通过责、权、利的划分确定北京市各区县卫生系统各级管理职能，利用管理层次分析法确定北京市及各区县卫生系统所处的政策、经济、文化、社会等外部环境因素和系统的内部运行环境，在确定各区县卫生系统利益相关群体和各自利益关键点的前提下，结合管理层次分析法确定的各层次绩效指标体系，构建各区县卫生系统的绩效指标体系。

4. 实证研究法

选取北京市经济发展较强、中等、较弱的区县各一个，设计定性和定量问卷，对区县卫生系统的绩效评价指标体系进行现场调研。

（六）技术路线

本研究的技术路线见图1。

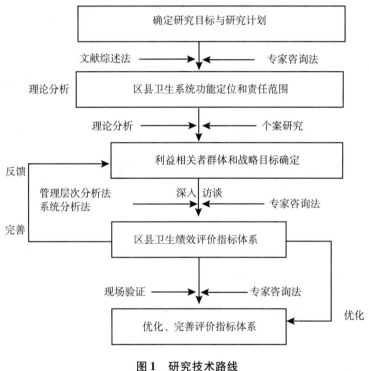

图1　研究技术路线

三　卫生系统和绩效评价

（一）卫生系统

卫生系统是在一定的法律和规章制度所规定的范围内，提供以促进、恢复

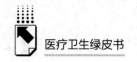

和维护健康为基本目的的活动的总体。狭义的卫生系统也可看作在一定的法律和政策框架内的组织网络，旨在组织、分配和利用现有的社会资源为全社会提供卫生保健服务，通过保证公平、效益和效果平衡，以及卫生机构与服务人群的互动，达到维护人民健康和提高生活质量的目的。一般认为，我国的卫生系统由卫生服务、医疗保障和执法监督三部分组成。卫生服务是卫生部使用卫生资源向居民提供预防、保健、医疗和康复的过程，其功能包括健康促进、疾病预防、治疗和康复。

（二）卫生系统绩效

1. 绩效

从管理学的角度看，绩效（Performance）是一个组织、机构或个人在一定时期内的投入产出情况，是对组织、机构或成员的成就和效果的全面系统的表征。绩就是业绩（Attainment），根据职责要求和设定目标达成情况来判断。效是指成效、效益、效果，是对投入产出的综合判断。绩效是组织期望的结果，包括个人绩效和组织绩效。

绩效评价是改善组织、机构或个人绩效的基础，是进行组织绩效管理的核心环节，同时也是防止绩效不佳和提高绩效的手段。其对组织、机构或个人的业绩和效益进行评价，对工作系统内部和外部的多个指标采取定性分析与定量考核相结合的方法，做出客观、公正的评价，达到持续改进管理的目的。现实中，绩效评价主要应用于以下几种情况：一是个人的绩效评价，即对医疗卫生系统的员工进行绩效考核；二是机构的绩效评价，如对某医院进行绩效考核；三是行业系统的绩效评价，如对公共卫生系统、疾病预防控制系统等进行绩效考核；四是对政府进行绩效考核。

2. 卫生系统绩效

卫生系统绩效指的是一个国家的卫生系统，依赖本国的卫生资源，对自己有责任承担的卫生系统总体目标的实现程度。其目标是通过提供有关政策及卫生系统发展的信息来增强决策者能力，进一步改进卫生系统，提高健康水平。

改进卫生系统绩效为全球所共同关注。目前，很多国家在卫生系统绩效及其评价方面已进行了较为深入的研究，建立和发展了本国卫生系统的绩效框架，用于监测、评价和管理卫生系统的绩效。

世界卫生组织在《2000年世界卫生报告——卫生系统：改善绩效》中，对各国卫生业绩进行了评估，并且将评估结果第一次以各国排序的形式发表。结果表明，卫生系统的绩效在各国之间有很大差异。此差异同样出现于教育水平和收入水平相似的国家之间，即使拥有相似卫生资源的卫生系统，其卫生服务成果也相去甚远。究其原因，即在于卫生系统绩效的差异。许多国家没有对卫生服务质量进行系统的监督，对卫生系统的表现了解得不够深入，以至于即便是改善卫生系统，也仅仅是出于意识和经验，而非建立在测量和分析的基础之上。

四 北京市（区县）卫生系统的功能和结构

（一）中国的卫生系统

现实中，卫生系统具体表现为政府卫生相关部门及其职能。在中国主要包括以下几个部分：卫生部、社保部、发改委、财政部、民政部。

此外，还有农业部、商务部、工业和信息化部、国家计生委、质监局、环保总局、体育总局等。

（二）中央、省、市、县（区）卫生职能的划分

中央、省、市、县（区）卫生职能的划分情况见表1。

表1 中央、省、市、县（区）卫生职能的划分情况

功能	中央	省	市	县（区）
资金筹集	重大建设项目、新农合、基本公共卫生、基本药物制度等资金	建设项目、新农合、公共卫生经费配套资金；基层机构财政兜底	所属机构运行经费；属重大项目的按比例配套投入	所属机构运行经费；属重大项目的按比例配套投入
卫生规划	定原则、方向、大型仪器设备配置标准和审批	定区域内规划、目标，定区域内资源配置标准	在省规划范围内，定具体规划	—
医疗服务	举办高等级针对疑难重症的医院	举办高等级针对疑难重症的医院	举办二级或三级医院、社区卫生服务机构	县医院、社区卫生服务、农村卫生服务
公共卫生	提出基本公共卫生服务项目	规划区域内公共卫生服务	按要求提供公共卫生服务	按要求提供公共卫生服务

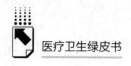
续表

功能	中央	省	市	县(区)
卫生监督	制定法规和进行全国性重大事件监督	制定省内法规和进行重大事件监督	区域内监督工作	区域内监督工作
医疗保险	—	直辖市的居民医保和职工医保为省级统筹	职工医保和居民医保主要为地市级统筹	新农合主要为县级统筹
医疗价格	制定医疗服务项目类别;制定药品最高限价	制定非营利性医疗机构服务项目价格	制定营利性医疗机构服务项目价格	—

(三)北京市(区县)卫生系统的功能

从整个系统的角度来说,北京市(区县)卫生系统的终极目标,也是健康、反应性和财务保护。但与一般意义上的卫生系统相比,北京市卫生系统是一个现实中运行的具体的体系。

1. 按区域划分

北京市卫生系统包括北京市及各区县的政府主管部门及其所属和所管辖机构。分别负责区域内卫生系统的运行。同时,中央、军队所属资源分布于北京市内,按属地管理原则,接受北京市卫生行政部门的监督管理。

2. 按功能划分

北京市卫生系统需要满足四类需求:一是属地居民的基本医疗卫生需求;二是北京作为全国的医学技术中心,要承担疑难重症研究和诊疗服务;三是近年来随着经济的发展,特需医疗服务需求快速增长,一些普通患者出于心理安全的需要,也涌入北京就医;四是北京作为全国的政治中心,要承担国际医学交流、重大活动的卫生服务和保障以及我国特有的干部保健工作。

(四)北京市、区(县)卫生系统的功能划分

根据北京市作为直辖市的特征,以及北京市卫生局相关工作文件,总结出北京市、区(县)两级卫生系统的功能特征(见表2)。

表 2　北京市、区（县）两级卫生系统的功能划分

功　能	市	区（县）
服务对象	全市居民、外地患者、高级干部	属地居民
服务项目	基本医疗、特需医疗	基本医疗、社区卫生服务、常规公共卫生服务
资金筹集	重大项目投入、市级机构运行经费	所属机构运行经费
医疗服务	举办高等级针对疑难重症的医院属地中央医院的服务监管	举办区（县）二级或三级医院、社区卫生服务机构
公共卫生	规划区域内公共卫生服务	按要求提供公共卫生服务
监督管理	重大公共卫生事件监督医院设置的批准	区域内卫生监督工作属地机构的卫生监督
医疗保险	居民医保和职工医保	涉农区（县）的新农合统筹

五　北京市（区县）卫生系统绩效评价指标框架的提出

（一）卫生系统绩效评价的国际经验和指标框架概述

自 20 世纪 90 年代以来，许多国家建立和发展了卫生系统的绩效评价指标框架，用于监测、评价和管理卫生系统的绩效，从而保证系统的有效性、公平性、效率和质量。

1. 世界卫生组织（WHO）的概念框架

2000 年，WHO 提出了卫生系统 4 项关键职能：筹资、资源配置、服务提供和监管。WHO 还提出了 5 个指标，用于衡量卫生系统的绩效：人群总的健康水平、不同人群的健康水平、卫生系统总的反应性、不同人群中卫生系统的反应性以及医疗卫生费用的分担情况。将指标按比例合并后，可得出一个国家卫生系统的绩效。WHO 提议的绩效评价指标框架见表 3。

2. 世界银行的卫生系统绩效评价指标框架

世界银行把卫生系统功能分为筹资、支付、组织、规制、行为（服务）5 个方面的内容。提出的绩效指标包括中间绩效指标（过程指标）和绩效目标。

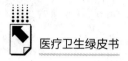

表3　2000年WHO提议的卫生系统绩效评价指标框架

指标	卫生系统目标		
	水平	分布	
健康状况	√	√	
反应性	√	√	效率
费用分担的公平性		√	
	质量	公平	

卫生系统绩效的过程指标有3个。①效率。②质量。包括技术服务质量和非技术服务质量，以及态度、环境整洁程度等。③可及性。是指能否顺利获得卫生服务，包括地理可及、技术可及和经济可及（见图2）。

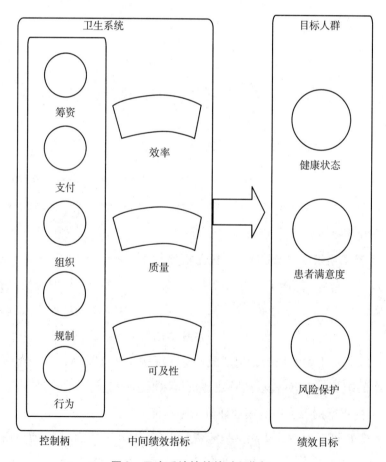

图2　卫生系统绩效的过程指标

世界银行对卫生系统功能的定义具体如下。

（1）筹资。筹资对于提高卫生系统绩效具有极其重要的作用。涉及有多少资金可用、谁来出资、谁来运作资金、风险如何分担、卫生费用是否能够被控制等问题。

（2）支付。即支付体系，是指决定向哪个组织付费、支付哪些内容以及支付多少。这些决定构建了有效的激励机制，从而影响卫生保健体系中所有组织和个人的行为。

（3）组织。一是指卫生保健系统的整体结构；二是指提供卫生保健服务的单个机构。组织内部还有一定的职权结构。从组织角度，需要聚焦4个问题：各种提供卫生保健服务的组织的组合状态；组织间具体业务活动的划分；组织间的互动及其与政治、经济系统的关系，尤其是这些组织是怎么获得继续生存所需资源的；组织的内部治理结构。

（4）规制。或称管制，是指运用国家强制力来改变卫生部门中组织和个人的行为，不仅适用于卫生保健服务的筹资方和提供方，而且适用于药物等投入品的生产者和专业卫生人员的教育者。

（5）行为。世界银行的报告列出"行为"一词作为控制柄之一，其基本考虑是设计"行为"改变策略，用"行为"的控制柄改善卫生系统的作用和促进公共卫生目标的实现。需要使用"行为"改变控制柄的地方包括需求治疗行为、医务人员行为、患者依从行为、生活方式与预防行为。

3. 澳大利亚、加拿大、英国卫生系统的绩效评价指标框架

澳大利亚、加拿大的健康和卫生系统的绩效评价指标框架包括3个层面：健康状况和健康结果、健康的决定因素、卫生系统绩效。英国的框架包括6个领域，该套指标更能反映出政府关键的卫生性能。这3个国家的具体框架见表4～表6。

表4　澳大利亚健康和卫生系统绩效评价指标框架

健康状况和健康结果	健康的决定因素	卫生系统绩效	
健康情况	健康行为	有效性	连续性
人体功能	社会经济因素	可及性	能力
期望寿命和健康	社区能力	适宜性	效率
死亡情况	环境因素	反应性	安全性
	与人相关的因素	可持续性	

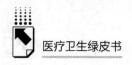

表5　加拿大健康和卫生系统绩效评价指标框架

健康状况和健康结果	健康的决定因素	卫生系统绩效	
健康条件	健康行为	可接受性	连续性
人体机能	生活和工作条件	可及性	效果
良好状态	个人资源	适宜性	效率
死亡	环境因素	胜任能力	安全性

表6　英国国家政府提议的卫生系统绩效评价指标框架

领　域	指　标
健康促进	全死因死亡人数、癌症死亡人数等6个指标
公平的可及性	住院的病人等待清单、成人牙齿档案等8个指标
适宜的医疗服务有效供给	儿童免疫、非适宜性手术等8个指标
效率	日就医率、住院时间等6个指标
NHS病人的体验	取消手术、延迟下班等5个指标
NHS卫生保健的卫生产出	死亡和婴儿死亡数、老年人的紧急接诊等15个指标

由此可看出，国家级的绩效评价指标将更重视过程指标的考核。值得注意的是，澳大利亚、加拿大和英国绩效评价指标框架的建立和作用的影响因素较多，如在地区、区域和国家之间建立一体化的信息网络，提供及时的绩效报告，以便进行比较，也可为流行病学分析提供必要的数据，并由此确定卫生投入、过程、产出和结果之间的关系。

（二）北京市（区县）绩效评价指标框架设计的思路

运用专家咨询法、焦点组访谈法，课题组总结二级指标设计的思路如下。

1. 指标的来源

从国际卫生系统绩效评价的理论可以归纳出，对卫生系统绩效评价指标框架主要从目标、功能、过程三个角度建立，不同的角度下有其内部使用的指标。基于目标，一般可以提出三类二级指标，即健康水平、满意程度及财务风险保护水平；基于功能，一般可以提出四类二级指标，主要是系统管理、筹资水平、资源配置和服务提供；基于过程，可以提出的二级指标相对较多，主要包括公平性、可及性、质量和效率等（见表7）。

表 7　二级指标的可能来源和种类

出发点	指标分类	说　明
基于目标	健康水平：主要健康指标 满意程度（反应性）：满意率或调查文件评分 财务风险保护水平：居民自付水平或保险水平	1. 不同来源指标在具体概念上有重叠之处； 2. 具体的二级指标可交叉组合产生
基于功能	系统管理：对区域卫生系统和属地机构的管理 筹资水平：本级政府的卫生投入 资源配置 服务提供	
基于过程	公平性 可及性 质量（安全性） 效率 可获得性 适宜性 连续性 可接受性	

2. 二级指标之间的关系

上述二级指标中，基于目标的二级指标在所有卫生系统评价中都是必需的。基于过程和基于功能的二级指标，在不同的国家选取重点不同。但两者之间有着密切的联系，公平、效率、质量等过程性指标，在功能的实现和衡量过程中，同样可以涵盖，故从二级指标的设计上，如果为保证操作性而控制二级指标数量，那么选择基于功能的二级指标更易于操作，并且可以涵盖全面的内容。

过程性指标在设计中，同样可以体现在三级指标之中。根据这一思路，各类二级指标之间的关系见表 8。

表 8　过程性指标与其他二级指标的关系

二级指标	可及性	公平性	质量	效率
系统管理				
政府投入				√
资源配置	√	√	√	
服务水平	√	√	√	√
居民健康		√		
群众满意		√	√	
风险保护		√		

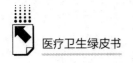
（三）二级指标框架的初步设想

现实绩效评价中，指标的选择往往受到数据可得性、评价主体自身定位、时间约束、资金约束等因素的影响。因此，无论是二级指标还是三级指标的确定，从政策制定的角度，首先要考虑完备性，以备在具体指标体系制定中有所取舍。为此，本文确定的二级指标框架见表9。

表9　二级指标框架及其内容说明

指　　标	初步考虑内容
目标实现程度	居民健康；群众满意；风险保护
功能完善度	监督管理；政府投入；资源配置；服务水平
执行过程评价	效率；公平；可及；质量

（四）基于北京市（区县）卫生系统特征对指标框架的调整

与国际上和国家层面的评价相比较，北京市（区县）卫生系统是一个区域性的卫生系统，在具体运行过程中，区域性卫生系统所承担的责任和工作目标与国家性卫生系统存在一定差异，主要表现在以下几方面。

1. 作为一级政府的执行功能

市级卫生系统和区级卫生系统的管理分别隶属于各层级政府，需要执行上级政府的政策、规划、指令。越是基层，执行性越强；越是高层，决策和规划的色彩越强。如果从中央、市、区三级政府构架来看，市级政府处于中间层级，兼具决策和执行者的角色，区级政府则主要扮演执行者的角色。

2. 不同层级卫生系统的功能差异

从一个国家来看，卫生系统是一个整体，承担了高、中、低不同等级服务的提供和监管职能。但从其中的一个层级来看，各自职能存在差异。

北京作为首都，除满足区域内居民医疗卫生服务需求外，还承担全国医疗中心功能、医学科技中心功能、干部保健功能。从辖区范围来看，北京拥有提供这些功能的各类机构，但市卫生局对不同机构所负有的责任不同：①对直接举办的机构，具有筹资、管理和监督的责任和职能；②对于军队和中央所属机构，只有依法监督的职能；③市属机构所提供服务在特需服务和疑难重症治疗上，有时仍然需要中央机构的技术援助。

与市级相比，区县卫生系统的责任为：①重点负责常规卫生工作的落实，提供常见病的基本医疗服务、社区卫生服务、公共卫生服务和属地卫生监督等工作；②区县辖区内居民的疑难重症治疗更多的要依托市级机构的支持；③部分区县需要市级财政的支持，客观上为维持全市平衡发展，市财政通过转移支付和重点项目方式，已经对区县卫生系统建设和服务提供了大量资金。

根据以上分析，课题组经专家咨询讨论，建议把"执行上级政府任务"作为市、区县两级区域卫生系统功能纳入"功能完善程度"这个二级指标，并对市、区县两级评价时二级指标有关内容的异同做了初步分析（见表10）。

表10　二级指标的内容和评价范围

二级指标	指标内容	市评价范围	区县评价范围
目标实现程度	健康水平	全市范围	各区县范围
	满意程度	全市范围	各区县范围
	财务风险保护	全市范围	各区县范围
功能完善程度	系统管理	全市范围卫生系统的管理和监督（含对中央和军队医院的监督）	区域内卫生系统的管理和监督（含对属地机构的监督）
	筹资水平	市级政府的筹资水平	区县政府的筹资水平
	资源配置	市级卫生资源配置情况	区县卫生资源配置情况
	服务提供	基本医疗、特需医疗社区卫生、疾病控制和卫生监督对区县业务的技术指导	基本医疗、社区卫生疾病控制、卫生监督
	执行任务	对部委文件的执行	对市卫生局文件的执行
执行过程评价	可及性	全市范围	各区县范围
	公平性	全市范围	各区县范围
	质量	全市范围	各区县范围
	效率	全市范围	各区县范围

（五）二级指标权重的确定

权重是指相对重要程度。权重是一个相对的概念，是针对某一评价对象的综合指标而言的。某一指标的权重是指该指标在整体评价中的相对重要程度。

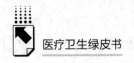

按层次分析法分析二级指标的重要程度，首先需要对建立二级指标的两个维度进行重要性评价，然后在每一维度内进行二级指标相对重要性的评价。

对于卫生系统的功能实现程度和目标达成情况，两者之间的相对重要性难以判定，在无法分清孰轻孰重的情况下，赋予同等权重是唯一的选择。卫生系统的功能被 WHO 确定为四个，健康水平、满意程度和财务保护被列为卫生系统的三个重要目标，其理论出发点，是基于其重要性大致相等。因此，对各维度下的二级指标，赋予同等权重。

六 三级指标的确定

（一）三级指标的遴选过程

从二级指标到三级指标，遴选过程如下。

1. 罗列可能的指标

运用文献分析法收集指标，按枚举法要求，在课题组能力范围内，尽可能罗列备选指标。

2. 按指标筛选标准和指标总数控制要求，对可能的指标进行筛选

指标筛选的通用标准有针对性、灵敏性、可行性等，但卫生系统绩效评价作为专业性和行业性工作，筛选指标的过程必然要结合行业特点。故本文直接借用澳大利亚卫生系统绩效评价中所使用的标准。

3. 运用专家咨询法对指标遴选结果进行矫正

邀请富有专业经验的专家 10 名，对指标遴选结果进行分析评价并调整。

（二）澳大利亚卫生系统绩效评价指标遴选标准

1. 建立指标体系的参考标准

①各指标能与卫生系统绩效评价指标框架其他各部分的指标之间取得平衡；②利用该指标体系有助于卫生系统的改进；③所选择的指标体系能够比较全面地覆盖卫生领域；④该指标体系能够在系统运作良好和需要改进的地方提供反馈信息；⑤利用该指标体系能够发现问题并且对其做出反应。

2. 遴选单项指标的选择标准

①值得测量；②在不同人群中均可测量；③易于理解和实行；④适用性强；⑤与政策和服务有关；⑥在不同时间对该指标的测量结果可以反映出相关活动的效果；⑦易于收集和分析；⑧该指标与全国已有统计指标的定义保持一致。

3. 澳大利亚选择卫生绩效评价指标的其他标准

①尽可能利用已有的指标，与已有的统计体系保持一致；②便于卫生机构层面使用该指标进行对比或确定基准化水准。

（三）三级指标备选指标的遴选

按照本研究所借鉴的评价标准和在北京市开展绩效评价所需要的可操作性要求，本研究在指标初步筛选中按以下原则开展。

（1）保留现有统计指标体系中已有或者可以通过现有数据计算出来的指标，删除需要开展调查或收集数据的指标。

（2）主要选择卫生系统可控制的指标。卫生系统不可控制的指标，若特别重要，可作为参考指标备用。

经课题组讨论，结合北京市公共卫生信息中心所提供指标的情况，提出的备选三级指标见表11～表13。

表11 "目标实现程度"内部备选三级指标一览

二级指标	指标内容	序号	三级指标	单位	资料来源
目标实现程度	健康水平	1	人均期望寿命	岁	市卫生工作统计资料
		2	婴儿死亡率	‰	市卫生工作统计资料
		3	孕产妇死亡率	1/10万	市卫生工作统计资料
		4	5岁以下儿童死亡率	‰	妇幼与精神卫生处
	财务保护	5	平均每诊疗人次医疗费增长率	%	市卫生工作统计资料
		6	平均每出院者住院医疗费增长率	%	市卫生工作统计资料
		7	人均统筹基金水平	元	北京市人力资源和社会保障局
		8	门诊实际报销比例	%	
		9	住院实际报销比例	%	

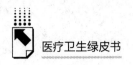

续表

二级指标	指标内容	序号	三级指标	单位	资料来源
目标实现程度	财务保护	10	民政医疗救助总额	亿元	市民政局
		11	民政医疗救助总人次	万次	市民政局
		12	城镇职工医疗保险资金使用率	%	人保局
		13	城镇居民医疗保险资金使用率	%	人保局
		14	新型农村合作医疗资金使用率	%	市新农合中心
	满意程度	15	居民满意度	%	专项调查
		16	医务人员满意度	%	专项调查

表12 "功能完善程度"内部备选三级指标一览

二级指标	指标内容	序号	三级指标	单位	资料来源
功能完善程度	系统管理	1	制定区域卫生规划的区县比例	%	市卫生局法规处
		2	按定额定项补助的公立医院比例	%	市卫生局财务处
		3	将专业公共卫生机构全部纳入财政全额预算管理拨款单位比例	%	市卫生局财务处
		4	是否落实政府办基层医疗机构实行基本药物零差率销售后的政府投入政策		市卫生局医改办
		5	是否将医疗机构基本药物采购配送、配备使用和药品加成等情况纳入本单位年度工作考核内容		市卫生局医改办
	筹资水平	6	卫生总费用	亿元	市统计局或市卫生总费用核算项目组
		7	人均卫生费用	元	
		8	卫生总费用占 GDP 的比例	%	
		9	财政卫生投入占经常性财政支出比例	%	市卫生局财务处
		10	市级财政卫生投入	万元	市卫生局财务处
		11	区(县)级财政卫生投入	万元	市卫生局财务处
		12	新型农村合作医疗筹资水平	元	市新型农村合作医疗服务管理中心
		13	门诊实际自付费用比例	%	专项调查
		14	住院实际自付费用比例	%	专项调查

续表

二级指标	指标内容	序号	三级指标	单位	资料来源
功能完善程度	资源配置	15	每千人口执业医师数	人	市卫生工作统计资料
		16	每千人口注册护士数	人	市卫生工作统计资料
		17	大学本科及以上学历卫生技术人员比例	%	市卫生工作统计资料
		18	副高及以上职称卫生技术人员比例	%	市卫生工作统计资料
		19	医生与护士比例		市卫生工作统计资料
		20	每千人口全科医师数	人	市卫生局科教处或基层卫生处
		21	每千人口社区护士数	人	
		22	每千人口防保人员数	人	
		23	全科医师占社区卫生服务人员比例	%	
		24	本年度对口支援医院派出医师数量	人	市卫生局医政处
		25	每千人口实有床位数（城区、城近郊区、郊区）	张	市卫生工作统计资料
		26	平均每所医院年固定资产总金额	万元	市卫生工作统计资料
		27	社区卫生服务中心（站）达到基本条件的比例	%	市卫生局基层卫生处
		28	卫生信息系统建设经费投入	万元	市卫生局财务处
	服务提供	29	三级医疗机构基本药物使用比例	%	市卫生局医政处
		30	二级医疗机构基本药物使用比例	%	市卫生局医政处
		31	基层医疗机构基本药物使用比例	%	市卫生局医政处
		32	基层医疗机构执行零差率比例	%	市卫生局基层卫生处
		33	开展临床路径医院比例	%	市卫生局医政处
		34	是否制定并实行社区首诊		市卫生局医改办
		35	是否制定并实行双向转诊制度		市卫生局医改办
		36	本年度对口支援医院数量	家	市卫生局医政处
		37	本年度对口支援乡镇卫生院数量	家	市卫生局医政处
	执行任务	38	市卫生局负责人对各区县任务完成情况的主观评价		市卫生局负责人

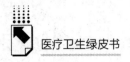

表13 "执行过程评价"内部备选三级指标一览

二级指标	指标内容	序号	三级指标	单位	资料来源
执行过程评价	质 量	1	入院与出院诊断符合率	%	市卫生工作统计资料
		2	院内感染发生率	%	市卫生工作统计资料
		3	住院危重病人抢救成功率	%	市卫生工作统计资料
		4	住院病人3日确诊率	%	市卫生工作统计资料
		5	门诊处方二联及以上抗生素使用率	%	市卫生局医政处
		6	医疗事故发生率	%	市卫生局医政处
		7	CT检查阳性率	%	市卫生工作统计资料
		8	MRI检查阳性率	%	市卫生工作统计资料
		9	平均急救反应时间（城市中心区、远郊区县）	分钟	市卫生局应急办
		10	药品抽验合格率	%	市疾控中心
		11	疫情报告综合评价指数		市疾控中心
		12	突发公共卫生事件报告及时率	%	市疾控中心
		13	疫苗接种疑似异常反应规范处置率	%	市疾控中心
	效 率	14	各类医疗机构总诊疗人次★	人次	市卫生工作统计资料
		15	各类医疗机构出院人次★	人次	市卫生工作统计资料
		16	出院者平均住院日	日	市卫生工作统计资料
		17	医院病床使用率	%	市卫生工作统计资料
		18	医师日均担负诊疗人次	人次	市卫生工作统计资料
		19	医师日均担负住院床日	日	市卫生工作统计资料
		20	基层诊疗人次比重	%	市卫生局基层卫生处
		21	预约挂号率	%	市卫生局医政处
		22	病媒生物监测完成率	%	市疾控中心
	可及性	23	城镇职工医疗保险参保率	%	北京市人力资源和社会保障局
		24	城镇居民医疗保险参保率	%	
		25	新型农村合作医疗参合率	%	
		26	人均可支配收入年增长速度	%	市统计局
		27	居民医药费用年增长率（医疗保健费用、医疗费、药品费）	%	市统计局（没查到区县数据）
		28	居民健康档案建档率	%	市卫生局基层卫生处

二级指标	指标内容	序号	三级指标	单位	资料来源
执行过程评价	可及性	29	儿童12种疾病免疫接种率	%	市卫生局妇幼与精神卫生处
		30	宫颈癌普查的参与率	%	
		31	乳腺癌普查的参与率	%	
		32	孕产妇系统管理率	%	
		33	产前检查率	%	
		34	产后访视率	%	
		35	高血压患者规范管理率	%	市卫生局基层卫生处
		36	糖尿病患者规范管理率	%	市卫生局基层卫生处
		37	重性精神疾病病人有效管理率	%	市卫生局基层卫生处
		38	艾滋病随访管理率	%	市卫生局基层卫生处
		39	结核病病人系统管理率	%	市卫生局基层卫生处
		40	65岁以上老人健康检查率	%	市卫生局基层卫生处
		41	社区卫生服务机构残疾人康复管理率	%	市卫生局基层卫生处
		42	家庭病床诊疗人次★	万人次	市卫生局基层卫生处
		43	社区护理人次★	万人次	市卫生局基层卫生处
	公平性	44	人均基本公共卫生服务经费	元	市卫生局基层卫生处
		45	低收入人口参保率与高收入人口参保率之比		国家卫生服务调查
		46	低收入人群人均医疗救助补助	元	市民政局
		47	流动孕产妇住院分娩率	%	市卫生工作统计资料或国家卫生服务调查

注：★表示重合度大、可考虑二选一的指标。

（四）二、三级指标遴选和权重计算

为遴选二、三级指标并确定指标权重，课题组组织了相关研讨会，邀请了7位相关领域的专家，运用德尔菲法对指标遴选和权重计算进行了探讨。

课题组首先介绍了课题的主要指导思想和研究内容，在此基础上经过专家研究讨论，逐步统一意见，最后根据北京市（区县）的实际情况进行了二、三级指标的选取和打分（见表14~表20）。

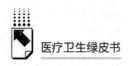

表14 二级指标专家打分及平均权重

二级指标	专家打分							平均权重（%）
	专家1	专家2	专家3	专家4	专家5	专家6	专家7	
目标实现程度	0.2	0.2	0.3	0.3	0.4	0.5	0.33	31.9
功能完善程度	0.4	0.4	0.4	0.35	0.4	0.3	0.33	36.9
执行过程评价	0.4	0.4	0.35	0.2	0.2	0.33		31.2

表15 "目标实现程度"内部指标专家打分及平均权重

指标内容	专家打分							平均权重（%）
	专家1	专家2	专家3	专家4	专家5	专家6	专家7	
健康水平	0.4	0.5	0.5	0.3	0.3	0.3	0.33	37.6
满意程度	0.3	0.2	0.2	0.3	0.4	0.3	0.33	29.0
财务保护	0.3	0.3	0.3	0.4	0.3	0.4	0.33	33.3

表16 "功能完善程度"内部指标专家打分及平均权重

指标内容	专家打分							平均权重（%）
	专家1	专家2	专家3	专家4	专家5	专家6	专家7	
系统管理	0.3	0.2	0.25	0.25	0.15	0.1	0.17	20.3
筹资水平	0.3	0.25	0.25	0.25	0.25	0.2	0.17	23.8
资源配置	0.3	0.25	0.25	0.25	0.25	0.3	0.17	25.2
服务提供	0.1	0.3	0.25	0.25	0.15	0.3	0.50	26.4
执行任务	—	—	—	—	0.2	0.1	—	4.3

表17 "执行过程评价"内部指标专家打分及平均权重

指标内容	专家打分							平均权重（%）
	专家1	专家2	专家3	专家4	专家5	专家6	专家7	
可及性	0.2	0.25	0.2	0.25	0.2	0.3	0.25	23.6
公平性	0.3	0.25	0.3	0.25	0.2	0.2	0.25	25.0
质 量	0.3	0.3	0.25	0.25	0.3	0.3	0.25	28.6
效 率	0.2	0.2	0.2	0.25	0.3	0.2	0.25	22.8

表 18　"目标实现程度"内部三级指标的专家建议及平均权重

目标实现程度					
健康水平		满意程度		财务保护	
指　标	平均权重（％）	指　标	平均权重（％）	指　标	平均权重（％）
孕产妇死亡率 ×6	33.83	居民满意度 ×6	58.3	门诊实际报销比例 ×4	33.75
婴儿死亡率 ×6	35.50	医务人员满意度 ×6	41.7	民政医疗救助总额 ×3	33
人均期望寿命 ×4	30			住院实际报销比例 ×3	28.30
5 岁以下儿童死亡率 ×2	32			人均统筹基金水平 ×2	35
				平均每诊疗人次医疗费增长率 ×1	25
				平均每出院者住院医疗费增长率 ×1	25
				城镇职工医疗保险资金使用率 ×1	30
				新型农村合作医疗资金使用率 ×1	30

表 19　"功能完善程度"内部三级指标的专家建议及平均权重

功能完善程度									
系统管理		筹资水平		资源配置		服务提供		执行任务	
指标	平均权重（％）	指标	平均权重（％）	指标	平均权重（％）	指标	平均权重（％）	指标	平均权重
将专业公共卫生机构全部纳入财政全额预算管理拨款单位比例 ×4	40	卫生总费用占 GDP 的比例 ×4	40	每千人口执业医师数 ×5	44	基层医疗机构基本药物使用比例 ×3	30		
是否落实政府办基层医疗机构实行基本药物零差率销售后的政府投入政策 ×3	33	财政卫生投入占经常性财政支出比例 ×4	37.5	每千人口实有床位数 ×4	40	是否制定并实行社区首诊 ×2	35		

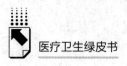

续表

功能完善程度									
系统管理		筹资水平		资源配置		服务提供		执行任务	
指标	平均权重(%)	指标	平均权重(%)	指标	平均权重(%)	指标	平均权重(%)	指标	平均权重
制定区域卫生规划的区县比例×2	25	人均卫生费用×3	36.7	全科医师配置比例×2	30	二级医疗机构基本药物使用比例×1	30		
是否将医疗机构基本药物采购配送、配备使用和药品加成等情况纳入本单位年度工作考核内容×1	30	区(县)级财政卫生投入×2	45	每千人口注册护士数×1	30	开展临床路径医院比例×1	40		
开展临床路径医院比例×1	30	新型农村合作医疗筹资水平×2	25	大学本科及以上学历卫生技术人员比例×1	20	各类医疗机构总诊疗人次×1	40		
是否制定并实行双向转诊制度×1	30	医药费占可支配费用比例×1	40	医生与护士比例×1	20	各类医疗机构出院人数×1	30		
				防保人员配置比例×1	40	医院病床使用率×1	40		
				全科医师占社区卫生服务人员比例×1	20	基层诊疗人次比重×1	60		
				社区卫生服务中心(站)达到基本条件的比例×1	30				

表20 "执行过程评价"内部三级指标的专家建议及平均权重

执行过程评价							
可及性		公平性		质量		效率	
指标	平均权重（%）	指标	平均权重（%）	指标	平均权重（%）	指标	平均权重（%）
儿童12种疾病免疫接种率×3	30	人均基本公共卫生服务经费×4	52.5	院内感染发生率×4	35.75	基层诊疗人次比重×5	48
居民健康档案建档率×2	30	低收入人口参保率与高收入人口参保率之比×3	31.7	门诊处方二联及以上抗生素使用率×4	33.25	出院者平均住院日×2	35
孕产妇系统管理率×2	27.5	低收入人群人均医疗救助补助×2	40	入院与出院诊断符合率×2	30	医师日均担负诊疗人次×2	30
医保覆盖率×2	50	流动孕产妇住院分娩率×2	27.5	医疗事故发生率×2	30	医生日均门诊住院负担×1	40
人均可支配收入年增长速度/居民医药费用年增长率×1	40	儿童12种疾病免疫接种率×1	20	CT检查阳性率×2	27	医院病床使用率×1	50
新型农村合作医疗参合率×1	30	孕产妇系统管理率×1	20	突发公共卫生事件报告及时率×2	30		
产后访视率×1	40	65岁以上老人健康检查率×1	20	平均急救反应时间×1	40		
高血压患者规范管理率×1	20			药品抽验合格率×1	30		
糖尿病患者规范管理率×1	35			孕产妇系统管理率×1	20		
65岁以上老人健康检查率×1	30						

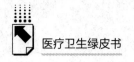

（五）指标框架和权重确定

在专家咨询结果的基础上，课题组进一步研讨确定了指标框架和指标权重。调整原则如下。

（1）剔除无现成指标可用，且需进行调查的或数据不易得的指标。

将"目标实现程度"中的"满意程度"和"财务保护"两项剔除，仅保留"健康水平"。

（2）剔除重要性不强或与其他指标有重叠的指标。

"功能完善程度"中的"执行任务"一项，专家研讨认为重要性不强，且与其他指标有重合，故剔除，保留其余四项。

（3）将只适宜在部分层级使用的指标单独列出。

将"执行过程评价"中的"公平性"作为市级专用指标。

对于二级指标、指标涵盖内容等概念的相对重要性来说，每个人的见解不同，其差异总体上应是质的而非微小的量的差异。上表中根据不同专家评分综合计算得出的平均权重也只能表明其大致的相对重要性。

从操作性角度出发，课题组对其相对权重做了近似处理。部分指标因操作性差而被剔除，故实际只能对卫生系统的一部分进行评价，所使用指标总分也不到100分，其中市级评价总分为82分，区级评价总分为76分。处理后二级指标框架及其权重分配见表21。

表21 二级指标及其内容的权重

二级指标	指标内容	权重分配（%）	市级使用	区级使用
目标实现程度（30%）	健康水平（40%）	12	√	√
	满意程度（30%）	9	—	—
	财务保护（30%）	9	—	—
功能完善程度（40%）	系统管理（20%）	8	√	√
	筹资水平（20%）	8	√	√
	资源配置（30%）	12	√	√
	服务提供（30%）	12	√	√

续表

二级指标	指标内容	权重分配(%)	市级使用	区级使用
执行过程评价 （30%）	可及性（20%）	6	√	√
	质量（30%）	9	√	√
	效率（30%）	9	√	√
	公平性（20%）	6	√	—
总　分			82	76

从专家评分也可看出，三级指标专家评分的权重值差异并不存在明显的质上的差别，从指标体系简约易于操作的角度出发，以等分的方式对三级指标权重赋值。二级指标下，三级指标权重总值固定。某个三级指标的权重，与三级指标数量的多少逆相关（见表22）。

表 22　三级指标框架及权重

二级指标	指标内容	三级指标	说明	权重(%)
目标实现程度	健康水平	孕产妇死亡率（×6）	优	4
		婴儿死亡率（×6）	优	4
		人均期望寿命（×4）	优	4
		5 岁以下儿童死亡率（×2）	备用	
功能完善程度	系统管理	将专业公共卫生机构全部纳入财政全额预算管理拨款单位比例（×4）	优	4
		是否落实政府办基层医疗机构实行基本药物零差率销售后的政府投入政策（×3）	良	4
		制定区域卫生规划的区县比例（×2）	备用	
	筹资水平	卫生总费用占 GDP 的比例（×4）	优	2.67
		财政卫生投入占经常性财政支出比例（×4）	优	2.67
		人均卫生费用（×3）	良	2.67
		区（县）级财政卫生投入（×2）	备用	
		新型农村合作医疗筹资水平（×2）	备用	
	资源配置	每千人口执业医师数（×5）	优	6
		每千人口实有床位数（×4）	优	6
		全科医师配置比例（×2）	备用	
	服务提供	基层医疗机构基本药物使用比例（×3）	良	6
		是否制定并实行社区首诊（×2）	中	6

续表

二级指标	指标内容	三级指标	说明	权重(%)
执行过程评价	可及性	儿童12种疾病免疫接种率(×3)	良	6
		居民健康档案建档率(×2)	备用	
		孕产妇系统管理率(×2)	备用	
		医保覆盖率(×2)	备用	
	质量	院内感染发生率(×4)	优	4.5
		门诊处方二联及以上抗生素使用率(×4)	优	4.5
		入院与出院诊断符合率(×2)	备用	
		医疗事故发生率(×2)	备用	
		CT检查阳性率(×2)	备用	
		突发公共卫生事件报告及时率(×2)	备用	
	效率	基层诊疗人次比重(×5)	优	9
		出院者平均住院日(×2)	备用	
		医师日均担负诊疗人次(×2)	备用	

本研究所列出的备用指标，供多年评价中交替使用，防范被评价者按指标导向开展工作。

七 指标的评分方法

(一)指标的无量纲化

对各指标拟合其正态性分布，计算其均值和标准差。部分指标拟合正态分布之前，需要进行变量变换。

(二)计算各指标值在正态分布中的位置

计算各指标值在其正态分布曲线中所处的位置，作为指标的相对值。

公式1：相对值 =（指标值 - 均值）/ 标准差

（三）设定指标评分范围和指标得分计算方法

根据正态分布特征，设定正负两个标准差以外的个体占总体的比例各为5%，故以大于等于正向两个标准差的指标值为满分，以小于等于负向两个标准差的指标值为零分。正负两个标准差之间的指标，按比例计算其指标得分。

公式2：指标分值 =（相对值 + 2）/4

其中，分值小于0的按0计，分值大于1的按1计。

（四）综合指标分值计算

公式3：综合指标分值 =Σ（指标权重×指标分值）

（五）现实数据模拟测算

为展示研究结果的可操作性，本研究对2006年北京市18个区县的3个三级指标分值进行了计算，并对最终的综合指标分值进行排序。3个三级指标分别为千人口床位数、病床使用率和人均期望寿命，分别来自资源配置、服务提供和居民健康水平3个二级指标。各指标释义如下：

千人口床位数 = 实有床位数 / 人口数 × 1000
病床使用率 = 实际占用床日数 / 实际开放床日数

人均期望寿命：对同时出生的一批人进行追踪调查，分别记下他们在各年龄段的死亡人数直至最后一个人的寿命结束，然后根据这一批人活到各个不同年龄段的人数来计算人口的平均寿命。用这批人的平均寿命来假设一代人的平均寿命，即人均预期寿命。

各指标分值及综合指标分值计算情况见表23～表25。

表23　各区县千人口床位数分值计算情况

区　县	指标值	相对值	指标分值
东　城	14.2100	2.2220	1.0555
西　城	9.0700	0.6887	0.6722
崇　文	6.0000	− 0.2270	0.4432

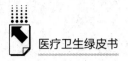

区　县	指标值	相对值	指标分值
宣　武	8.1400	0.4113	0.6028
朝　阳	7.3800	0.1846	0.5462
海　淀	4.9000	－0.5552	0.3612
丰　台	6.2000	－0.1674	0.4582
石景山	8.1800	0.4232	0.6058
门头沟	10.2800	1.0497	0.7624
房　山	5.9000	－0.2569	0.4358
大　兴	6.0000	－0.2270	0.4432
通　州	3.8000	－0.8833	0.2792
昌　平	13.6100	2.0430	1.0107
顺　义	4.1100	－0.7908	0.3023
平　谷	3.1000	－1.0921	0.2270
怀　柔	4.7100	－0.6118	0.3470
密　云	2.8400	－1.1696	0.2076
延　庆	3.2700	－1.0414	0.2397

表24　各区县病床使用率分值计算情况

区　县	指标值	相对值	指标分值
东　城	0.7556	－0.0023	0.4994
西　城	0.9749	0.0548	0.5137
崇　文	0.6316	－0.0347	0.4913
宣　武	0.8377	0.0191	0.5048
朝　阳	0.8048	0.0105	0.5026
海　淀	0.7970	0.0084	0.5021
丰　台	0.7351	－0.0077	0.4981
石景山	0.6490	－0.0301	0.4925
门头沟	0.6660	－0.0257	0.4936
房　山	0.8721	0.0280	0.5070
大　兴	0.6802	－0.0220	0.4945
通　州	0.7740	0.0024	0.5006
昌　平	0.6490	－0.0301	0.4925
顺　义	0.6490	－0.0301	0.4925
平　谷	0.7740	0.0024	0.5006
怀　柔	0.7859	0.0056	0.5014
密　云	0.6744	－0.0235	0.4941
延　庆	0.7060	－0.0153	0.4962

表 25　各区县人均期望寿命分值计算情况

区　　县	指标值	相对值	指标分值
东　城	82.6100	0.8618	0.7155
西　城	82.7600	0.9076	0.7269
崇　文	87.8800	2.4706	1.1176
宣　武	84.0400	1.2984	0.8246
朝　阳	77.8400	－0.5942	0.3514
海　淀	81.4900	0.5199	0.6300
丰　台	77.4200	－0.7225	0.3194
石景山	75.7300	－1.2383	0.1904
门头沟	77.3900	－0.7316	0.3171
房　山	76.0100	－1.1529	0.2118
大　兴	77.5200	－0.6919	0.3270
通　州	75.8900	－1.1895	0.2026
昌　平	80.0800	0.0895	0.5224
顺　义	78.9500	－0.2554	0.4361
平　谷	78.0600	－0.5271	0.3682
怀　柔	82.7600	0.9076	0.7269
密　云	79.4600	－0.0997	0.4751
延　庆	80.2700	0.1475	0.5369

八　评价结果的应用

（一）用于考核市、区县卫生工作绩效情况

定期对全市和区县进行考核，测算其绩效值，明确工作进展和下一步工作方向。对全市的考核主要与同类城市进行比较，对区县的考核主要是区县内部进行对比。在正式启动考核、建立考核制度后，可通过年度考核的对比，评价区县年度工作进展情况。

（二）设定各项指标基准值，督促区县改进工作

把每个指标的最优值向全社会公布，建立市、区县卫生系统的绩效基准，作为全市各区县的努力方向，为区县改进工作提供参考目标。

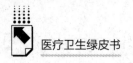

（三）激励各区县之间相互借鉴学习

运用管理学方法对考核结果进行分类。比如借鉴"末位淘汰"方法，批评相关指标落后区县，奖励排名靠前区县。运用等级鉴定法，对区县做出好、中、差的基本判断，督促区县政府关注卫生。运用偶对比较法，对区县两两之间进行分析对比，督促区县相互学习，改进工作。

九　遴选三级指标所借鉴的指标体系概况

（一）WHO 健康战略

1. 2000 年人人健康战略

（1）2000 年人人健康战略

使"全世界人民达到最高可能的健康水平"，是 WHO 在 1948 年的《组织法》中提出的明确目标。

联合国的两个十年规划，世界上国与国之间、一国之内卫生状况的不平衡性和卫生资源分配的不公平性，以及健康作为基本的人权等因素是"2000 年人人健康战略"目标产生的背景。

1977 年第 30 届世界卫生大会决定，WHO 和各国政府的主要卫生目标是"2000 年人人享有卫生保健"（Health for All by the Year 2000，HFA）。1978 年，国际初级卫生保健会议在苏联阿拉木图召开，会议明确了全世界在可预见的将来达到令人满意的健康水平的关键是"初级卫生保健"（Primary Health Care，PHC）。同时，WHO 执行委员会通过的《制定 2000 年人人健康战略》文件，概述了如何根据《阿拉木图宣言》和建议，制定人人健康战略。为达到基本保健，WHO 2000 年的战略目标提出 12 项目标，其中最高机关承认全民保健政策是其第一项目标，同时还提出保健费用至少占 GNP 的 5%，另外还强调各会员国需将婴儿死亡率控制在 50‰以下，并尽量延长人民的平均寿命，至少应达到 60 岁以上。

全世界人民在 2000 年达到社会和经济生活富有成效的健康水平，是 WHO

对会员国做出的保证。为了达到这一目标，各国纷纷制定适合本国国情的中期和长期卫生健康战略目标（即指标体系）。

WHO 2000 年的战略目标（指标体系）是基于"生物－心理－社会"健康定义而提出的。12 项目标（指标体系）中，包括福利性指标、描述性指标、行为性指标、效率指标等，并明确提出了具体保障措施和政策。但该健康指标体系只提出与描述了战略目标，制定得较粗糙，需要探索如何在实际卫生工作中具体完成与落实上述战略目标。而且，该战略目标要运用到世界上经济水平与卫生水平发展状况不同的国家和地区中，因此，"2000 年人人健康战略"制定得成功与否，需要在世界各国进行长达 20 年之久的验证。

（2）《2000 年人人健康进度检查指标的制订》

WHO 于 1981 年编写的《2000 年人人健康进度检查指标的制订》文件提出了供各国选用的 4 类指标分别是卫生政策指标、社会经济指标、卫生服务指标以及包括生活质量在内的健康状况指标（见表 26）。

表 26　1981 年 WHO 编写文件中包含的 4 类指标

类别	具体指标
卫生政策 指标	政府对"人人享有卫生保健"战略目标与实施初级卫生保健承担政治义务 卫生资源分配 社区参与实现"人人享有卫生保健"目标 组织机构与管理程序
社会经济 指标	人口增长情况 国民生产总值和人均国民生产总值 收入分配、居民平均收入 劳动人口就业率和失业率 15 岁以上成人识字率（文盲率） 人均住房面积 人均热量供应量（千焦耳）
卫生服务 指标	初级卫生保健普及率 转诊制度普及率 健康教育覆盖率 安全水普及率 计划免疫覆盖率 卫生人力的分布及各类人员比例

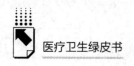

续表

类别	具体指标
健康状况 指标	儿童营养状况及发育情况 婴儿死亡率 幼儿死亡率及儿童死亡率 平均期望寿命 孕产妇死亡率 总死亡率和疾病类死亡率、发病率、伤残率等

该指标体系中的4类23项具体指标，能够使世界各国在实现"2000年人人健康战略"时进行的每一步工作都有具体的指标可依。并且，该指标体系强调了"社区"在参与实现"人人享有卫生保健"目标中的重要作用。该指标体系是否有效地促进了"2000年人人健康战略"的实现，还有待在实际卫生工作中加以检验。尤其在"卫生政策指标"中，部分指标很难量化，也为实际工作的开展带来一定困难。

（3）12项供全球使用的最低限度指标（第34届世界卫生大会通过，1981年）

为了实施"2000年人人享有卫生保健"全球策略，监测和评价全球卫生目标的实现程度，1981年召开的第34届世界卫生大会通过了供全球使用的最低限度指标，共12项，并且进行了两次全球性的"2000年人人享有卫生保健"的进度评价。经修订的12项全球卫生目标，主要涉及进一步明确"人人享有卫生保健"策略是官方的最高政策，并以国家元首发表宣言的方式承担义务，国民生产总值用于卫生事业应不少于5%。强调卫生保健资源的公平分配，并对全体居民应该享有的初级卫生保健进行了具体规定，同时更关注儿童卫生保健情况，对新生儿体重、婴儿死亡率等进行了强化。

此次健康指标体系与"2000年人人健康战略"目标相比，更具体化，操作性更强，尤其对政策及保障措施等一些难以衡量的指标给予了具体描述。但该指标体系要在未来的20年左右适应全球卫生工作发展的需要，因而仍然面对严峻的挑战。

2. 21世纪人人健康全球战略

自1978年《阿拉木图宣言》问世以来，通过基本的医疗卫生服务（即通常所说的初级卫生保健）实现 2000 年人人获得健康的号召已经成为一种调动、团结各国卫生事业发展的思路，为促进全球卫生事业发展做出了巨大贡献。

据此，在新的世界政治、经济等大环境下，有必要重新修订人人健康战略，制订各国适宜的行动计划。

1995 年 5 月召开了第 48 届世界卫生大会，大会决议（WHA48 – 16 号）要求总干事根据公平和团结的理念，为修订人人健康战略及其指标采取必要的行动。新的全球总体发展政策，其总体发展的核心是健康，更加强调对健康应尽的责任，包括个人、家庭和社区。

"21 世纪人人健康全球战略"是"2000 年人人健康战略"发展过程的延续，是全球卫生可持续发展战略的行动纲领，也是指导各级（国际、区域、国家和地方）卫生行动的战略性文件。

WHO 在努力为全世界人民创造条件，使其生命的全过程实现并保持"尽可能达到最佳健康水平"，同时 21 世纪前 20 年全球卫生工作的重点和具体奋斗目标也由此确定，并对影响 21 世纪人类健康的新趋势做出了客观的评估。

"21 世纪人人健康全球战略"的目标包括 3 个总目标、2 个政策性目标和 10 个具体目标，强调了"期望寿命、生活质量、健康公平、卫生保健体制与服务"在实现人人健康战略中的重要作用。与"2000 年人人健康战略"目标相比，主要从卫生成果、部门间的行动、卫生政策和系统等方面进行了叙述，即主要包括描述性指标、行为性指标、效率指标和福利性指标等。该指标体系中，以测定儿童发育为基础来评价健康公平，用孕产妇死亡率、5 岁以下儿童死亡率、期望寿命来评价生存质量，将抽象的概念用几个具体指标来衡量。但部门间行动的诸指标、卫生政策和系统的诸指标，均难以量化，在实际工作中操作与衡量有一定难度。该指标体系强调了"支持卫生研究"的重要性，说明进行卫生政策和体制的研究对卫生健康事业的发展具有重要作用。

"21 世纪人人健康全球战略"需要在 21 世纪前 20 年内在全球不同国家和地区之间实施，战略目标制定的成功与否，将在全世界范围内的实际卫生工作中得到验证与修正。

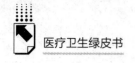

（二）美国1990～2010年卫生目标

1. 1990年卫生目标——疾病预防和卫生保健

20世纪70年代末期，美国的第17号《公共卫生法》由联邦政府颁布出台，《人民健康》也由美国卫生与人类服务部出版，提出到1990年降低5个不同年龄段人群死亡率。其中，到1990年，婴儿死亡率下降35%，最终下降到9‰；1～4岁儿童死亡率下降到34/10万，下降幅度为20%；15～24岁青少年死亡率下降到93/10万，下降幅度为20%；25～64岁成人死亡率下降到400/10万，达到25%的下降幅度。同时，要改善老年人的生活质量，到1990年，65岁以上老年人因病活动受限天数平均每人低于30天，下降20%。

为实现上述健康总目标，1979年美国卫生与人类服务部开始制定1990年的卫生健康目标。1978年，《1990年卫生目标——疾病预防和卫生保健》由美国卫生与人类服务部发表，提出了226个具体指标，包括疾病预防、健康保护、健康促进3个方面（15个重点领域）。

3个方面（15个重点领域）的具体内容如下。

（1）疾病预防（5个重点领域）

高血压、计划生育、围产期婴幼儿保健、计划免疫、性传播疾病。

（2）健康保护（5个重点领域）

毒物控制、职业安全卫生、意外伤害、氟与齿科卫生、传染病控制。

（3）健康促进（5个重点领域）

吸烟与健康、酗酒与药物滥用、营养与肥胖、体育锻炼、紧张与暴力行为。

2. 2000年美国卫生健康和疾病预防及健康目标

20世纪80年代，美国联邦、州和地方的卫生部门制定组织1990年卫生目标取得了很大进展。在此基础上，美国的卫生部门认为，在21世纪来临之时，应该有更加鼓舞人心的奋斗目标。于是，1987年，美国提出要制定全国2000年卫生目标。在1990年卫生目标实施的经验基础上，参照WHO提出的"2000年人人享有卫生保健"的战略目标，经过不断论证，1989年美国卫生与人类服务部又提出"2000 年美国卫生健康和疾病预防及健康目标"，该目标体系包括 3 个目标、4 个方面（22 个重点领域）、376 个指标（300 项可测量的具体指标和 47 项优先指标）。

（1）2000 年健康总目标

①延长公民健康人年。

②降低居民健康差异。

③提高居民预防服务接受性。

（2）4 个方面（22 个重点领域）

①疾病预防（9 个重点领域）

心脏、中风、肿瘤、糖尿病、伤残、HIV、性传播疾病、计划免疫、传染病。

②健康保护（5 个重点领域）

职业安全卫生、卫生环境、食品与药品、口腔卫生、妇幼卫生。

③健康促进（7 个重点领域）

体育活动、营养、控制吸烟、酒精与药物、计划生育、精神卫生、暴力。

④预防服务（1 个重点领域）

临床预防服务。

3. 2010 年了解和改进健康：2010 年人民健康的目标

2002 年美国卫生与人类服务部公布的"2010 年了解和改进健康：2010 年人民健康的目标"，即"人人健康：2010"，是第三阶段的美国国家卫生目标，是美国今后 10 年国家公共卫生议程的主要内容。"人人健康：2010"项目的提出，经历了一个全国性的商议过程，历时 5 年。全国所有大型的医疗和公共卫生机构，既有公立的也有私立的，均参与了讨论。该目标体系有 2 个目标、4 个方面（28 个重点领域）、467 个指标。

（1）2010 年健康总目标

①提高公民生活质量和健康人年。

②减少公民健康差异。

（2）4 个方面（28 个重点领域）

①疾病预防（11 个重点领域）

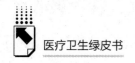

骨关节与风湿病和腰背疾病、肿瘤、慢性肾脏病、糖尿病、伤残及继发疾病、心脏病与中风、HIV、免疫与传染病、呼吸系统疾病、视力与听力、性传播疾病。

②健康保护（7个重点领域）

环境卫生、食品卫生、预防意外伤害与暴力、妇幼卫生、口腔卫生、职业安全卫生、有毒物质滥用。

③健康促进（5个重点领域）

体育活动、计划生育、营养与肥胖、精神卫生、吸烟。

④预防服务（5个重点领域）

社区健康教育、健康交流、医疗产品与安全、卫生服务质量与可及性、公共卫生服务网络。

美国1990~2010年卫生目标的总目标由"降低5个不同年龄段人群死亡率"，到"延长公民健康人年，降低居民健康差异，提高居民预防服务接受性"，再到"提高公民生活质量和健康人年，减少公民健康差异"的改变，说明随着人类疾病谱的改变，以及人类取得防病、治病的成功，美国工作目标已经从单纯降低死亡率、延长寿命，向提高生存质量、促进健康公平转变。目标体系由"疾病预防、健康保护、健康促进"3个方面扩大到"疾病预防、健康保护、健康促进、预防服务"4个方面，而且相应方面包括的领域与具体指标的内容也在不断地更新与扩充。"疾病预防"方面包括的内容从高血压、计划生育、围产期婴幼儿保健、计划免疫、性传播疾病等扩大到地方病、慢性非传染性疾病、伤残及继发疾病等；"健康保护"方面包括的内容从毒物控制、职业安全卫生、意外伤害、氟与齿科卫生、传染病控制扩大到妇幼卫生、环境卫生等；"健康促进"方面包括的内容从吸烟与健康、酗酒与药物滥用、营养与肥胖、体育锻炼、紧张与暴力行为扩大到计划生育等；"预防服务"方面包括的内容由单纯的临床预防服务扩大到社区健康教育、健康交流、医疗产品与安全、卫生服务质量与可及性、公共卫生服务网络。三套指标体系包括的内容广泛，有数百个具体指标来衡量卫生工作目标的完成情况，因此有些具体指标可能在实际工作中的获得有一定的难度。

（三）国外其他健康指标体系

1. WHO 欧洲地区人人享有保健战略的制定

一些主要影响健康的疾病，并不能因为迅速增长的卫生保健费用和尖端的医疗技术而得到防控，比如癌症、心血管病、艾滋病等疾病。

令人欣慰的是，欧洲地区也制定了人人享有卫生保健的战略，这是一个重大的发展。1980 年，WHO 欧洲地区办事处制定了 2010～2015 年应达到的 38 项人人保健的具体目标，并规定了 65 个衡量 38 项目标进展情况的统计指标体系，并对欧洲地区每个国家实施这些目标的进度进行系统监测。

2. WHO "卫生城市项目"

WHO "卫生城市项目"（Health Cities Program）是有关城市卫生和发展的长期规划，其目的是提高城市居民的卫生和健康水平。1995 年，WHO 签发了卫生城市的地区之间行动项目，1000 多个城市积极参与该项目。卫生城市项目涉及的内容有空气质量管理、气候和健康、卫生市场项目、新公共卫生、职业卫生、卫生学校、卫生环境、固体废弃物处理等。

3. 联合国千年宣言中有关卫生的指标

2000 年 9 月召开的联合国千年大会，提出了千年发展目标，其中有 8 个关于卫生服务的指标，包括：1 岁儿童的麻疹疫苗接种率；婴儿由医务人员接生的比例；避孕人群安全套的使用率；在痢疾高发地区，得到有效预防和治疗措施的人口比例；DOTS 在结核病患者中的使用比例；改善水源人口的比例；住房的安全使用人口比例；可支付基本药物的人口比例。此外，在 2015 年底前，无法得到或负担不起安全饮用水的人口比例应该降低一半；将目前产妇死亡率减少 3/4，5 岁以下儿童死亡率降低 2/3；艾滋病毒/艾滋病的蔓延得到制止和扭转；等等。

4. 国际上其他的一些健康指标体系

国际上其他组织也制定过很多健康指标体系，如英国国际发展署（DFID）的 4 项卫生国际发展目标（International Development Targets for Health）、WHO 的全球卫生指标（Global Health Indicators）、美洲卫生及健康相关指标（Health and Health-related Indicators in the Americas）等，包括人口、社会、经济、死亡、资源、可及性及覆盖率等指标共 52 项。

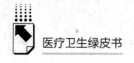

十 中国健康战略目标概况

（一）中国"2000年预防保健战略目标"

1. 中国"2000年预防保健战略目标"

预防保健是预防疾病和增进健康、提高人群健康水平的综合性卫生服务。预防保健目标应是国家卫生目标的具体体现，也是阐明国家卫生目标、衡量和评价人群健康水平的指标，是提出国家预防保健策略和改进国家卫生状况的行动方案，加强预防保健是20世纪90年代我国卫生行政部门的战略重点。

1988年，由卫生部防疫司、监督司和国外贷款办公室牵头，"预防保健"经批准列为世界银行卫生项目资助的研究课题。

在各界人士的大力支持和共同努力下，《中国"2000年预防保健战略目标"》初稿终于在1990年11月正式完成并提出。制定了在内容上更加具体的预防保健战略目标，进一步充实和完善了WHO提出的人人享有卫生保健的战略目标。

2000年，我国的预防保健目标比较侧重急慢性传染病、寄生虫病等领域。这主要是在第一次卫生革命和第二次卫生革命相结合的原则下提出的。该战略目标体系包括5个目标、15个领域、237个指标。

（1）2000年健康总目标

①婴儿死亡率在20世纪80年代的基础上下降30%，1989年婴儿死亡率为44‰。

②1~4岁儿童死亡率为2.0‰，1987年为2.5‰，其中城市为0.9‰，农村为3.0‰。

③孕产妇死亡率下降一半，降低到50/10万。1989年全国孕产妇死亡率为95/10万活产数，其中城市为49.9/10万活产数，农村为114.9/10万活产数。

④甲、乙类传染病总发病率比1990年下降30%。1989年法定传染病报告发病率为338/10万，漏报率为50%，估计传染病实际发病率超过500/10万。

⑤平均期望寿命提高到71岁。根据1985年国家统计局1%人口抽样调查，全国人口平均期望寿命为68.9岁（男67.9岁，女71.0岁）。

（2）15 个领域

预防保健政策、预防保健资源、预防传染病、预防寄生虫病、预防非传染病、口腔卫生、环境卫生、职业卫生、合理营养、食品卫生、少儿卫生、妇幼卫生、老年卫生、精神卫生、健康教育与控制吸烟。

该指标体系在健康总目标中，强调了婴幼儿、儿童、孕产妇的死亡率、甲、乙类传染病发病率及期望寿命等。15 个领域基本涵盖了公共卫生与预防医学的各个方面，由 237 个指标来具体衡量。但在实际工作中，有些指标的操作性有待提高，尤其是一些定性的指标难以准确衡量。为促进卫生工作的顺利开展和及时有效地完成，需要提取少而精的优先指标，但迄今未对该指标体系进行过系统的评价。

2. 上海市"2000 年预防保健战略目标"

根据卫生部制定的《中国 2000 年预防保健战略目标制定研究》课题报告的精神和卫生部卫防综字（89）第 60 号文的要求，上海被列为全国 2000 年预防保健目标规划实施试点地区。为此，在上海市卫生局的领导和组织下，于 1991 年 7 月成立了"上海市 2000 年预防保健目标制定、实施及评价方案研究"课题组。该课题组根据上海市预防保健工作的实际情况及预期达到的目标，制定了上海市"2000 年预防保健战略目标"，包括 3 个总目标、13 个专题。

上海市总目标的制定，结合了中国的国情，同时也兼顾了上海市的市情。在预防保健总目标中，列入了扩大预防服务、普及开展社区保健、提倡自我保健、开展临床预防等目标；同时还明确提出，出于提高上海总体健康水平的目的，应该缩小城乡卫生差距。另外，在健康水平指标中，将降低脑卒中死亡率、控制冠心病死亡率增长速度列入总目标。

上海市"2000 年预防保健战略目标"实施、监测、中期评估分析显示，上海市预防保健工作取得了预期的效果，三大总目标经 20 项指标评估，99% 达标，其中 4 项已提前实现 2000 年目标。特别是"政府领导、企业负责、行业管理、卫生监督、联合执法、综合治理"大卫生管理格局的形成，有力地推动了目标的实施。该指标体系设计合理，科学性强，有实用价值，为上海市制定"九五"规划及"2010 年预防保健战略目标"提供了科学依据，在研究深度上居国内领先地位。

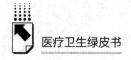
（二）中国"2000 年人人享有卫生保健"规划目标评价指标体系

1986 年，我国政府明确表示对"2000 年人人享有卫生保健"全球战略目标的承诺；1988 年，我国政府进一步阐明实现该战略目标是 2000 年我国社会经济发展总目标的组成部分。1990 年及以后，卫生部与国家计委、农业部、国家环保局、全国爱卫会等参照世界卫生组织的上述指标，从我国实际情况出发，相继制定了"2000 年人人享有卫生保健"的城市规划目标、农村规划目标和相应的评价指标体系。

1. 中国城市实现"2000 年人人享有卫生保健"评价指标体系

（1）卫生政策支持

①把"2000 年人人享有卫生保健"纳入政府工作目标和当地"2000 年人人享有卫生保健"概略规划的比例（％）

②初级卫生保健领导管理体制完善的比例（％）

（2）具有与实施初级卫生保健相适应的卫生资源

①政府年度卫生事业拨款占财政支出比例（％）

②人均预防保健费用（元）

③社会医疗保障制度覆盖率（％）

④急救医疗网络覆盖率（％）

⑤社区医疗服务覆盖率（％）

（3）开展健康教育

①中小学健康教育普及率（％）

②居民健康教育普及率（％）

（4）普及社区保健

①中小学生眼保健普及率（％）

②中小学龋齿充填率（％）

③老年保健指导普及率（％）

④精神病人管理率（％）

⑤高血压病人系统管理率（％）

（5）环境卫生

①一般公共场所卫生监督监测合格率（%）

②生活垃圾无害化处理率（%）

③公共厕所卫生合格率（%）

④粪便无害化处理率（%）

（6）饮用水和食品卫生监督监测

①生活饮用水卫生合格率（%）

②食品卫生合格率（%）

③食品生产和经营单位受检合格率（%）

（7）工业企业有毒害作业点卫生监控

①生产性粉尘作业点卫生监控合格率（%）

②有毒有害作业点卫生监控合格率（%）

③职业病病人系统管理率（%）

④职工职业性健康检查率（%）

（8）降低儿童死亡率

①儿童保健管理率（%）

②儿童计划免疫四苗和乙肝疫苗接种率（%）

③婴儿死亡率（‰）

④5岁以下儿童死亡率（‰）

（9）降低孕产妇死亡率

①孕产妇保健系统管理率（%）

②孕产妇死亡率（1/10万）

（10）降低法定传染病报告发病率

①医疗机构传染病漏报率（%）

②法定传染病总发病率（1/10万）

③肺结核新感染菌阳性病人发现率（%）

该指标体系是针对我国城市卫生工作的实际情况与特点制定的，因此能较好地促进我国城市"2000年人人享有卫生保健"目标的实现。该指标体系强调了急救医疗、社区医疗、健康教育、社区保健、职业卫生等，而且有具体指标来衡量。在附加指标中，又强调了环境卫生。所以，该指标体系指明了中国

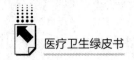

城市 20 世纪 90 年代卫生保健工作的重点领域。事实证明，中国城市 20 世纪 90 年代卫生保健工作在上述几个领域取得了长足发展。但该指标体系中，"初级卫生保健领导管理体制完善的比例（%）"这一指标中的"完善"不好衡量，而且随着卫生保健工作的开展，对完善的内涵要求越来越高，因此，该指标恐怕难以准确测算。

2. 中国农村实现"2000 年人人享有卫生保健"规划目标中的 12 个指标

（1）把初级卫生保健纳入县、乡（镇）政府工作目标和当地社会经济发展规划的比例（%）

（2）县、乡（镇）政府年度卫生事业拨款占两级财政支出的比例（%）

（3）健康教育普及率（%）

（4）行政村卫生室覆盖率（%）；甲级卫生室占村卫生室比例（%）

（5）集资医疗保健覆盖率（%）

（6）"安全卫生水"普及率（%）

（7）"卫生厕所"普及率（%）

（8）食品卫生合格率（%）

（9）婴儿死亡率每五年递降百分比（%）

（10）孕产妇死亡率每五年递降百分比（%）

（11）儿童免疫四苗单苗接种率（%）

（12）法定报告传染病发病率每五年递降百分比（%）

该指标体系是针对我国农村卫生工作的实际情况与特点制定的，因此能较好地促进我国农村"2000 年人人享有卫生保健"目标的实现。该指标体系强调了健康教育、农村医疗卫生机构设置、农村医疗保障覆盖率、农村饮水卫生、卫生厕所、计划免疫等，指明了我国农村 20 世纪 90 年代卫生保健工作的重点领域。事实证明，20 世纪 90 年代我国农村卫生工作在上述领域取得了可喜的成绩，使占我国人口绝大多数的农民受益匪浅。

（三）我国小康社会健康目标

党的十六大提出全面建设小康社会的目标，建设一个惠及十几亿人口的更高水平的小康社会，一个文化更加完美、科学更加发展、健康素质明显提高、生态环境更加完善的小康社会。龚幼龙等在"小康社会健康目标"研究中，参照美国 2010 年《人民健康》一书中将社会环境、自然环境、行为生活方式、生物因素与卫生服务可及性列为影响健康的关键因素，分别论述在制定小康社会健康目标时，影响健康的主要因素，供制定小康社会健康目标时参考。该指标体系具体如下。

1. 社会经济指标

（1）人均 GDP：2013 年，中国的人均 GDP 为 6750 美元，但仍未达到全面小康。

（2）恩格尔系数：全面小康社会的基本标准是恩格尔系数低于 40%。

（3）基尼系数：它是国际上用来综合考察居民内部收入分配差异状况的一个重要分析指标。2013 年中国基尼系数为 0.473，表示收入差距较大。

（4）教育水平：它是衡量教育程度的指标，建议采用基础教育普及率、15~24 岁人口识字率、每 10 万人口大学生占总人口比例等。

（5）居住条件：建议按人均住房面积（平方米）和住房结构分类。居住条件的负指标可用无房人口占总人口的比例来表示。

（6）营养状况：评价人群营养与健康的一个方面是摄入食物的热量及营养结构。前者用来衡量人群摄入的食物能否维持基本生命功能；后者用来分析摄入食物中各种营养素比例的合理性，用每日人均摄入的热量以及人均摄入蛋白质、脂肪、碳水化合物三大营养素的比例来表示。

（7）就业率：劳动年龄人口就业率或失业率反映国家经济发展水平，亦反映劳动人口潜在能力和社会安定程度。

（8）卫生资源配置：从财力、人力和物力三个主要方面考虑。反映财力方面的指标主要有卫生费用占 GDP 的比例和卫生费用占财政支出的比例；衡量卫生人力的指标主要有每千人口卫技人员数和每千人口医师数；衡量物力最常用的指标是每千人口病床数等。

2. 环境健康指标

建议指标：空气质量合格率、饮用水合格率、废弃物无害化处理合格率、绿化覆盖（人均绿化面积）率、人均住房面积、食品卫生合格率、吸烟人口稳定下降率等。

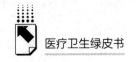

参考指标：酗酒及吸毒人口下降率、社会安全和交通安全程度、体育锻炼人口和人均体育活动场所、食物中毒发生率、健康教育普及率及健康知识普及率等。

3. 卫生服务指标

农村卫生服务指标：合作医疗保险率、安全供水覆盖率、卫生设施覆盖率、人均预防保健经费、15 分钟内接触基本医疗机构的人口比、计划免疫覆盖率、结核病患者执行 DOTS 策略情况、16 岁医学儿童保健系统管理率、孕产妇系统管理率、年人均门诊次数、每千人口住院率。

城市卫生服务指标：健康保险覆盖率、全科医疗服务人口数、人均社区卫生服务经费、计划免疫覆盖率、儿童保健系统管理率、孕产妇系统管理率、60 岁以上人口建立健康档案比率、年人均门诊次数、每千人口住院率以及高血压病、心血管病、糖尿病管理率。

4. 健康总目标的指标

基本指标：婴儿死亡率、1～4 岁儿童死亡率、孕产妇死亡率、出生时平均期望寿命及法定报告甲、乙类传染病发病率。

发展指标：出生时低体重比例、主要疾病发病率、死亡率、伤残率、生活质量、健康质量、健康人年。

小康社会健康目标指标体系包括卫生经济，改善生态、生产、生活环境，提高健康意识，发展卫生服务和提高健康水平五大类指标，根据城乡卫生服务水平的差异，分别制定了农村卫生服务指标和城市卫生服务指标。健康环境指标下设了建议指标和参考指标，健康总目标指标下设了基本指标和发展指标。该指标体系实用性较强，在促进我国各个地区向小康社会发展过程中起到了巨大的推动作用。

（四）中国 2010 年卫生发展总目标

中国共产党第十四届中央委员会于 1995 年 9 月提出了我国国民经济和社会发展第九个五年计划及 2010 年远景目标。1996 年 3 月举行的全国人民代表大会第八届四中全会批准了这一跨世纪宏伟发展纲要，"远景目标"中的各项目标将成为具体计划赋予实施。"远景目标"是一个以社会经济发展为主体的战略目标，但所提出的卫生工作重点具有极强的科学性，符合我国医疗卫生工作的实际情况及居民健康状况。实际上，"远景目标"中的卫生及与卫生相关的条款就是未来15年内卫生发展的战略重点，也是实现2010年卫生发展目标的关键。

2010年卫生发展总目标指出，到2010年，要在全国建立适应社会主义市场经济体制和人民健康需求的、比较完善的卫生体系；经济较发达地区国民健康的主要指标要达到或接近世界中等发达国家的平均水平，欠发达地区的这一指标要达到发展中国家先进水平。

在卫生发展总目标中，包含三个主要健康指标：第一，2010年，我国的平均期望寿命应达到73～74岁，并且任何地区都不得低于68岁；第二，婴儿死亡率及5岁以下儿童死亡率在2000年的基础上降低1/4，且在任何地区都不应高于50‰；第三，孕产妇死亡率在2000年的基础上下降1/3。

卫生发展总目标中规定了卫生工作的基本任务，即要积极推行区域卫生规划，对城市卫生服务体系进行改革；根据我国具体国情，建立和完善多种形式的医疗保险制度；妇幼保健工作也需要进一步加强；保障人民权利，建立和完善卫生执法监督体系；等等。

我国的卫生发展需要以满足人民的健康需求为导向，以提高人民的健康水平为中心，并突出三个战略重点，即发展农村卫生、做好预防保健和振兴中医药。公平与效率兼顾是卫生发展需要遵循的原则。要进一步强化基本卫生服务和卫生监督管理工作。

中国2010年卫生发展总目标中，再次强调了平均期望寿命、婴儿死亡率、5岁以下儿童死亡率、孕产妇死亡率是衡量国民健康的主要指标。为实现卫生发展总目标，需要从卫生资源配置、卫生服务体系、医疗保险制度、疾病预防、妇幼保健、卫生执法与监督、健康教育、卫生经费筹资等方面大力发展，需要制定上述各方面发展水平的测算指标，以促进中国2010年卫生发展总目标的如期实现。

G.11
医院集团化实践探讨

执笔人：杨银学　林海滨　李　杨　刘毅俊　文中丘*

摘　要：

　　实施集团化，是医院针对市场环境和内部情况做出的战略决定。宁夏医科大学总医院、福建莆田学院附属医院、青岛市市立医院、武汉市普爱医院、江苏康复医疗集团的集团化历程和经验，诠释了医院应当如何定位和采取什么发展战略，以及如何实现集团化发展才能拥有强大的竞争力。

关键词：

　　医院集团化　区域性医疗　资源配置

一　宁夏区域性医疗集团探路

　　举一个关于医院集团构建的可行性的经典案例。2005～2011年，在宁夏医科大学总医院的对口支援下，宁夏泾源县医院的住院人次从1000多人次增加到5000多人次，年收入从200多万元增加到1000多万元。通过几年的帮扶，泾源县医院从非常弱小的医院一举演变成为宁夏境内实力较强的县医院。

（一）医疗集团构建的必要性

　　在过去几十年中，中国四级医疗卫生体系遭到严重损毁，导致老百姓讲的"看病难"现象的出现。总体来看，省立医院在改革开放30多年中发展得非常好，主要的市立医院也发展得非常好。但是县乡两级机构不健全，四级医院

---

* 杨银学，宁夏医科大学总医院院长兼宁夏医科大学临床医学院院长；林海滨，福建莆田学院附属医院院长；李杨，山东省青岛市市立医院（集团）原总院长；刘毅俊，湖北省武汉市普爱医院副院长；文中丘，江苏康复医疗集团信息科主任。

分工也不明确；医疗资源分布不均，有些地区医疗资源特别匮乏，有些地区则出现医疗资源浪费的现象。这些都是导致患者"看病难"的原因。从县乡两级来看，专业人员匮乏，导致整体卫生服务能力和疾病预防控制能力差，进而导致患者对县乡，包括社区医院、卫生医疗机构的信任度大大降低，从而出现患者扎堆涌向综合性三级甲等医院。

从国家层面到各个省、市、县层面都在大谈医改，但实际上中国医改的关键问题并没有解决，抑或是没有找到关键的问题。比如医改中出现的药品招标、医药分离等问题，实际上都不是医疗卫生体制存在的根本矛盾和焦点，至今仍然无法改变"看病难"的现状。实际上，中国医改需要把医疗卫生体制改革和社会保障体制结合起来。目前尚未解决的问题很多，比如患者跨医院、跨地区在就诊过程中出现的重复检查问题没有解决。为什么解决不了？因为各医院的检查结果不能互认，我们没有相同的质量控制体系。如果省、市、县、乡四级医疗机构都可以按照相同的临床路径诊疗一个患者，那么这种双向转诊就是可取的。但若是不同的诊疗临床路径，双向转诊则不可取。目前三甲医院的有限医疗资源未能得到充分发挥和利用。

就宁夏而言，其医疗卫生整体水平非常落后。其中一家医院的年总业务收入占整个宁夏的1/3。这种状况在其他省很难碰到，因为宁夏地域比较小，加上军队医院只有4家三甲医院。这也是宁夏组建医院集团的必要性之一。

宁夏医科大学总医院（以下简称"总医院"）经过几十年的建设，尤其是"十一五"期间，在实现自身又好又快发展的同时，储备了优质的医疗资源。要利用好这种优质医疗资源，使其无限扩大，让优质资源尽可能地将能量释放出去，带动更多的医院共同发展。

（二）区域性医院构建的可行性

从医疗方面讲，如以银川为中心，方圆500公里画圈，总医院的综合实力具备压倒性的优势，也可以说是无可比拟的优势。经过几十年的建设，总医院在医疗、教学、科研、培训、考试五大方面建设得比较完善。在陕甘宁蒙地区处于区域性中心的位置。总医院本部已开放床位2186张，还有两个已经建成

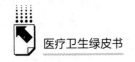

投入使用的分院，加起来有1000多张床位。2011年门急诊量超过100万人次，住院患者达7万多人次，手术量达到4万台。在陕甘宁蒙地区，80%以上的疑难杂症都是在总医院就诊的。

从人员配置讲，总医院已经集中了宁夏绝大部分高精尖医疗人才。从科室和学院体系建设方面讲，总医院是宁夏医科大学唯一一所直属的附属医院，整体架构非常完善，无论是临床科室、医技科室、研究所，还是临床医学院院系的设置都很完善。从设备方面讲，包括放射、超声、检验等设备在内，总医院拥有国际上一流的设备。从专科发展的水平看，总医院有2个自治区优势特色专科和5个国家临床重点专科。在比较落后的地区，这5个国家临床重点专科的建设过程非常艰难，这显示出总医院确实具备了一定的水平。从科研方面讲，根据宁夏科技厅的统计数据，过去3年中，总医院的医学科学研究立项和成果获取数占自治区的60%以上；近4年中，总医院获得的自然科学基金立项数占自治区医疗单位立项总数的90%。从科研环境方面讲，可以毫不夸张地说，总医院搭建的科研平台在全国综合性医院中也绝对不落后，几乎所有科研必备条件都有，目前科研用地达3000多平方米。

从学术活动讲，无论是国际的、国内的，还是区域级的、院级的，医学学术活动基本围绕总医院进行。随着学术氛围的不断浓厚，总医院的学术活动也在逐年增多，同时品质也在不断提升。从教学方面讲，总医院的架构是临床加医学两院合一，所有教学经费都由总医院承担。总医院不断完善教学质量监控的长效机制，包括本科教学工作的初期检查和期末评价制度，同时在教学中创新性地采用了见、实习双螺旋轮转模式。医院还有完备的教学基地体系，国家医师执业资格考试实践技能考试和考官培训基地都设在这里，虽然是第二个挂牌的，但却是第一个通过正规验收的。临床技能培训中心建筑面积为2000多平方米，目前已经投入4000多万元。技能培训中心涉及内外妇儿、检验、护理、急救、微创等专业，几乎所有医院的培训项目都可以在技能培训中心完成。

从社会效益讲，总医院辐射陕甘宁蒙四省区，2011年，24.8%的住院患者来自外省，另外40%左右来自外县、市，银川地区在总医院就诊的患者不到40%。在过去几十年中，总医院承担的社会责任非常多，几乎银川市突发公共卫生事件所有的重伤员都会被送到总医院就诊，这已经成为一种常态。

（三）区域性医疗集团的设置

所有成员单位都是理事单位，各个医院的院长都是理事，理事长由总医院的院长担任。从职责方面讲，医院集团主要是商议决策总的发展方向，尤其是重大事件的决策。从干部管理方面讲，垂直管理分三级，即自治区、总医院、总医院党委，横向管理主要针对当地的卫生行政部门。

垂直管理模式完全是总医院人、财、物全投入地建设医院，目前已经投入运营的医院包括心脑血管医院、肿瘤医院、康复合作定点医院，口腔医院已投入运营，阿拉善经济开发区医院是总医院的托管医院，这家医院于2012年11月投入运营。

横向管理的医院有20多家，主要集中在内蒙古和陕西。需要强调的是，医院集团不是宁夏本区的医院集团，而是陕甘宁蒙的区域性集团。在建设医院集团之初，我们将医院进行了清晰的分类：第一类是全资投入；第二类是合作投入，利益全部用于医院自身发展；第三类是技术协作，不介入、不参与，只是帮扶医院发展。

医院集团的职能有五个，即管理输出、技术输出、人才培养、质量控制、多点执业。管理输出是将先进管理模式往外输出，主要方式是对外派出和向上进修。技术输出包括学科建设，还有定期的专家讲学、教学查房、手术指导等。质量控制指的是在集团内部逐步建立相同的质量标准，在集团内部实现检查结果的互认。集团内部将实现医师的多点执业，不再办理半路变更执业地点手续。

在未来纵深发展上，总医院对各个单位的唯一要求是，对于集团内部疑难重症往上转诊的，只要患者不反对，都要转诊至总医院或其隶属的各个专科单位。从未来的战略纵深来讲，可以利用集团为总医院将来成立西北地区独具特色的研究中心，实现可持续发展创造空间。如果集团内部逐渐形成企业文化、行为习惯、管理模式、技术标准的统一，总医院未来的发展空间就非常大，将

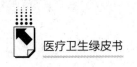
来患者的来源肯定会非常充沛。目前，在世界范围内，任何一家医院若没有充沛优质的病源就不可能有发展。

二 莆田医院试水集团化

医院产业集团化可以说是从外界吸取物质、能量和信息，并向社会提供物质、能量和信息。医院产业集团化经营是医疗产业发展的趋势，也是医疗产业成熟的标志。

（一）莆田医疗集团起步

福建莆田学院附属医院（以下简称"莆田医院"）是英国人办的"百年老店"，至今已有117年的历史，不仅是福建省卫生厅批准在省内成立最早的医院之一，也是福建省的医学摇篮。组建医院集团化是我国深化医疗卫生体制改革的新举措，能够提升医院的竞争力，扩大医院的规模。医院集团于2004年开始规划，2005年征地完成，2006年奠基，2007年开始建设，直至2011年建设完成，整个建筑面积达12万平方米。

包括部队医院在内，莆田市有3家大医院，医疗资源相对比较分散。一级、二级医疗机构缺乏高级人才，经营管理落后，床位使用率不足50%，甚至只有20%~30%。几乎莆田市所有患者都先到莆田医院看病，住不了院再去其他医院。莆田医院的床位使用率超过100%，资源非常紧张。为了实现城乡一体化，莆田市政府出台了两个文件，组建了莆田学院附属医院医疗集团和莆田市第一医院医疗集团。

探讨要点包括管办分离与法人治理结构、医疗资源合理配置、医疗机构协作分工。管办分离与法人治理结构是政府委托卫生行政部门履行出资人职责，建立公立医院出资人制度。现在莆田医院直接设为董事会，实行的是董事长领导下的院长负责制。集团出资人主要是核心医院，比企业更规范的是没有监事会，即卫生行政主管部门。通过与国药合作，国药投资而不抽取，产生利润不抽成，事业单位的性质不改变，不会出现像国企改革那样很多职工下岗的情况。医疗资源合理配置，定位是重点医院承担疑难杂症、危重病症的诊治以及医学科研和教学任务；二级医院和其他专科医院承担传染病、老年病及妇幼保健等专业诊治。

在医疗机构协作分工中，核心医院派专家到合作专科医院及社区医疗服务中心坐诊并进行技术指导。专科医院及社区医疗服务中心的一些拍片、检查业务，或出现复杂情况一时无法诊断，则由核心医院专家在线或事后分析做诊断。对危急重症患者开通绿色通道。

莆田医院在旧院的基础上成立了莆田市儿童医院，患儿都会转移过去。儿童医院一期有 230 张床位，二期有 270 张床位。如今经莆田市市长调研批准后，医院又在原有肿瘤医院获得了 80 亩地，遂整合成莆田市中医院，因此在短时间内可以筹建几个专科医院。

（二）一体化医疗集团构建

以患者为中心，为患者创造价值，是集团整合的出发点和落脚点。以战略目标和规划为重点，以管理体系的建设为中心，制定文化理念和行为规范，这些因素相辅相成。

在进行满足战略要求和整体性的整合过程中，成功的战略、卓越的文化、高效的管理是三大要点。如今中国医院硬件条件非常好，软件也不差，比较差的是文化建设，缺少文化理念。在集团整合中，战略是引领，文化是支撑，高效的管理是保证。通过战略一体化、文化一体化、管理一体化，构筑高效的管控机制，实施资源业务的整合，从而推动集团化区域的形成，创新集团的运行机制，实现结构效应和运行效益的双提升。

实现资源的均衡配置需要共享资源，包括管理资源、人力资源、技术资源、学术资源、信息资源、设备资源和市场资源。以人力资源为例，医院集团形成之后，集团的整个人才招聘是统一的。按照目前的战略计划，集团化的形成分三步走：稳步推进、资源共享、实现多赢。

莆田医院是核心医院，下属的医疗集团模式分为三种类型。第一种是直属紧密型的医疗联合体，目前有 3 家医院，即莆田市儿童医院、莆田市中医院、莆田市肺科医院，由核心医院出资装修改造、新建扩建，目前正在实施中。第二种是半紧密型的医疗联合体，目前包括莆田市第五医院和莆田市肿瘤医院，这两家

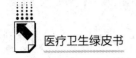

医院实行的是法人合伙，托管集团内医疗机构协作分工。第三种是松散型的医疗联合体，对县区一、二级医院和社区医疗服务中心都可以进行整合，由县区医院自愿申请，经县区政府同意，以合作形式实现集团内医疗机构的分工协作。

功能定位包括四个方面：战略定位、战略作用、战略重点和发展策略。核心医院的战略定位是大综合小专科，并建设多个有影响的学科；直属医院和专科医院的定位是大专科小综合，建设特色专科；县区医院和社区卫生服务中心的定位是小型综合型医院和基层医疗单位。

在战略作用方面，核心医院要为其他成员单位提供技术、资源、管理，并带动成员单位的发展；专科医院要扩大业务领域，提升细分市场的竞争优势；县区医院和社区卫生服务中心要减轻核心医院的就诊压力，扩大市场占有率。中国三级医院的压力越来越大，和西方发达国家的情况完全不一样，因为医疗水平差异太大，同样一种疾病在基层医院和三级医院诊治存在很大的差异。老百姓宁愿多花钱、多费事，也希望到大的综合性医院看病，这个体制至少短时间内不容易改变。

各级医疗机构的战略重点定位要清晰，核心医院要加大投入，特别是在关键成功因素上加大投入，培育核心竞争力；直属医院和专科医院就要在重点领域集中投入，巩固竞争地位，强化"造血"机能；县区医院和社区卫生服务中心就是技术帮带、管理输出、品牌拓展，必要的时候要有适当的投入。

医院集团竞争战略有通过品牌经营做差异化的，突出自身特点给医疗消费者以差异化印象；也有通过特色经营搞集中战略的，提供专科医疗服务，形成在细分医疗市场上的竞争优势；还有用服务提升战略的，即成本领先，在不大幅提升医疗收费的前提下显著提高自身的服务水平和质量。

目前正在探讨的议题包括组织结构的公司化。在整个运行过程中，董事会管理集团化医院后可能也要形成一些公司，将来医院也有可能会上市。另一个探讨的议题是资源整合市场化，不要过度依赖政府，可以规规矩矩地走市场化。此外，还有筹资模式多样化、分级诊疗制度化、集团管理信息化、医疗服务标准化、辅助功能社会化等举措是医院下一步要采取的。不过，目前组建集团刚刚起步，也是摸着石头过河，很多事情都在尝试中，到目前为止才刚刚有一点起色。

三 医院集团应对变革时代

青岛市市立医院始建于 1916 年，1998 年开始组建医疗集团，迄今为止集团占地面积 29.2 万平方米，建筑面积 22.3 万平方米，编制床位 2200 张，在职职工 3490 人，属于紧密型的集团规模。集团 4 家隶属医院占据青岛市市整个半岛的 4 个方位，包括青岛市市立医院、青岛市市立医院东院、青岛市皮肤病防治院和青岛市北九水疗养院。

（一）战略先行

集团化是医院的战略所在，而战略定位是一家医院针对市场环境和内部改革，为一个时期所做出的重大谋划和策略。具体来讲，战略有 5 项要素：第一是战略定位的组织变革，作为一个管理者，特别是一把手要有充分的思想准备，这是非常艰难的变革，也要牺牲现行运行的局部利益；第二是资源优化，即如何调整资源并优化资源来实施战略；第三是机制创新，即有什么样的创新机制保证战略能够实施；第四是影响效应，即战略制定之后的新阶段，在市场中形成何种新影响效应；第五是文化设计，既要创新，又要激励，更要有推动作用。政府是制定全新战略很重要的方面。鉴于这五个方面，制定战略时要考虑如何调整。

战略回答两个问题：一个是如何对内部资源进行优化；另一个是如何对外部环境做出分析。青岛市市立医院集团利用 PEST 战略分析法和 SWOT 战略分析法，分别对内部环境和外部环境进行分析，找出战略要素。

以内部环境分析为例，制定战略时应该看清楚：实施新战略期间医院会受到什么威胁？新环境会带来什么问题？医院自身优势会发生哪些变化？医院目前还存在哪些劣势？医院的机遇是什么？再以外部环境分析为例，制定战略时应该看清楚：政策发生了哪些变化？现在的经济状况、经济基础发生了什么变化？在整个技术市场中，医院的份额和影响力有什么变化？社会影响力会产生什么影响？

在当前新医改的形势下，医院应当如何定位并采取什么发展战略？第一是

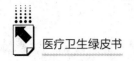
公立医院改革。目前有 5 个关键问题对医院产生很大的影响，包括医院收支结构发生变化，这不是内部调整，而是社会因素造成收支结构发生了变化，比如药品价格降低、人员成本升高、服务成本增加，这是每个管理者都需要考虑的。第二是医疗市场份额的变化。社区医疗和民营医疗逐渐实现政策性扩增，所以三级医院不得不了解自身的技术专项定位问题，虽然医院都希望拥有更多的患者，但是实际上不可能，因此要明确各自医院需要什么样的患者。第三是医院管理体制和考核机制改革。这会改变医院管理的关注点。第四是医疗服务的支付方式改革。多重的价格监管和医保、新农合的付费方式对医院的发展和集团化的运作是焦点。第五是医疗服务质量监管机制改革。很多医院院长感受到当今社会对医院的评价会直接影响医院在市场中的影响力。

战略制定对集团发展至关重要。青岛市市立医院集团每年最重要的会议就是年初的战略研讨会，研究制定整个集团的战略，包括集团战略、医疗战略、学科战略、人力资源战略，参会人员包括整个集团各职能部门的基层人才。

举例来说，集团 2011 年对产科做了一个专门发展分析。分析结果显示，2005～2011 年，医院产科无论是在生产量和市场占有率上，还是在市场第三方调查评分上，都居青岛市第一位。然而，产科业绩在 2011 年底发生了非常显著的下滑，究其原因，是因为青岛市妇儿中心是由政府投资建立的全新医院，医院从硬件环境、服务能力到基本设施都非常好，因此市场发生了变化。战略研讨会对这一案例进行分析，最后发现原因不仅仅是硬件改变，更关键的原因在于：第一，缺少核心竞争力；第二，缺乏规范服务模式；第三，缺少单纯的硬件环境，不具备持久性；第四，服务人群定位不明确。三级医院产科的优势是解决疑难危重产妇问题。如果疑难危重产妇的问题解决了，医院产科的影响力就得到了提升；然后再建立规范服务模式，使产妇都可以得到优良的服务。经过战略的调整，仅仅下滑两个月的工作业绩在第二年度又重新回升，如今产科又回到第一的位置上。

（二）"危""机"并存

公立医院过去一统天下，不需要考虑生存问题，而如今股份民营、股份制医院，包括中外合资和外商独资医院，纷纷占领了一部分市场。北京和上海的一些医院也纷纷到各地办分院。市场份额已经打破了原有属地管理一统天下的格局。

支付方式也发生了根本性的变革，从原本的按人头支付和按项目支付逐渐转变为按单病种支付和总额预付等方式，直接影响到医院内部的管理问题。

根据卫生部公布的最新数据，2009年和2012年各类医院市场占有率已经发生了巨大变化，三级医院的市场份额从2009年的59.6%降低至2012年的43.5%，而一、二级医院的市场份额则由2009年的32.9%提高至2012年的47.8%。但三级医院的门诊量在不断攀升。根据青岛市市立医院曾经做过的分析，新增患者中很多是在社区医疗服务中心看过病，再到大医院看病的重复就诊者。饱和的门诊量未来可能会出现患者分离的现象，这是形成行业竞争的一个大趋势。

中国公立医院在过去往往是"皇帝的女儿不愁嫁"，但如今必须认识到社会的评价会成为决定医院影响力的直接因素。美国不是由政府为医院进行三级和二级的定位，而是由第三方对医院的医疗质量和医疗水平进行评价，用指标衡量，通过社会评价机制确定医院的影响力。这种评价方式对于国内大型医院来说必将是一个新趋势。

2006年，卫生部召开医院集团化座谈会时，仅有几种模式，其中一种是南京鼓楼集团的模式，将医院大型松散模式组成联合体，互相有一个盟约运作市场。如今的医院集团模式各种各样，百花齐放。但种种合作，会使整个市场重新划分，这是当前任何一个医院集团都要审时度势的。我们面临的市场在哪里？我们的定位在哪里？

人才流动是影响集团化的根本要素，医院扩张的规模和速度都取决于人才，省级重点学科的数量也取决于人才的吸纳和培养。近几年人才流动也很频繁。为什么可以吸引人才？说明集团具备了吸引人才的能力。但人才为什么会流失？这说明当今人才流动不是医院可以控制的。这给医院集团的发展带来新的课题。

作为一家三级医院，当前面临哪些机遇？从公立医院的定位来看，第一，要提升医疗技术，加强学科建设，增强创新能力。第二，要注重危急重症和疑难疾病的诊疗，这应该是三级医院非常关注的技术难题，只有危急重症和疑难

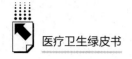

疾病，三级医院才具备这样的优势，因此要将其做大做强。第三，要使公立医院与社区医疗形成网络化协作，现在三级医院的重点是要关注区域内的基层医院怎么发展，要真正设身处地地帮助它们发展，进而保证集团有利的战略地位。第四，随着经济的发展、人民生活水平的提高和人口的老龄化，医疗服务的需求会不断增大，针对这一增长，我们需要考虑医院的机遇在哪里。第五，医疗保障制度的不断完善和医疗政策的变化给我们一个固定的患者来源渠道，但是如何合理调整还需考虑。第六，要将服务半径扩大，三级医院的服务半径进一步扩大，无论是什么样的交通工具，只要在一个小时之内，都是我们视线可以放过去的地方。

除了机遇外，医疗机构也面临不少挑战。首先是卫生事业发生结构性变化，包括基本医疗卫生制度框架初步建立和卫生资源配置结构发生明显变化，健康管理和社区医疗的发展要求三级医院集团重新考虑发展方向问题。其次是分级诊疗制度的实施，要逐步形成基层首诊、双向转诊的分级诊疗制度，要按集团的模式将社会的资源和集团的资源进行合理的整合。医院集团要"眼睛往下看""网络往下伸"，不仅是让患者转下去，更重要的是要将转下去的患者托住，只有这样，集团的运作才可以实现上下联动。再次是补偿机制的改变，如今取消了"以药补医"，理顺了补偿机制，因此医院应该集中精力向政府和社会要钱，并体现医院的公益性和惠民性。最后是群众就医期望增高，我们做了一个群众期望值增长和医疗服务关注点方面的调研，并进行了简单的排序，包括诊断、治疗、疗效、费用、方便、快捷、服务、舒适和满意。

（三）核心医院定位

作为集团核心的三级医院，应该如何定位？青岛市市立医院集团运作的经验如下。

首先是规模效率。2007～2009年，卫生部曾经有人提出要"控制规模"，但是控制规模不等于和当前集团化运作相悖。当初控制规模是有一个合理规模，形成医院发展的合理架构，要和当地的就诊量、服务对象、运行成本相匹配；而如今的运作性，如果不具备一定的规模，影响力和控制力则难以具备，最重要的是如何优化资源。

其次涉及经济效率，即要控制成本。很多大医院的成本有问题：第一是管理成本；第二是耗材成本；第三是服务成本。很多医院成立集团后会发现不仅收入提高了，而且服务成本和管理成本也在不断增大，甚至超过了服务能力，这是很失败的。成本结构是医院院长应该关注的事情。此外，还有社会效率，也就是如何提高竞争力的问题。

特别值得关注的是，当医院集团成立之后，如何打造优势学科群。只有拥有优势学科群，集团才能有运行的支撑，否则仅满足于门诊量、住院率、病床数和加床数，是无法维持集团发展的。另一个重点是人才结构，包括高层、中层、基层三个层次，特别是中层的技术骨干和高年资医生、护士。学科带头人是市场化竞争中流动的主体，这个主体有时候难以控制，但某一个学科带头人流动时会影响整个专业学科的发展。绩效考核奖励机制也是当前医院院长关注的重点，核心点是如何制定专业学科发展的激励机制。

具体到青岛市市立医院，医院将现有的医疗资源和工作人员形成的核心用以构建医学中心。所谓的医学中心，不仅是患者的中心，也是局部地区的医学中心，通过技术辐射形成功能整合，通过资源辐射形成设备整合，通过人力辐射形成人才整合，通过品牌辐射提升竞争力。

资源功能整合看似只起了一个名字，其实不然。当政府将中心资源集中在医院的时候，你会发现资源会很好地辐射到基层的社区服务中心。这是将来区域发展的趋势。现在很多社区中心、基层医院、专科医院都不具备诊断的能力，如果现在不去运作医院集团，那么将来业务必然会被商业性的诊断中心占领；但如果进行集团化运作，尽快形成功能整合，占领市场，那么对将来集团的发展和扩展将起到决定性的作用。

青岛市市立医院优化配置集团内医疗资源，下设公共管理、心脏中心和医技部门。所谓的心脏中心，是将有关心脏疾病的科室，包括心内科、心外科、心功能检查科以及将来的相关科室，进行统一整合，形成独立运行的中心。这样能够减少科室之间互相推诿、削弱医疗资源的情况。相辅相成的专业发展会促进技术水平的提高。医院还将产科和儿科通过新生儿进行链接，形成组合式的发展模式。因为产妇问题可以控制，产科的问题其实主要是新生儿的问题。

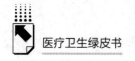

通过这种链接将资源优势整合起来,这种整合只有综合性医院才可以做到。

作为一家医院集团,如何跟基层医院链接,这对集团发展是非常重要的,因为网络建立是医院集团发展过程中重要的框架。特别对大型综合性三级医院提一个建议,既然是集团化运作,就应该很好地培育医院的技术优势,同时利用医院的技术优势去帮助基层医院实现较快的发展。只有当集团可以帮助集团内部医院实现发展时,其他医院才真正愿意与其组建医院集团。

医疗市场已经开始发生变化,作为三级医院不可能以不变应万变,不可以有侥幸心理,要求任何保护政策都是没有用的,最有效的就是让自己具有强大的竞争力。市场可以产生强者,但从来不会保护弱者。因此,医院必须有效应对这种变化,调整发展战略,在当前医改的大潮中,把握方向,真正使集团的发展能够乘风破浪。

四 医院集团攻坚双向转诊难题

武汉市普爱医院坐落在美丽的武汉长江之滨,有100多年的历史,不仅是湖北省最早的西医医院之一,也是第一批成为三级甲等医院的。武汉市普爱医院走的是集团化发展的道路,分东、西两个院区,各有800多张床位,此外还在城乡接合部建立了常青社区。医院目前设有43个病区,其发展状况在市属医院中属于佼佼者,尤其是近几年不断加强人才建设和提高学科实力。医院服务范围辐射中南地区。

(一)双向转诊难实现

2012年6月,马小伟副部长到武汉调研公立医院改革时,对于如何推广公立医院直管社区,曾在汇报材料上做出批示。他认为,要开展资源下沉工作,开启我国医疗卫生资源纵向整合的历史先河,为实现分级医疗、分散病人、提高效率、提高效益做出新的贡献,为破解当前医改难题找到可行路径。武汉是国务院医改办确定的全科医生执业方式和服务模式改革10个试点城市之一,武汉市卫生局将通过开展全科医生签约服务,引导签约居民到社区卫生服务中心进行首诊,建立社区全科医生首诊、医院专科医生复诊、优先向直管医院转诊的疾病分诊机制，为居民群众提供适宜的医疗服务。

医改要求医院有效地整合医疗服务资源，集团化的发展实际上也是公立医院改革发展的一个方向。探索公立医院改革的新途径，不光是集团发展，还有资源下沉，形成社区首诊、分级就诊、双向转诊的有序就医格局，逐步实现社区全科医学与医院专科医疗服务一体化。

三甲医院首先要承担公立医院与基层医疗机构对口协作等政府指令性服务，医院应建立与社区卫生服务中心的双向转诊制度和相关服务流程，建立与挂钩合作的基层医疗机构的预约转诊服务，预约量达到门诊量的 50% 以上。2009～2011 年，无论是市场份额还是门诊量，社区卫生服务中心所占比例越来越大，这是因为无论是硬件还是技术水平，社区卫生服务中心的发展都非常迅速。尽管社区卫生服务中心门诊量增大，但大医院的门诊量也没有减少。

实施双向转诊有 5 个方面的障碍。

第一是医疗机构之间的经济利益驱动。在医疗机构补偿机制中，无论是大医院还是社区卫生服务中心都有趋利观念。患者病情复杂或严重时，尽管社区卫生服务中心不愿意放弃诊疗收入，但限于自身技术条件，不得不把患者转出。而由于患者信任大医院的技术水平，在没有法律法规或第三方强制力的约束下，医院自然不愿意将患者转回社区卫生服务中心，进而造成患者转入容易、转出难。

第二是社区卫生服务中心自身存在的问题。社区卫生服务中心的基本设施简陋，辅助检查手段欠缺，再加上地方小、病源少、病种单纯而配备药品不多等问题造成患者不信任，也不愿意到社区卫生服务中心就诊，这也成为上级医院不放心把患者转下来的一个重要原因。不过这个观点可能是局部地区的问题或过去的问题，如今已经发生很大变化。

第三是医疗机构实践信息不通畅。上级医院与社区的医护人员之间缺乏交流与沟通，双方的技术和服务领域互不了解，从而制约了双向转诊的实施。另外，社区卫生服务中心与医院没有建立信息共享平台，转诊患者不能通过网络进行信息传递，上下转诊患者时，相关信息无法传递到相应的医疗机构，使目前社区卫生服务中心建立的健康档案不能发挥连续性的优势。截至 2012 年，全国 70%～80% 的居民建立了健康档案，暂且不管健康档案是否百分之百真

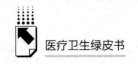

实，至少会起到些许作用，但目前尚未和大医院的信息化完全接轨。

第四是社区居民的顾虑。经过调查，医院门诊患者患小病愿意选择到社区卫生服务中心就诊的占55.97%，不愿意的占40.11%。不愿意的最主要原因中认为医务人员技术水平低的占93.16%，这说明许多患者对社区卫生服务中心的医疗水平不信任，就医观念存在误区，有趋高的就医心理。此外，患者期望得到连续、满意的治疗，对向下转诊存在抵触，也阻碍了双向转诊的实施。

第五是医保政策问题，医疗费用支付方式仍然实行按项目付费，社区卫生服务中心与综合性大医院的支付比例差距也不大，体现不了社区卫生服务中心在节约医疗费用、降低患者医疗负担方面的优势，不足以引导患者向社区卫生服务中心转移。

上下转诊的差别从对社区医生的调查中就可看出端倪，对于是否按已建立的转诊合作关系向上级医院转诊患者以及是否接受下转患者，86%的被调查社区医生回答向上级医院转诊过病人，而对于是否接受过上级医院转下来的患者，回答"是"的社区医生只占30%。

双向转诊难以向下转诊的主要影响因素在于患者。三甲综合医院中大部分医生认为双向转诊是可行的，具有很大的现实意义，并基本认可社区医生具有处理常见病、多发病的能力。

但患者及其家属不同意向下转入社区治疗是导致下转率低的重要原因，有一半以上的向下转诊，由于患者及其家属不同意而没有开展，大多数患者及其家属对社区的医疗质量不信任是其不愿意转入社区治疗的重要原因。与之相对的是，许多社区医生并不认为自己的医疗技术水平欠缺。

（二）双向转诊新模式

根据对下转患者信息的分析，最多的是诊断明确的慢性疾病，进一步在社区卫生服务中心继续治疗，其次为康复期疾病。根据这些调查和医院发展形势，医院可以探索双向转诊服务新模式，建立社区首诊分诊和预约诊疗服务模式，构建区域专科医疗和社区康复合作模式。

以社区首诊分诊和预约诊疗服务模式为例，现在采取的预约诊疗服务包括电话预约、手机预约、网络预约、院内预约、复诊预约和现场预约。这对不太常用手机和电脑的老年人来说，预约也带来一些后续问题，因此我们也在探索建立更加方便社区居民，特别是老年人的预约诊疗服务模式。医院在手机预约挂号平台的基础上进行延伸，通过与全国最大的"便民服务电子商务平台"19e合作，由医院提供优质专家号源和患者报到后的院内服务，由这个平台在社区布置预约网点，向社区内居民提供院外预约服务，再由经过专门培训的人员为其提供预约挂号服务：社区卫生服务中心导医台登录—进入预约平台—选择预约挂号业务—选择医院、科室—选择就诊日期、医生并挂号—正确填写患者就诊信息—确认就诊信息并提交—支付费用—预约成功—打印小票—患者凭小票到医院预约挂号取号处取号就诊。

这种19e预约诊疗服务具有针对性、引导性，还能够广泛覆盖人群。全科医生初期了解患者信息之后，可以告诉患者进一步到哪家医院做什么检查，直接挂到该科，中间避免了患者挂号的麻烦。实际上这也为医院建立社区的首诊、分诊、支付打下基础。

通过19e预约挂号服务平台，居民到社区卫生服务中心可以选择武汉市任意一家大医院进行专家预约挂号。预约挂号信息通过这个平台交换到医院，医院同时知道什么时间段、哪位专家被预约。19e平台收取挂号费用之后，将所收费用直接划到医院账户上。这使预约服务更进一步贴近普通老百姓，打通了社区居民就医的绿色通道；同时解决了社区卫生服务中心电子化预约平台建设的短板问题和费用结算问题，实现了社区卫生服务中心与医院之间的电子化预约对接。

再以构建区域专科医疗和社区康复合作模式为例，武汉市普爱医院也称武汉骨科医院，是武汉市交通事故伤员急救定点医院、武汉市创伤骨科中心，拥有湖北省重点学科骨科，开放近500张骨科病床。2012年1~8月，医院平均住院日为12天左右，骨科平均住院日则为15~16天，床位使用率长期处于100%的饱和状态。因此，医院积极探索骨科病人在医院专科治疗、康复下转回社区卫生服务中心的合作模式。

具体流程是在骨科患者住院时，由经治医生负责将病人的主要住址信息和电话号码录入电子病历。在患者接受手术或其他专科治疗后，依据患者病情，根据专科疾病转诊指征，动员患者在社区卫生服务中心进行康复治疗。当患者同意转诊后，及时通过医院社会服务部，由专人负责与患者居住地附近的社区

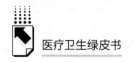

卫生服务中心联系，同时做好转诊准备。社区卫生服务中心接诊病人后，迅速通过医院电子病历信息传输平台全面了解患者病情资料，并按照康复治疗护理方案对患者进行康复护理。

流程完善之后，还需要打消患者转回社区的顾虑。通过分析，根本的解决方法是提高社区医疗水平。医院有针对性地开展社区医护人员骨科专业康复技能培训，提高社区医护人员对骨科病人的医疗康复护理能力；选派具有医疗管理经验的人员到社区卫生服务中心担任业务主任，直接参与管理中心医疗业务，并组建一医一护骨干业务团队到社区卫生服务中心康复病房工作。最重要的是要让患者了解到社区卫生服务中心的水平得到了提高，因此要加大向下转诊宣传。

双向转诊的实践能够为医院带来多种好处。第一，通过在社区卫生服务中心预约挂号转诊完成医院的挂号程序，能够缩短挂号时间，降低患者的挂号成本，将医院优质医疗资源延伸到社区；能够降低医院挂号厅的拥挤程度，有效地减少患者因盲目挂号而浪费医疗资源的情况；能够减少目前预约挂号的爽约现象，可促进医院维持良好的就医秩序。第二，通过社区转诊预约，能够提高社区卫生服务中心的服务能力，成为吸引居民通过社区卫生服务中心首诊、分诊、转诊的一个有力推动点。第三，通过与社区卫生服务中心开展以预约双向转诊为切入点的合作，能够加强医院与社区卫生服务中心之间人才、技术、设备、信息的交流与协作，建立合作的双向转诊制度，实现"健康进家庭、小病在社区、大病进医院、康复回社区"。第四，逐步建立与社区卫生服务中心相互联系的分工协作机制和分级医疗制度，一方面，能够充分发挥社区卫生服务中心的作用，提高合作社区卫生服务中心的医疗服务能力；另一方面，能够使医院在一定程度上摆脱烦琐的日常门诊服务，节约大量时间与精力从事相关专业研究和疑难杂症治疗服务，提高自身优势领域实力。第五，通过开展双向转诊，及时把处于康复期可以下转的患者转移到社区卫生服务中心或家庭进行康复，能够提高医院床位周转率，缩短住院患者住院日。

五　信息系统助力医院集团发展

镇江是中国医改的阵地。新医改实施之后，镇江于2009年4月成为国务院指定的 16 个试点城市之一。镇江成立江苏江滨医疗集团和江苏康复医疗集团，并在 2010 年发布了两个针对性的文件，要求"小病在社区、大病进医院、康复回社区"。但是要实现这一目标，还要做很多事情，包括医疗水平的提高以及合理利用信息化等。医疗集团管理需要借助信息化的手段，而信息系统是医疗集团理念实施的载体。

江苏康复医疗集团信息化改进的总体目标是医疗惠民、协同医疗、协同办公。驱动力内外皆有，外有公立医院试点改革、新财务会计制度实施、市场化竞争，内有集团化管理和资源整合。惠民服务要求医院集团进行医疗资源合理配置和协同分工。以往既没有协作，也没有分工，不管小病、大病，二级和三级医院都在看。信息化是实现分工协作的重要手段之一。此外，信息化还能够帮助医院集团提高预约率，缩短病人的等候时间，改进业务模式流程。

目标制定了之后要靠平台和技术来实现，首先要分解项目目标，要做惠民服务，缓解"看病难""看病贵"问题，合理配置医疗资源，提高医疗效率，提高医疗质量，保障医疗安全，提高集团监管水平，增强决策能力。

江苏康复医疗集团医疗信息化建设采用业务的模式是在保持下属医院机构业务的独特性和独立性的基础上，通过定义集团化标准、集团化业务、集团化管理，从服务集团的角度将分离的下属医院整合，从患者体验角度和集团管理角度形成整体性。每家医院都有自己的信息系统，而包括数据在内的管理全部放在中心。

集团信息化首先要解决的问题是统一用户登录、统一管理用户账号和授权。无论是哪家下属医院的医生，只要通过账号管理登记，系统都会存档并自动变更。统一授权可分为行政授权和临床授权。

电子病历是当前的热点话题。集团的电子病历从预约到就诊再到门诊挂号，最后到出院随访都有记录。医生只需要统一用户登录，无论采用哪种通信手段都可以查看。电子病历作为临床医生的工作平台，书写器是医生进行日常临床活动的入口。医护人员可以通过通信手段及时沟通，包括抗菌用药分级管理、手术分级管理、药品不良反应和医嘱执行核对。在电子病历、电子医嘱、护士工作站的基础上，集团实施电子化临床路径，用以规范医疗行为、减少变异、简化流程、降低成本、提高质量。

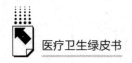

　　信息化对门诊预约大有裨益。预约的目的是减少患者的等候时间，使医院的诊疗流程更加有序。假设每位医生诊视一名患者的平均时间是 15 分钟，按照这个时间，医院可以发短信建议患者什么时间来。这样患者可以减少等待时间，更愿意进行预约。信息化还可以帮助双向转诊打通集团医院和社区卫生服务中心之间的电子转诊通道，实现患者诊疗记录共享，慢性病患者在出院时自动下转诊疗信息，这是集团信息化的优势所在。

　　集团信息化建设有三要素：一是硬件集成平台建设；二是软件平台建设以及应用系统的选型和实施；三是信息中心团队建设。

G.12
国家级临床重点专科建设

执笔人：裘云庆　王新生*

摘　要：

国家级临床重点专科建设项目的目的在于提高临床技术水平和能力，这也与医院组织管理息息相关。本文从制度建设、人才培养、学科布局等方面，阐述打造重点专科建设的难点问题。

关键词：

临床重点专科建设　学科品牌

一　扎实提升医疗服务能力

坚持学科建设与发展的理念，是全面推进医院可持续发展的路径之一。若想实现医院的可持续发展，首先要不断细化专科，并在此基础上强化专科特色、细化亚专科；其次要将中心做大做强，以大兵团协同作战的方式建立医学中心；最后要以专科为主体，利用学术平台开展国际合作。

不同于一般的科研项目，卫生部国家级临床重点专科建设项目的目的在于提高临床技术水平和能力，最终让患者受益。所有目标和内容都围绕临床疗效、医疗费用、缩短住院日、方便病人、减轻病人痛苦等问题展开，进行一系列临床新技术、服务新方法的研发、引进、应用及推广。

重点专科的建设与组织管理息息相关。为此，浙江大学附属第一医院加强领导，完善配套政策，由院长亲自担任重点专科建设项目领导小组组长，把重点专科建设纳入全院发展规划，并制订相应的专科发展规划、工作制度、实施

---

* 裘云庆，浙江大学附属第一医院副院长；王新生，青岛大学医学院附属医院院长。

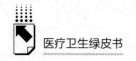

措施和培训计划。由医务科专人负责项目管理工作，把重点专科建设纳入科主任考核制度。待人员分派到位后，医院定期召开领导小组会议，研究解决专科建设工作中的主要问题，分工明确，责任到人。

除此之外，医院建立自我评估机制，由重点专科领导小组成员每半年对专科建设情况进行检查，切实解决建设过程中出现的困难及问题，使建设任务保质保量完成。同时，医院还建立了年报制度，每年12月开展年度专科项目建设工作总结，按照国家临床重点专科的评估标准，充分研究项目建设中存在的问题和不足，制定优化措施，不断改进。

经费管理及配套支持也是重点专科建设项目中的关键任务。在经费管理方面，医院本着经费使用方向明确的原则，制定了《浙大一院国家重点专科经费管理办法》，并对资金的支出使用进行监督管理，切实做到专款专用、专项核算。让经费使用得既有进度，又有实际效益。在配套支持方面，医院加大专科资金的投入，制订了经费投入方案，目的是确保资金到位。对纳入国家临床重点专科建设的项目，医院严格落实1∶1资金配套；对于硬件设施配置，医院优先考虑满足重点专科发展的要求。人员的合理配备是专科建设的基础。医院在人才引进、职称晋升、评选评优、绩效考核等方面分别给予政策倾斜。

多年来，医院邀请国内外知名专家教授在学科内兼职或指导工作，加强中青年医疗骨干的培养，大力支持和推动重点专科医师出国留学计划。以专科为主体，以项目为切入点，利用国际平台，开展项目合作，目的是争取取得重大成果，并最终走向产业化。

链接：

提问：请问贵院在县医院及下属医院的远程会诊是通过什么手段来实施对接的？

裘云庆：我们和100多家县医院进行了远程链接，将我院重要的科室组成会诊中心，只要收到他们的病症信息，我们就马上进行会诊，根据专家层次的不同，会诊金额为200~400元。

提问：人才引进后，如何处理其与原有人才的关系？

裴云庆：这些引进的专家不担任任何职务，他们只负责专科的建设工作，到目前为止没有发生冲突。

二　反思学科发展

卫生部推行的国家级临床重点专科建设项目，极大地提升了全国临床专科的诊疗水平。就青岛大学医学院附属医院的现况而言，想要大面积取得重点专科的成果非常之难。面对如此境况，如何实现医院的持续发展，是医院迫切需要解决的问题。

作为山东省东部地区唯一一所省属综合性教学医院、区域医疗中心和人才培养中心，医院一直遵循以"学科为本、人才为翼、质量为先、创新为魂"为主要内容的内涵建设。经过多年的建设与打造，医院逐步形成并先后获得了一批国家、省、市级重点学科。而临床重点专科的建设，带动了全院学科的发展和区域医疗中心的建设。在山东省首批临床重点专科评审中，青岛大学医学院附属医院所申报的泌尿外科、骨科、心内科、小儿内科、产科、重症医学科、急诊科、临床检验科、病理科、临床护理科10个学科全部获批。

在学科发展的同时，我们也有反思，并总结出适合医院自身发展的道路模式：人才建设、硬件建设和文化建设。这三个方向的延伸就是内涵发展、创新发展和开放发展。

首先，人才是学科发展的大计。我们对学术学科带头人的选拔制定了标准，包括学术公认、同行公认和社会公认。对他们的培养同样有所权衡，即在政策、项目和资金上都对其有所倾斜。同时，医院建立了首席医学专家制度和终身医学专家制度，充分发挥医学权威的学科领军作用和老专家的传帮带作用，目的是加快中青年人才的成长。

其次，岗位竞聘制度也已在医院探索、实施了10年有余。这一制度打破了条条框框的限制和论资排辈等习惯思维的束缚。人才干事创业的积极性和创造性得到了最大限度的发挥，对于增强学科核心竞争力也起到了积极的推动作用。"以岗定薪、薪随岗变、多劳多得、绩优薪优"的高弹性薪酬模式，同样

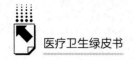

是医院绩效分配体系的一大特点。

最后，医院文化建设也不容小觑。作为一所百年老院，医院拥有115年的悠久历史，文化沉淀、科室品牌深入人心。多年来，医院不放松内涵建设，一直坚持每年一次的全面医疗质量管理工作会议。另外，还定期开展疑难病例的讨论，这些都使医院学科的诊疗水平得到了提高。

2012年，按照"整体规划、稳步推进、成熟一个、调整一个"的原则，医院积极调整学科布局，加强亚专科建设，在原有重点学科的基础上，进一步打造了乳腺中心、甲状腺中心、盆底疾病诊疗中心等多个学科品牌。与此同时，还推出了"多学科专家组诊疗模式"，这种模式的推行也对医院的专科建设起到了很好的促进和带动作用。

G.13
学科组织结构突破

执笔人：高解春　高 文　黄国英　蒋立虹　孙志明　刘奕志　季匡华*

摘　要：

让患者愿意到医院就诊、为患者提供安全的医疗服务，是医院院长工作的永恒主题。传统的学科分类导致治疗方式整合困难，本文介绍了如何开展学科评估、进行学科组织结构改造，以适应现代学科的专科化、中心化发展，为患者提供优质高效的医疗服务。

关键词：

学科建设　学科组织结构　专科化

一　学科建设及医院排行榜

在新医改之前，医院的管理者常忙于筹集资金进行医院的硬件建设，为医院添置新设备，但医改之后，政府收走了这些权力，医院院长迎来了思索管理者的职责何在的时刻。对医院院长工作职责的通俗解释应当是，让患者愿意到医院就诊，以及为患者提供安全的医疗服务。因此，维护医院声誉和患者安全才是医院院长工作的永恒主题。

中国的医疗机构依靠医疗质量和学科建设，树立在当地乃至全国具有影响力的品牌。医院院长的工作也应当围绕学科建设，以学科的质量和业务管理为基础进行医院管理。

---

* 高解春，复旦大学医院管理研究所所长、上海申康医院发展中心副主任；高文，上海市胸科医院、上海交通大学附属胸科医院院长；黄国英，复旦大学附属儿科医院院长；蒋立虹，昆明医科大学附属延安医院暨云南心血管病医院院长；孙志明，天津市环湖医院副院长；刘奕志，中山大学中山眼科中心主任；季匡华，台北新光吴火狮纪念医院肿瘤治疗科主任。

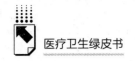

近年来，医院学科设置的趋势已由原本的传统分类走向学科细分，形成了多级学科、一个教研组包含多个临床学科的架构。同时，学科的功能交叉趋势日益明显，形成了实体或松散的医学中心模式。在学科建设方面，医疗机构则更重视学科带头人及专业人才的培养，设立同一学科的不同专业组，注重学科的带动效应。

在这样的学科发展趋势下，学科管理也呈现不同的特点。

第一，以学科发展目标为依据进行战略管理。第二，以统一诊疗规范为抓手进行质量管理。对患者而言，在同一家医院就诊却收到来自不同医生的不同诊疗方案，或是在同一家医院收到同样的诊疗方案，后者更让人放心。因此，统一而先进的诊疗规范，才能体现先进的诊疗水平。第三，以各有方向、全科协作的方式进行临床科研管理。从规范的教学医院学科管理经验来看，各学科清晰分工，课题均有专人研究，才可以提升医疗机构各学科的实力。第四，进行责权利统一的人事聘任分配管理。第五，营造有学术氛围的文化环境。

学科评估实际上是学科建设的核心内容。各个学科负责人应当每年向院长汇报学科排名情况并制定发展目标，院长则应树立标杆，推动学科进步。学科评估的标准应具备公平性与刚性，评估时间频率应与学科建设节点一致，评估结果则应与学科设置、学科带头人聘任及临床资源配置挂钩。在学科评估中也不可过分突出获得基金及发表论文的数量，医学学科的建设要点应当在于临床工作量的提升及新技术的开展。以眼科为例，就需要评价白内障手术的数量。同样，虽然协和医院发表的论文数量并不是最多的，但医院的临床水平毋庸置疑。

就培养学科人才而言，则要因人制宜。院长可以聘任不写论文的医生为主任医师，但不可聘其为教授、研究生导师，也不可让其担任学科带头人。一方面，医生应明确个人的发展定位；另一方面，院长也应帮助医生清晰定位，并且挑选研究学术人才成为学科带头人。在年轻人才的培养选拔上，也应重视建立公正的标准，引入淘汰机制。

由于国内缺乏评价标准，因此国内的医院管理者常持有一种观点，认为本院的学科在国内属一流。但美国自 1993 年起，就由《美国新闻与世界报道》

（*U. S. News & World Report*）杂志于每年夏季对美国医院进行质量评价，并公布结果，形成"美国最佳医院"排行榜。此排行榜以专科声誉、诊疗结果、医疗质量因素为主要评估内容，对医院规模、设备、专科、入院人数有一定的要求。其主要目的在于建立学科建设标杆，并引导患者就诊，在美国医务界被广泛认可，产生了正面引导作用。

在借鉴美国医院排行榜的理念及评价标准、结合国内不同大学体系分割等现实情况后，复旦大学医院管理研究所提出请专家分别进行中国医院最佳专科声誉及最佳医院的排名工作。

中国医院最佳专科声誉排名工作，使用问卷调查的方法，请中华医学会专业委员会对本专业排名前5位的医院进行提名，通过计算特定医院的专科声誉值，按各医院的专科平均声誉值（声誉值总分/参与该专业投票的专家总数）进行排名。

中国最佳医院排行榜排序，则由专科声誉得分和科研学术得分组成。医院专科声誉得分由医院各专科获得的名次换算成对应的标准值累加后形成。医院科研学术得分则是由医院年内 SCI 文章影响因子累加及国家科研成果一等奖、二等奖分别与不同权重相乘的总和。最后医院的排名得分将由标化专科声誉得分的 80% 与标化科研学术得分的 20% 相加得到。

在 2009 年的排行榜评审中，共得到 807 名专家的有效回复，回复率达 44.2%。这与美国进行了 12 年的评审工作，但回复率从未超过 40% 相比，复旦大学医院管理研究所版的排行榜得到了国内医学界更大的关注。2010 年，复旦大学医院管理研究所开展第二次评审工作，共收到 1124 名专家的有效回复，回复率达 55.95%。就排行榜内容而言，2011 年的最佳声誉排行榜共评选 28 个专业，评选出前 10 名；最佳医院排行榜则有 100 家医院。

中国医院排行榜以专科声誉、科研水平为评估内容，忽视医院规模、设备、专科差异，以学科建设、疑难杂症为主要引导方向。就进行排行榜工作的目的而言，复旦大学医院管理研究所期望排行榜成为各医院学科建设的参考指标，以搭建中国顶尖学科和医院管理学术交流的平台，同时也希望有更多评价机构、学术机构介入，在完善和关注排行榜的同时给予指导和支持。

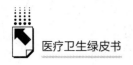

二 新行政体系助力学科建设

上海市胸科医院是中国最早建立的、以诊治心胸疾病为主的专科医院。目前医院每年收治门急诊和住院患者逾30万人次，其中胸部肿瘤患者占65%以上，外省市患者近50%。年胸部手术量达5000多台，在胸部肿瘤、心胸专科医学领域处于国内领先水平。

随着学科的细分，疾病诊治也在向着中心化趋势转变，但学科中心的组织结构有松散和紧密之分。上海市胸科医院的肺部肿瘤临床医学中心，就是具有行政权力的中心机构。

医院的肺癌诊疗模式探索，不仅与医院素来的优势学科地位有关，而且与目前肺癌个体化多学科综合治疗的发展趋势有关。肺癌的治疗追求个体化的综合指标，但目前临床分科体系的局限性造成了治疗方式整合困难的局面。

肺癌的不同治疗方法，在肺癌诊治中的地位本就各不相同。外科手术和放射治疗主要用于控制局部生长和局部扩散，在治疗淋巴结的转移上有较大优势；化学治疗则主要体现全身效应，其着眼点在恶性肿瘤的扩散和转移上，通常强调多疗程、足剂量的用药方法。近年来，肺癌的靶向治疗及生物治疗，则变得较为重要。

传统的医疗学科体系多为按治疗手段建立的学科。内科学主要为内治学，是所有临床学科的基础；外科学则主要为外治学，可用手术解决问题。但这类学科分类过于笼统且互相交叉，如三期肺癌和心脏疾病，患者获得何种治疗，取决于收住在哪个科室。举例来说，以往内科医生收治肿瘤患者，医生本人可选择请外科会诊或是单独以内科手段对患者进行治疗。这种方式影响了患者的治疗效果。如何整合协调针对同一患者的内科、外科、放射治疗，已成为一个临床诊疗课题。

胸科医院曾采用过综合讨论模式试图解决这类问题。但由于医生分属不同科室，以每周讨论一次的频率，往往无法为患者及时提出诊断治疗方案，同时也缺乏对患者治疗的后续跟踪反馈。

于是医院开始了探索学科组织结构的改造，目前的趋势是按脏器或者病种建立学科，研究的是一种或一组疾病，即按脏器分为心脏、肺、肝脏等，按疾病分为肺癌、乳腺癌等。通过综合多学科的知识和技术，将拥有不同治疗手段、不同专业背景的专家组织起来，集中为患者提供诊疗服务。

目前，肺癌单病种的体系框架主要以胸外科、内科、放射治疗科以及其他相关的影像科、病理科组成。中心通过建立行政体系，集中各相关科室在同一个病房工作，为患者选择诊治方案，通过特殊的诊疗中心及门诊化疗等手段为患者进行多学科诊治。

临床医学中心建设的目标和任务，主要是使肺部肿瘤医学中心成为规范化的肺癌诊断和治疗示范基地，肺癌诊断和治疗新技术的研发、应用基地，以及临床抗肺部肿瘤新药临床药理基地，以提高早期患者的五年生存率、治愈率和晚期患者的化疗缓解率。

临床医学中心的组织架构实现了医生为患者选择最佳、最合适治疗方案的可能，提高了医院临床诊断能力和治疗水平，有利于学科的发展及优势学科群的建立。同时，能够使平均住院时间缩短，降低了重复检查后的均次费用，提高了患者转诊、收治、确定方案治疗的效率，改变了以往需要 48 小时才可进行会诊、内部患者周转不利等问题。

三 专科医院的细分之路

长期以来，中国的儿科在医院中与心脏科、呼吸科等科室处于同等地位。但目前，儿科医院的学科已走向细分化，并拥有成人医院中所没有的科室。

随着医疗的流水作业及集团化作战成为常态，专科化发展已成为必然趋势。人类对疾病认识水平的深入，也使患者对医疗服务的要求不断提高。在此背景下，儿科医院在大内科及大外科的框架下，需要有新的突破。改变以往专科患者无法固定就医、专科学组负责人无法行使应有权利、专科医生无法得到专科培养的情况。医院走向专科化发展的目的是要形成良好的社会服务功能，具备高超的诊断、治疗技术及服务社会的方式。

虽然医院专科化发展有利于患者就医、对患者进行规范管理，以及对患者

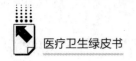

的诊疗进行持续跟踪，并有利于专科人才的培养，但推进专科化建设却遇到了阻力。一方面是复旦大学附属儿科医院原有设计缺乏专科化概念，导致改革受到场地限制；另一方面则与人员核定和收入归属有关。在推进过程中，医院通过重新分配场地、合理分流及补充各科室人员、收入划归专科等方法解决了上述问题。

突破组织结构后，医院的专科运行模式实现了病房门诊的一体化管理，对实验室、专科门诊、专科病房、专科辅助检查与治疗进行综合管理。举例来说，脑电图已交由神经科管理，心电图和心电超声则交由心血管科统一管理。

为保证专科化建设的持续进行，医院采取了若干举措，改变了医院原有的运行管理机制。

首先，医院建立了由科主任负责，以学科带头人、学术骨干、专科医师、专科护士为支撑，由放射、药剂、病理、检验相关学科技术骨干提供支持的专科化核心团队。其次，医院制定了专业疾病诊疗规范和临床诊疗路径、专科疾病循证指南和护理手册，以及出院病人随访计划；制定了专科医师轮转管理考核机制，实施了专科护士准入培养制度。最后，医院完善了专科绩效考核制度，建立了综合目标绩效考核及成本核算机制，确定了扶持、倾斜、鼓励机制。

在学科发展上，医院鼓励多学科交叉合作，兼顾平衡。积极推进多学科联合专病门诊、疑难病会诊制度、专科多科例会。通过设立公共门诊平台，解决了儿童疾病常伴随发生且不可分割的特点，比如儿童气管炎、感冒，若全部由呼吸科接诊，会大大超过科室负荷。

在这些措施的推动下，医院病床周转率得以提升，2011年平均住院日为7.8天，大部分肺炎患儿都可在门诊得到治疗。同时，医院的专科已达43个，并衍生出一些重要学科，设立了新生儿高级医师培训、儿科传染病培训等大量国际培训项目。医院还是卫生部新生儿疾病重点实验室，在新生儿脑损伤、早产儿、出生缺陷、肺发育与肺损伤、感染与抗感染免疫等方面进行了重点研究。复旦大学儿童发育与疾病转化研究中心下设的分子基因诊断研究实验室、生物信息与样本库，以及儿科临床流行病学研究室，均为配合各个专科的研究项目而设置的。

从复旦大学附属儿科医院推进专科化建设的经验来看，专科的发展有利于推动儿童医院的发展，在专科化发展模式中则需积极探索符合科学规律的多种形式，强调多学科联合交叉，强调基本积累和新兴专科的培育。

链接：

复旦大学附属儿科医院病房门诊一体化管理模式举例

新生儿：

急诊及转运—病房—NICU—随访门诊—护理门诊—卫生部新生儿重点实验室

心血管：

心内科—外科—CCU—Heart Clinic—EKG—ECHO—导管介入

肾脏：

病房—肾病、风湿病门诊—泌尿联合门诊—透析中心

血液：

病房＋层流室—专科门诊—PICC 门诊—血液实验室

呼吸：

病房—专科门诊—脱敏门诊—雾化中心—肺功能—纤支镜

神经：

病房—专科门诊（癫痫中心）—神经电生理—V - EEG 监测中心

传染感染：

传染病房—IICU—传染病门诊—感染与肝病病房—传染病实验室

五官：

病房—门诊—听力筛查—睡眠监测

四 学科发展有所为有所不为

昆明医科大学附属延安医院作为市级医院，在发展上陷入了高端人才引进困难、政府经济投入有限的困境。在这样的背景下，医院从学科建设着手，收获了心脏大血管外科和骨科的国家临床重点专科建设项目。

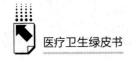

医院学科战略的一个基本理念在于，医院在发展学科时不可能使所有学科齐头并进，应选择基础良好、学术氛围活跃、支持后能产生最大效应的学科作为发展重点，充分发挥重点学科的"龙头"效应及辐射作用，带动其他学科协调发展。

在学科的发展中，医院提出对重点学科进行政策倾斜并给予持续投入。以心胸外科为例，医院首先扩大科室规模，使心胸外科病区达到4个，病床数达到168张，层流手术室达到9间。其次完善了心血管临床和基础研究两方面的学科设置，为科室购置了云南省首台64排双源螺旋CT以及DSA等设备，并建立了心血管分子生物研究室、心血管动物实验室、心血管影像研究室、心血管超声重点实验室作为基础研究支撑。

在学科的发展上医院还重视内外联合，集约发展。通过以心胸外科为中心，集中心内科、儿科、血管外科、中心实验室、放射介入学科、超声影像学科实现了统筹规划、资源共享、优势互补。通过与德国柏林心脏中心、美国克利夫兰医院、美国宾夕法尼亚大学医院成立合作团队，扩大医院国际视野，提升实力，从而建立了重点学科领先发展、特色专科快速崛起、普通科室稳步跟进的学科带动体系。

医院学科发展的探索还在于突出特长，以专业取胜。自1976年开始，医院就在云南省率先开展和实施了多项心血管外科技术，并建立了先心病外科组、成人心脏外科组、大血管外科组、婴幼儿心脏外科组等亚专业分科。

学科发展的目的是满足患者需求，为患者提供优质高效的医疗服务，解决患者病痛。就云南西部地区而言，患者难以转送至北京、上海等医疗水平发达地区。中国的人口出生缺陷率为世界最高，由于云南的高原特点，省内儿童心脏病的发病率更是高于全国。为此，自2001年起，医院开始对云南省少数民族地区进行先心病筛查，先后成立五个救助基金会项目并在两年内完成300多名先心病患儿的手术。

从昆明医科大学附属延安医院的学科发展道路来看，学科建设的价值在于提升医院服务能力，树立医院品牌，优化并形成学科结构，提升医院科研水平，提升医疗质量，搭建人才成长平台，有效整合资源使医院效能最大化，以达到提升医院核心竞争力、促进医院持续稳步发展的目的。

五　脑卒中防控的多线协作

天津市环湖医院是一家以神经内外科为特色的专科医院，是卫生部脑卒中筛查与防治基地。医院拥有 700 张床位，其中神经外科有 8 个病区共 294 张床位，神经内科则有 6 个病区共 246 张床位。

脑卒中已成为中国国民第一位的死亡原因。中国脑卒中的发生率以每年 8.7% 的速度递增，如此迅猛的势头很可能持续 30 年。作为一家神经专科医院，首先应正视脑卒中患者管理中存在的问题，方可应对严峻的形势。

在脑卒中疾病管理中，存在下列问题：除个别病区采用卒中单元管理救治外，多数神经内外科病区医生均不把卒中作为临床和科研的重点；在神经内科住院而需进行外科手术治疗的患者不能得到神经外科医生的及时会诊和处理；部分神经外科医生对脑出血患者救治的积极性不高，容易引起医患关系的紧张。

天津市环湖医院神经内科中 60% ~ 80%、神经外科约 1/3 的患者均为脑卒中患者，因此医院通过整合体系，横向联系学科，试图解决以上问题。自 2010 年开始，医院推行综合性脑卒中管理模式，即实行多学科协作下的卒中病房管理，从患者入院由急诊科进行溶栓评价，到治疗中神经外科的早介入并联合神经内科合作，再到出院后的社区康复，形成了卒中管理的社会化系统工程。

医院建立了脑血管病综合临床治疗技术体系，开展急诊超早期溶栓、卒中单元化治疗、缺血性脑血管病的介入治疗、颈动脉内膜剥脱技术、颅内动脉血管搭桥技术等，并通过超声影像、MRI、CT、DSA、临床检验、神经电生理等医技科室提供技术支撑，辅以卒中单元管理体系和社区及健康教育体系进行随访和初筛，以完善多学科协作管理体系的建设。

目前医院神经内科病区已开展微栓子监测并成立静脉溶栓专业小组，制定静脉溶栓流程。在溶栓的过程中，体现出急症科、神经内科、影像（PACs 系统）、临检科、护理部等多学科的合作。

通过卒中单元的建设，患者自住院开始进入卒中的单元网络，到出院随访，患者和医生始终保持联系。

天津市环湖医院卒中病死率由 2006 年的 15.78% 下降到 2011 年的

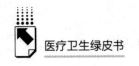

6.51%，复发率由2006年的27%下降到2011年的5.02%，致残率下降35%，平均住院时间缩短了25%。

同时，医院神经内外科医师每周定期开展联合查房和联合会诊。对适用外科治疗的患者及时转至神经外科进行手术治疗，避免了反复药物治疗，使部分通过药物治疗无效的患者，及时得到相应的手术治疗。此协作模式起到了杜绝神经内科医生由于受专业技能所限而随意让患者转院的做法，还遏制了神经外科医生之间的不良竞争。

在此基础上，医院的脑血管介入治疗、脑血管搭桥术、颈动脉内膜剥脱术、出血性脑血管病的外科治疗技术都有显著提升，同时医学超声影像专科的建设也得到了较快发展。2012年上半年，医院共为9000人次进行了颈动脉超声筛查，获得了详细的数据。此外，超声技术为脑血管外科进行术前的体表标记特点，也是学科交叉的结合点所在。

在卒中患者的管理上，医院在原卒中随访门诊的基础上成立了随访与宣教办公室，对神经内科住院患者进行每3个月到一年一次的随访。每周三医院还会开展健康宣教活动，为患者及家属讲解相关的健康教育知识。卒中单元和随访门诊的设立为脑卒中患者的二级预防提供了重要保障。

在此基础上，天津市环湖医院将卒中病房管理延续到社区医疗。医院将天津市河西区卫生局联网的12所社区卫生服务中心列为首批基地网络医院，覆盖全区并形成脑卒中筛查与防控网络体系。通过建设防控体系，推动医院神经内外科、超声影像等相关学科的发展，强化了多学科协作。

六　消除学科发展痼疾

1983年成立的中山大学中山眼科中心（以下简称"中山眼科中心"），由眼科医院、眼科研究所及防治防盲办公室三部分组成。2006年，眼科学国家重点实验室亦落户于中山眼科中心。这个国家重点实验室的基本架构为公共实验室、功能实验室、动物实验室，以及10多个小研究室。

眼科学国家重点实验室以此模式运转多年，目前中山眼科已显现疲态。实验室原有的研究方向为致盲性眼病的防治、眼免疫和病理研究、眼遗传和基因治疗等，但随着评估周期优势的淡化，实验室的优势也逐渐淡化。

实验室近年来试图从眼发育、眼睛相对于全身的独立性以及眼睛与全身血管、脑神经改变的相关性等方面，着手改变学科的基础研究方向，将医学最前沿的研究与眼科基础研究相结合。目前中山眼科中心在眼干细胞、眼血管生物学、遗传与表观遗传学、神经生物学眼流行病学等方面均有研究，并针对研究方向，组成以千人计划、973 与 863 首席专家、客座长江学者等高水平人才领军的编队。

在国家临床重点专科建设上，中山眼科中心位居第一。在如何合理有效地使用卫生部给予的 500 万元资金方面，中山眼科中心进行了深入思考。

眼科医院原有的组织结构为亚专科化，分为白内障科、青光眼科、角膜病科等专科，专科医生只关注本专科疾病，这在一定程度上限制了眼科学的发展。在卫生部确定了新医改中大型公立医院应以科学化、专业化、精细化为发展方向后，中山眼科中心将疑难病和高水平诊疗作为医院的发展定位。

目前中山眼科中心采用了围绕某个病种建立治疗中心的新模式。以眼底病治疗中心为例，其中包括眼底内科、眼底外科、葡萄膜科、神经眼科。而在眼底病的治疗上，中山眼科中心制定了从就诊检查到治疗的统一标准化诊治流程。

中山眼科中心还通过建立临床研究中心，以人为受试者，讨论病因、治疗手段、预后、诊断方法的安全性及有效性、设备的临床应用、药物的安全性及有效性等围绕疾病诊治全过程的相关问题。

目前国内的临床研究仍面临众多问题：其一，科研方案设计不当，随机对照试验数量过少；其二，规范化和质量监控不足，常出现临床试验未注册、监察机制不完善、数据记录不及时、原始数据不全、原始资料丢失等问题；其三，数据信息化水平过低，数据未进行电子化管理，为篡改数据提供了可能性；其四，对伦理重视度低，未保护受试者的知情同意权。

中山眼科中心的临床研究中心投入大量资金，规范试验流程，对立项、数据审核、原始记录的保存等进行了细致管理。通过专人管理电子数据库，进行数据检查和采集，使用条形码进行统一管理。在伦理监管方面，也进行了规范管理。以期建成符合中国 SFDA、美国 FDA 和欧洲 EMEA 标准的临床研究中心，缩短研发时间，降低研发成本，使中山眼科中心更具国际竞争力。

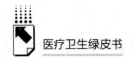
七　肿瘤专科发展因地制宜

台湾肿瘤学科的架构在特级教学医院呈现为完整的癌症中心；在一级教学医院则是肿瘤医院的形式；在教学医院和中型医院则呈现为大医院的癌症中心或肿瘤部，或是综合医院各自独立的肿瘤专科；在社区则为独立经营的肿瘤科诊所或小医院。

在完整的癌症中心，医生的职责除了癌症治疗的临床业务，更需包含基础、临床、转化研究和创新疗法的探索以及教学任务。社区型的肿瘤科则有自己的特点。以美国为例，75%以上的肿瘤科医生为社区医生，甚至普通小城镇也拥有放射肿瘤学科，医生可为附近的患者进行化疗等治疗，其薪资水平也比一般大医院的同类医生高。

在10多年前的美国，70%的肿瘤医生独立开业，患者也倾向于在社区接受放疗、化疗。而在肿瘤医院或大综合医院的癌症中心或肿瘤部，都以临床工作为主，还需承担癌症委员会及癌症防治中心的工作，以及负责院内多科间的协调整合工作，并需负责提升癌症中心或肿瘤部的质量。

就癌症医疗品质委员会来说，其中有主任委员、执行秘书，下设病理品质组、安宁疗护推动组、病房品质组、化放疗安全组、影像品质组、病例品质组、癌症资料库管理组。这些组别分别管理不同的工作，以癌症资料管理组为例，组员需要做年报和统计，汇总全年中心或部门的患者信息等。

对于一流癌症中心的判断，台湾医疗机构需要拥有各项共识会议、SOP、指标考核、成果汇报及国际品质认证等品质证据，以及院内主导的一期、二期试验和高影响力期刊的发表等创新力证据，同时医院还需具备国家大药企的三期临床试验、可提供进修职位、参与主导国际临床研究、获得大量外来研究经费等领导能力证据。而判断社区肿瘤科是否一流的标准，则是机构是否拥有逐渐增加的业务量及特色医疗项目等。

就台湾肿瘤科的特点而言，95%以上的肿瘤医生都在大中型医院工作，但目前社区肿瘤科或小型肿瘤医院的发展已成为趋势，而癌症患者去集中化的结果会在一定时期内影响大型医院的经营绩效。在此压力下，大型医院及医学中心、教学医院应提高研究能力，通过获取外部经费促进学科发展。

如何建立兼具教学与社区机构特色的肿瘤科？台北新光吴火狮纪念医院进行了以创品牌为核心的改革。

台北新光吴火狮纪念医院本身为教学医院，其肿瘤科以放射肿瘤为中心，仅提供门诊服务，无法承担医院内部转科的放疗患者。

医院通过引进肿瘤顾问团队进行经营操作，从建立内部品质文化着手，重建学科。医院在引进螺旋刀，并与肿瘤生物技术公司团队合作建立实验室进行转化医学研究的基础上，听从管理策略指导，建立联合讨论制度，组建"螺旋刀中心"，形成多种学科品牌。

数年的发展后，台北新光吴火狮纪念医院肿瘤治疗科通过螺旋刀提升了放疗在第四期癌症治疗中的地位，在门诊化疗上实行节拍式、间隔式化疗，进行了部分免疫治疗的临床试验，可谓在与肿瘤治疗相关的各个方向上取得了进步。

公立医院改革篇

Reform of Public Hospitals

G.14

搭建平台深化公立医院改革

执笔人：李大川*

摘 要：

本文阐述了新医改的发展背景及目前所面临的问题，由于大部分医疗卫生改革均通过公立医院予以实现，而公立医院改革与其他改革制度也有所不同，因此本文总结归纳了9条有待进一步完善的工作。

关键词：

公立医院改革 医疗卫生发展

新医改实施以来，有两个关键问题应弄清楚：一是公立医院改革的背景；二是深化改革、改进医疗服务的途径。

---

* 李大川，国家卫生和计划生育委员会医政医管局医疗与护理处处长。

一 多问题催生公立医院改革

2000年，8部委共同参与了医改方案的制订。2009年以来，共同参与的部委增加至16个，新医改的内容也愈加复杂，牵涉面亦愈加广泛。随后，经过3年的讨论与准备、4个月的公开征求意见，共对190多处意见进行了修改，最终正式发布实施了新医改方案。

在此方案中，有些问题是由于我国医疗服务发展不足，有些是由于体制、机制或现行政策不能适应改革要求。因此，需要以医疗政策为整体框架，制定相应的措施。

医疗服务体系的主体是公立医院，其为广大人民群众提供医疗服务，是解决基本医疗、缓解人民群众看病就医困难的关键环节。深化公立医院改革，是医药卫生体制改革的重要组成部分，与其他各项改革密切相关。群众反映的在看病过程中所出现的问题，都能够通过公立医院有所体现。

（一）医疗卫生发展受限

医改应首先解决发展问题。我国现有210万名医师，然而真正高水准、获得百姓信任的医师比例并不高。有相当一部分医师只经过一些简单的临床技能培训，或是经过专科学习就成为医师，以至于无法满足基层群众及患者的需求。

此外，我国医疗资源整体也存在数量不足、配置不合理、体系不完善的问题。其中，中西部、城乡和基层的问题尤为突出。基层医疗是我国医疗服务体系的主体，在将近30万家医疗机构中，有2万多家医院（三级医院仅几百家）和20万家门诊部、诊所。因此，大部分群众都应在包括乡镇卫生院、门诊部、诊所、社区医院的基层医疗机构就诊治疗，然而，那些经过高精专业培训的医生，基本都趋于在大医院工作，导致基层医疗机构的服务能力低下。

综上所述，我国医疗卫生发展的主要问题有两个：一是医生的数量匮乏；二是医疗水平不高。

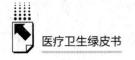

（二）多因素致"看病贵"

解决"看病贵"的问题是医改的一大目标。"看病贵"与医疗保障体系相关，我国医疗保障体系薄弱是"看病贵"的根本性原因。未能打破原有的保障体系，又未能建立起新的保障体系，由此会增加群众自付部分的比例。再加上整个医疗费用过快地上涨，最终给群众造成"看病贵"的问题。

目前，公立医院的收入主要由政府投入、药品平均差价，以及医疗服务所获收入组成。政府投入固定且额度有限，有很多医院实行零预算，甚至一些发达地区的领导认为辖区内的医院条件优越，因此也没有加大资金投入。如此一来，医院若想更好地发展，就只能靠药品平均差价和医疗服务收费，以获得收入。另外，目前的药品生产流通也存在诸多问题，药价虚高即为典型现象。因此，群众所反映的医疗行业的问题，不完全出自医疗行业和医疗机构本身，还与整体政策背景以及其他相关产业相关联。

（三）公立医院治理机制

公立医院治理机制所出现的问题，一是由于权力配置尚待调整，虽然整体上讲，政府对公立医院放权过度，但却依然掌握着收入分配权和部分人事权；二是由于政府并未投入足够精力来提高公立医院的管理能力，其对医疗机构的激励约束机制不健全，尤其体现于缺乏绩效考核制度，使得公立医院的运作和发展只能依靠院长的职业道德和管理能力。

二 破冰公立医院改革

大部分医疗卫生改革均通过公立医院予以实现，而公立医院改革与其他改革制度也不尽相同。医疗卫生体制改革的路径明确、方向清晰，譬如基本药物、基本公共卫生服务均等化，以及基层医疗卫生服务体系建设等问题，只需致力于改革的方式和方法即可。然而，公立医院改革的路径尚未明朗，或是提出各种试点项目，或是以建立和完善为目的。但作为试点的公立医院具有其特殊性，是否能够推广无法同一而论。几乎所有医改政策最终都要通过公立医院的服务来体现，如果这个平台没有搭建好，其他的改革就无法前行。

新医改中涉及公立医院的内容比较全面，在不断的探索之中仍有诸多需要进一步完善的工作，现将其总体归纳为以下9条。

（一）完善公立医院服务体系

1. 加强政府对公立医院的规划和调控

在医疗服务体系建设中，政府应担负宏观调控的责任，但我国公立医院的数量庞大，想要面面俱到确有困难。加强公立医院的规划和调控，要求政府明确重点调控哪些医院，对于这些医院，政府需要将必要的投入、管理和建设跟上。剩下的医院可以通过其他适当的方式，交给市场或其他部门去掌控。据此可有计划、有步骤地进行改革。

2. 建立公立医院之间、公立医院与城乡基层医疗卫生机构之间的分工协作机制

患者从就诊开始，到完全康复回家，几乎都完成于三级医疗机构中。这就制约了基层医院的医疗服务能力，使其无法发挥应有的作用。此外，由于三级医疗机构的水平高于基层医疗机构，也就意味着三级医疗机构的成本高、收费高，这无形中增加了患者就医的经济负担。

我们希望建立的理想体系为，患者能够做到区分急性病和慢性病，根据病症决定是否需要到大医院治疗，而在大医院接受诊疗后，可以转到下一级医院解决后期康复等问题。我们目前所研究的重点，即公立医院与基层医疗机构分工协作的问题。现在有很多医院都在对此进行探索，已颇见成效。三级医疗机构与城乡基层机构合作，由三级医院为患者诊断后，再由二级医院或者社区服务中心接收患者，采取后续治疗。这样既提高了大医院的医疗利润，也保证了二级医院或社区服务中心的患者来源。

3. 提高县级医院服务能力，实行城乡医院对口支援

国家投入大量资金，用于提高县级医院的服务能力。但这其中仍存在问题，很多县级医院规划欠妥，盲目建设。因此，政府在投入资金建设的同时，还需考虑医院建设的方式和程度，切不可简单盲目地追求大规模，这是没有意义的。如今此项工作正在进行中，很多县级医院都已从中受益。

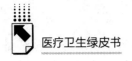
（二）改革公立医院管理体制

新医改明确划分了政府在公立医院建设方面的责任。省级主要负责建设省级医疗机构，县级负责建设县级医院。在此基础上，积极探索管办分开的有效形式。

管办分开的提出源自2000年的改革方案，主要是强调政府责任后，医院能够自主地进行建设管理，然而时至今日，仍未能探索出一种很好的方式。在此次探索过程中，全国16个公立医院改革试点城市（2011年6月28日，北京被确定为第17个公立医院改革试点城市）实行的管办分开的形式也各不相同。

（三）公立医院法人治理结构机制改革

明确政府办医为主体，科学界定所有者和管理者的责权；探索建立以理事会等为核心的多种形式的公立医院法人治理结构，明确在重大事项方面的职责，形成决策、执行、监督相互制衡的权力运行机制。全国已有医院在此方面进行了积极有效的探索。在此机制下，医院发展迅速，在医疗服务等方面也有所提升，是一种很好的法人治理结构机制。

（四）改革公立医院内部运行机制

1. 完善医院内部决策执行机制

应建立一个有利于医院良性发展的决策机制。现在很多医院的决策都是由院长一个人说了算，缺乏有效制约。以前是由政府管理医院的投入，由政府批准医院的决定。后来政府投入减少，也将医院交由市场来管理，院长的权力增大，如今想要将其权力收回，已是无从谈起。因此，需要研究医院内部决策机制的问题。

2. 完善医院财务会计管理和人事分配制度

分配制度与医院中的很多事务密切相关，涉及面广。分配合理，则能够调动员工的积极性，医院借此快速发展。分配不合理，则员工不满意，患者也不满意，这势必影响医院的发展。然而，医院能够放开手脚对人事分配制度进行调整的机会并不多。

现如今，很多医院实行的仍是粗放式管理，每天进账几千万元，出账几千万元，而对每一笔账的来去走向，都只是一个大概。医院每天的收入累积之后，与一个月的收入情况有很大的出入。其中，以资金流较多的医院尤为严重。在我国的医院中，大多数院长都是业务干部出身，他们在人才建设、学科发展、科学研究等方面的建设颇有建树，擅长医疗领域的管理，但是却疏于财务管理。

事实上，这个是全体性的问题，与医院类似的机构，在财务制度和人事制度上也面临同样困惑。因此，卫生部门有必要对此进行探索，我们也希望通过相关的法律法规，建立有效的激励机制。

（五）改革公立医院补偿机制

合理的公立医院补偿机制是各级政府和医院共同关心的问题。改革以药补医机制，逐步将公立医院补偿由服务收费、药品加成收入和政府补助三个渠道，改为服务收费和政府补助两个渠道。目前，各医院正在积极推进医药分开，卫生和民政部门也为此做了相关工作。

另外，如何合理调整医药价格，使逐步取消药品加成政策得以实现，并完善医疗保障支付制度改革，也是医改的重要内容。我国有很多临床路径的试点单位，目的就是逐步用按病种付费取代按项目付费。

（六）加强公立医院管理

提及医院管理，我们经常会与西方国家进行类比。相比西方国家，我国的医院体系具有其自身的特点。在西方国家，由社区或家庭医生解决患者的门诊问题，住院患者需要通过个人家庭医生或全科医生转至大医院。因此，西方国家的大多数医院都以住院服务为主，不会涉及过多门诊服务。

在新医改背景下，若想研究新的医疗管理手段及管理方式，仍需要以不断改善医院服务、提高医院信息化水平为核心要求。然而，医院并未在信息化建设方面给予足够重视，虽然已有医院开始了先进的探索之路，但仍有很多医院停留在传统的管理模式上。

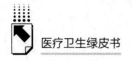

（七）改革公立医院监管

医院可解决人民群众的疾病诊疗需求，卫生部医管司和医政司即致力于此。其中，加强对医院医疗服务水平的监管为核心问题。医院评审制度曾暂停于 1998 年，此次可借机恢复，形成新的医院评审制度，筑成新的评价体系。

还应加强建设全行业监管体系。卫生行政部门应共同解决医疗机构在运行中遇到的问题。与此同时，还应加强公立医院医疗服务安全质量的监管。在新医改的引导下，各个医院都结合自己的特点做了一些工作，并取得了一些成效。

（八）建立住院医师规范化培训制度

一名合格的医生必须经过规范化培训的过程，大医院应成为住院医师规范化培训的基地，但是目前鲜有探索。华西医院逐步探索建立符合医学人才成长规律、适应我国国情的住院医师规范化培训制度，把住院医师培训作为全科医生、专科医生培养的必经环节。

（九）加快推进多元化办医格局

公立医院，尤其是基层公立医院的竞争意识相当薄弱，应通过鼓励、支持和引导社会资本发展医疗卫生事业，加快形成投资主体多元化、投资方式多样化的办医体制。完善政策措施，鼓励社会力量举办非营利性医院。

G.15
公立医院改革热点畅谈

执笔人：高解春*

摘　要：

补偿机制导向的问题导致公立医院的公益性出现很大争议。本文认为解决方法不是某一项措施，而是尝试药品零加成、提高医保支付能力、进行绩效工资改革、实施医保预付制、构建法人治理结构等一整套改革方案。

关键词：

公立医院改革　政府补偿　公益性　补偿机制

公立医院改革首先要知道还有什么不尽如人意之处、主要问题在哪里，然后才研究怎么改。

首先是公益性的问题。近20年来，补偿机制导向的问题导致公立医院的公益性出现很大争议。公益性是不以趋利为目的的。医院收入减支出等于结余，结余可以盖房子、买设备，也可以发奖金，这导致医生的很多行为带有明显的趋利性。医院运行机制最主要的问题是补偿机制，出资意味着医院是你的，但院长不出资，出资的是政府。然而如今医院90%的资金来自市场，这就是管理出现的问题，带有明显的趋利性，千万不要把利润作为追求目标。让看不起病的人看得起病，这是医保问题；让看不上病的人能够看上病，这是流程管理问题。医院要提出更高的要求，不要满足于看得起病、看得上病，而要看得好病。

药品零加成是一个很好的尝试。虽然不能解决补偿的所有问题，但是能够给我们解决补偿问题提供一个好方式。然而，仅政府按开药的总数加15%进

＊ 高解春，上海市复旦大学医院管理研究所所长。

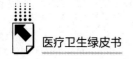

行补偿，一定是失败的办法，事实证明也是这样，医院不是没有趋利，而是追求更大的趋利。北京的尝试很好，取消15%药品加成，增加医生的诊疗费，试点医院出现了劳务高峰、药价低谷。但是现在北京试点出现的问题是看病不去试点医院，因为医生劳务费高；开药就到试点医院，因为药价很便宜。所以尝试方法虽然很好，但要搞就统一搞，药品同城不同价，这在商业上是很忌讳的问题。

中国当初制定的医务人员劳务费价格偏低，在偏低的价格上用任何方法进行监管都是没有用的。这一点众所周知，但谁来承担责任？劳务费需要增加，增加多少？医院能够承诺承担多少？在如今的体制下出现博弈。很多地方做过听证尝试，但最后以失败告终。说服工作很难做，需要各个政府部门都想明白，齐心协力做好这件事情，但物价、财务等部门和卫生部门的想法不一致，也是一个博弈的过程。

劳务费并非仅仅来自老百姓，医保也是劳务费的主要支付方。假如药品加成取消15%，老百姓少支付15%，劳务费的增加可以取自药品加成取消的15%，而且这部分实行全部医保，老百姓肯定同意这个政策。也就是说，劳务费涨上去的一部分由医保支付了，而药品降下来的一部分则是老百姓少支付了；而且劳务费的部分，即便医生不开药，仍然能拿到。

回顾改革历程，我们当初也没有想到如今的医保覆盖率能够达到95%，这在整个中国是一个巨大的数字，医保比原本预计的要多投入3倍，这证明政府在转变。医保覆盖医务人员劳务费的部分，应该由政府直接拨款。医院的积极性提高了，老百姓才能从中得到实惠，政府的医保盘子不是被动的。整个中国的医保盘子不是太小，医保的增长率已经超过了消费的增长率，医保有能力帮老百姓支付劳务费。

分类支付是医保将来解决基本与非基本医疗服务的主要途径。支付的比例一定要有梯度，分类是医保精细化管理的必然趋势。那些非基本但患者经常使用的医疗服务，国家没能力支付，可以交给包括商业医保在内的其他医保来支付。如果商业保险能进来，这就意味着患者可以享受最基本的社会医保，如果社会医保不能满足患者所有的要求，患者可以加上商业保险。其实，基本和不基本的划分是相对的，公立医院提供基本医疗服务是宗旨，但现在大部分医院提供的医疗服务是非基本的，美国、中国香港也是这样，最好的服务一定是在教学医院。医院提供的医疗服务主要分三类：基本医疗服务、非基本医疗服务、特许医疗服务。

除了劳务费的问题之外，医务人员的绩效工资应该按照业绩，通过绩效考核而有所差异，政府希望相对和谐，但相对和谐之后又怎么保证效率？有些国家实行的工资发放方法是收支两条线，这种方法的优点是和谐，缺点是效率很低。收支两条线不一定是错的，但二级医院采取收支两条线是不合适的。按工资总额核定来进行绩效管理，医保总额预付制度下，会造成医保结余多少都与医院无关，医院和医生该怎么做就怎么做。上海在推广闵行模式，对每个人的绩效进行定量分析，将一定的工资总额和奖金发放给每一个人。这个方向应该是正确的，即在工资总额核定或者在收支两条线的情况下，员工也要进行内部绩效管理，这并不矛盾。

总额核定多少合适是最大的问题，实施医保预付制，如何科学核定医保总额是关键。绩效考核工资总额核定的基础是什么？基础科学与否决定了这件事情做得是否科学。医改方案中间表述的难处，即按岗位工作量和工作质量进行绩效考核，进行工资总额核定。凭良心讲，现在多数医院的内部绩效考核是偏颇趋利的，收入减支出，这样的管理办法不好。不同的激励方法会产生不同的医疗行为，要改的是医院院长内部分配的方向问题。从某种意义上来说，灰色收入需要用另外一种方法来遏制，一定要把空间缩小，拿钱的医生要承受很大的心理压力并遭到惩罚。美国的医生为什么不敢拿红包？因为在美国，医生只要拿过一次红包，被发现后就一辈子都不能再做医生，而能否做医生意味着个人的收入和社会地位有很大的差异。

法人治理结构是两权分离，即决策权和管理权分离。两权分离指的是上层的决策者有决策权，院长有院长的自主权，因为管理者往往是院长。事业单位的法人治理结构有两大理论：委托管理理论，就是委托你来管理，如今的院长委派制属于这种模式；董事会管理理论，请医生代表、患者代表、护士代表、社会公共人物来做决策者组成董事会属于这种模式，但是董事长和董事会成员不是谁都能做的，决策者要具备相应的素质和能力，最后的结论是现在医管局要有社会多方代表的理事会是对的，医院集团搞理事会是对的，区市两局共建理事会也是对的，董事会一年就开四五次会，划定职责和权利，赋予院长充分的权利，对院长既有约束也有激励。上海申康医院发展中心下面的 24 家医院都由中心管理，每一个理事会都有理事长，那么申康的理事长还有用吗？任何一个理事会下面都有一个办事机构，董事会都有一个董事会秘书，属于高管人员。实际上，办事要有一个机构，要有各种数据，在数据基础上做出正确的决策，再上报财政部。每一个省市的医管局应该代表公众利益，代表发改委、财政部。以上海申康医院的预算为例，人大是上海市财政的理事会，对它的监管很简单，用权不好就换掉。两权分离是法人治理结构的核心，现在是两个不同的决策层，混在一起的话理事长怎么从管理层产生？中国有时候会出现这样的误区，比如法人治理结构的决策者对下面的情况不清楚，认为拿我的钱就是我的编制。每一个人的角色一定要弄清楚，院长代表团队，董事长是出资人代表，代表政府，这两个人的角色不同。双方位置可以换，但是相应的角色也要换，不能把这两个角色扮演成一样的。

Ⓖ.16

主辅分离后国有医院发展创新战略研究

执笔人：申宝忠*

摘　要：

本文对核心竞争力理论、战略管理理论、可持续发展理论的基本内容进行了系统阐述，并就其在医院发展方面的应用研究进行了综述；引入了企业战略管理领域广泛应用的 SWOT 分析法，分析了主辅分离后医院内部资源的优势和劣势、面临环境的机会和威胁，设计了后续医院持续发展创新的经营战略；对主辅分离后国有医院发展创新能力模型的评价进行了研究，并将此运用于哈尔滨医科大学附属第四医院的评价。

关键词：

主辅分离　SWOT 分析法　医院发展创新能力模型

2001 年北京市下发了《关于推进国有企业分离办社会职能工作的实施意见》，开始了国有企业主辅分离工作；2002 年八部委出台了 859 号文件，明确提出企业主辅分离的意见；2003 年铁道部医院开始改制，随后兰州铁路医院、大连铁路医院、呼和浩特铁路医院、云南铁路医院、青海西宁铁路医院等陆续开始了国企医院的主辅分离工作，全国企业医院相继从原企业剥离改制。在这样的大背景下，哈尔滨铁路中心医院脱离原企业也势在必行。经过一番运作，2004 年 10 月 10 日，哈尔滨铁路中心医院正式并入哈尔滨医科大学，成为哈尔滨医科大学附属第四医院。

主辅分离后，由企业转为事业单位，对医院的发展既是机遇，也是挑战，要探索主辅分离后国有医院的发展经营战略，摆脱原有行业医院模式的束缚，走改革创新之路。

---

* 申宝忠，哈尔滨医科大学附属第四医院院长、教授、博士生导师。

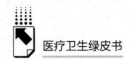

一 相关的理论基础

本部分对核心竞争力理论、战略管理理论、可持续发展理论的基本内容进行系统阐述，并就其在医院发展方面的应用研究进行综述，这三种基本理论奠定了本文研究的理论基础（见表1）。

表1 相关理论概念及其在医院管理中的应用

相关理论	理论概述	医院的管理应用
核心竞争力理论	核心竞争力是能够显著实现顾客看重的价值需求、领先于竞争对手、不易被竞争对手模仿的能力。即在满足顾客需求的前提下与竞争对手相比具有显著的领先性	①核心竞争力是特定医院个性化发展的产物。②核心竞争力能够更好、更全面地满足患者需要，实现患者所看重的核心价值。③核心竞争力是医院通过有效的资源整合而延伸出来的层次最高的、处于中心位置的、可以保持医院持久竞争和发展的优势，并有助于实现医院根本性利益的能力
战略管理理论	战略管理是全方位的管理，涉及企业上上下下各个方面。战略管理是一个过程，从战略制定、战略实施到战略控制，形成一个循环体	医院战略是医院根据其外部环境及内部资源和能力的状况，为求得医院生存和长期稳定发展，为不断获得新的竞争优势，对医院发展目标、达到目标的途径和手段的总体谋划。战略管理可分为医院战略管理、科室战略管理、职能战略管理三类
可持续发展理论	可持续发展能力是可持续发展的中心内容之一，也是世界各国实施可持续发展战略着力培育的基础动力。可持续发展能力包括三个本质体现，即定义中所指出的"发展度、协调度、维持度"	医疗机构可持续发展能力有三个关键因素：组织、系统管理和技术的熟练程度、必要的资源。实现可持续发展的途径和手段，可从人才战略、成本战略、多元化服务战略、质量战略等角度考虑

二 主辅分离后国有医院发展创新思路的构建

本部分引入企业战略管理领域广泛应用的 SWOT 分析方法，针对哈尔滨医科大学附属第四医院（以下简称哈医大四院）组建之初的内部资源和外部环境进行了综合概括，进而分析了主辅分离后医院内部资源的优势和劣势、面临环境的机会和威胁，拟寻求二者的最佳、可行战略组合，设计后续医院持续发展创新的经营战略，为众多历经主辅分离的国有医院提供持续发展创新的途径和实践参考。

（一）SWOT 分析法与医院管理相融

1982 年，旧金山大学 H. Weihrich 教授首次提出一种战略规则分析法——SWOT 分析法。S（Strengths），优势；W（Weaknesses），劣势；O（Opportunities），机会；T（Threats），威胁。通过对这四方面的识别和综合分析，构建 SWOT 矩阵（见表 2），辅助决策者做出最佳战略决策，从而最大限度地发挥系统自身的优势，并利用各种发展机会，将系统劣势和来自外界的威胁减至最小。

表 2　SWOT 矩阵

项　目	优势（S）	劣势（W）
机会（O）	依靠内部优势 利用外部机会	利用外部机会 克服内部弱点
威胁（T）	利用内部优势 回避外部威胁	减少内部弱点 回避外部威胁

目前，SWOT 分析思想已在企业的战略管理领域得到了广泛应用，但是具体到医疗市场领域的应用鲜有报道，本文将进一步深化 SWOT 分析法在医院发展创新能力方面的应用研究。

SWOT 分析法是对医院现有资源和外部环境条件进行全面分析的一种非常适合的方法。其分析结果对于设计主辅分离后国有医院持续发展创新的途径与手段是一种参考，只有全面了解主辅分离后国有医院内部资源的优势和劣势、面临环境的机会和威胁，以及这四个元素互动而形成的影响医院持续发展创新的动力机制，才能有效地构建后续医院持续发展创新的途径与手段。

（二）哈医大四院组建之初的 SWOT 分析

1. 医院的优势（Strengths）

（1）哈医大四院的前身哈尔滨铁路中心医院有上百年的悠久历史和浓厚的

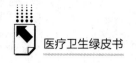

医院文化沉淀。

（2）医院是省、市、铁路、城镇医保的定点医院，患者的来源广泛。

（3）有坚实的人才培育基地做支撑：以全国知名医科大学——哈尔滨医科大学为依托，可为医院不断输送医学人才。

（4）有一个团结、务实、善于创新的领导集体。

2. 医院的劣势（Weaknesses）

（1）开放床位 635 张，床位使用率仅为 20% ~ 30%。

（2）医院部分学科设置缺位。

（3）人才配备不够。

（4）人员梯队不合理：目前医院正高、副高、中级、初级各级医师比例失衡，后备力量匮乏。

（5）缺少特色科室：与同类医院相比，学科队伍建设困难，没有自己的特色科室。

（6）作为教学医院，医务人员的科研能力较低，医院科研条件落后，只能应付基础医疗工作，很少有人在科研技术上投入精力，使得医疗工作无创新和发展空间。

（7）作为院校附属医院，没有独立的经营管理权和人事分配权，不能自主行事，人才补充渠道与专业单一，难以提高工作质量与效率。

（8）竞争意识薄弱：原企业"吃皇粮""吃大锅饭"的思想根深蒂固，医院的管理僵化落后；职工思想禁锢，医院缺乏活力、动力、竞争力。

（9）医院发展资金不足：多数房屋破旧，需维修方可使用；设备陈旧落后，很难保证正常的医疗运转，亟待更新；后勤无法保障一线医疗工作的有序开展。

3. 医院的机会（Opportunities）

（1）医学模式的发展：医学模式经历了从机械医学、生物医学到目前的生态医学的发展过程。人们日益重视身心保健，延长寿命、减少缺陷、提高生命质量，各种医疗服务需求日益增多，卫生事业具有更广阔的发展空间。

（2）医院地处哈尔滨市的交通要道，邻近火车站、汽车站，方便广大城乡患者就医。

4. 医院的威胁（Threats）

（1）区域内医疗竞争激烈，各医院纷纷通过转变服务态度、提高服务质量等方法抢占医疗市场。

（2）患者维权意识增强。

（3）执行政府部门制定的各项医疗服务价格，部分价格难以真正反映医生的劳务价值。

通过 SWOT 分析，可以清楚地看到哈医大四院组建之初的劣势远大于优势、威胁远大于机会，医院资源匮乏、经营环境恶劣、动力机制薄弱、竞争实力低下，提示管理者必须采取一定的策略对医院的资源和环境进行有效整合，利用优势、克服劣势、抓住机会、避免威胁，从而有效地促进医院持续发展创新能力的形成。

（三）主辅分离后国有医院发展创新思路模型的构建

根据上述哈医大四院 S、W、O、T 四元素的分析内容，导出系统 SWOT 分析结果，结合四元素配比分析在 S、O，S、T，W、O，W、T 组合中的比较，提炼出哈医大四院后续发展创新的综合策略：以资源和环境作为主辅分离后医院发展的平台，充分利用医院内部资源优势、克服其劣势，充分把握外部环境带来的机会、化解其威胁，并通过一系列战略转化工具，对资源、环境进行管理整合，使医院创新行为业绩得以实现，即建立一个具有简明逻辑结构的概念体系和理论框架，将影响医院持续发展创新能力的复杂元素排列组合为可以把握的因素，并且对这些因素及其相互之间的联系进行合乎逻辑的模型解释。

根据以上分析，本文试图借鉴企业界发展创新能力的研究成果，深化医院发展创新理论的内涵，结合以哈医大四院为代表的黑龙江省历经主辅分离的主要 10 所医院从原企业剥离的实际例证，从我国医疗卫生事业的关键特性出发，构建主辅分离后国有医院发展创新能力的"资源－环境－管理整合－创新能力－创新行为业绩"模型，拟在新形势下继续保持医院自己独特的优势，创造更多有利于医院发展的机会，明确主辅分离后国有医院发展创新的有效经营机制，为众多历经主辅分离的国有医院提供持续发展创新的途径和实践参考。

在借鉴大量相关模型研究的基础上，根据医院创新能力的理论来源和相关

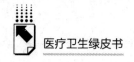

实证研究结论，结合对黑龙江省历经主辅分离的主要 10 所国有医院的实际考察，提出如下主辅分离后国有医院创新发展能力模型（见图 1）。

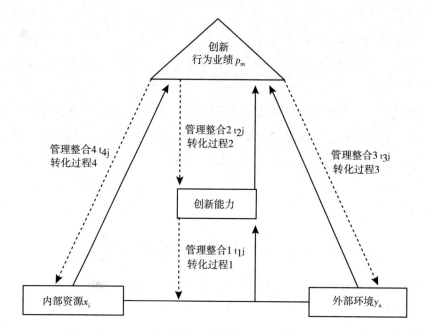

图1 主辅分离后国有医院创新发展能力模型

注：实线表示正向作用，虚线表示反向作用。

三 模型评价指标体系及权重的构建

按照上述方法，可清晰地表达主辅分离后国有医院持续发展创新能力的来源与形成机制。但是，医院资源、环境、管理整合、创新能力和创新行为业绩五大模块是医院发展创新能力来源的整体架构，不能从细节上反映医院持续发展创新能力形成的具体内在因素，以及各因素的作用大小和运行机制。因此，尚需对该模型各个模块建立具体的评价指标体系及其指标体系权重，进一步验证模型的科学性、合理性与适用性，在此基础上明确医院资源、环境、管理整合、创新能力和创新行为业绩五大模块如何进行有机联系、整合、渗透，进而作用于医院业务、管理过程，从而培育医院持续发展创新能力的机制。

（一）资源模块评价指标体系及权重的构建

1. 资源模块评价指标体系的构建

（1）人力资源评价指标

当前对医院人力资源指标的评价，主要体现于学历和职称结构上。本文将"院长素质""卫技人员素质""中层管理人员素质""人力资源规模和结构"四个指标作为分类框架，构建人力资源素质评价方法。

①院长和中层管理人员素质评价：高级管理人员素质指数的计算公式如下。

$$高级管理人员素质指数 = \frac{平均管理年限}{平均年龄} \times 150 + 150 - 平均年龄 \times 2$$

②卫技人员素质评价：采用"研究生以上学历卫技人员比例"和"正副高职称人员占卫技人员比例"两个指标，作为卫技人员素质的评价指标。

③人力资源规模和结构评价：以"卫技人员占职工总人数比例"和"职工总数"作为评价指标。

（2）除人力资源外的医院资源规模和素质评价指标

①床位数评价指标：体现为"实际床位数"。

②资金评价指标：体现为"业务支出"。

③医疗设备评价指标：体现为"医疗设备总价值"，以"万元以上医疗设备台数"作为医疗设备总价值的替代评价指标。

④信息设备评价指标：体现为"信息设备总价值"。

⑤医院建筑面积评价指标：体现为"实际使用面积"。

（3）客户资源评价指标

医院的客户资源，主要是医保患者，以及目标市场范围内的非医保患者，本文采用"是否医保定点单位"和"目标市场范围大小"两个指标，评价医院的客户资源。

（4）社会关系资源评价指标

社会关系资源主要考察医院作为法人的关系资源，以医院与所在社区、同行以及行政主管部门等的关系作为评价指标；考察管理高层的私人关系资源，以医院与卫生官员、社会名流的关系作为评价指标。

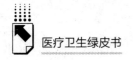
通过上述分析，可以构建医院资源模块创新能力的评价指标体系（见图2）。

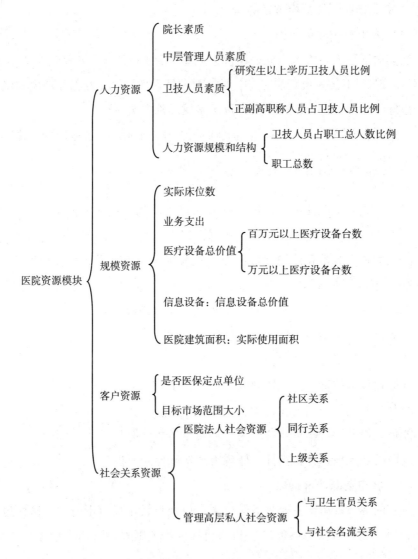

图2 医院资源模块评价指标体系的逻辑结构

2. 资源模块评价指标体系权重的构建

（1）资源模块评价指标体系权重的确定方法

①问卷调查：采用本课题组自编的"医院持续发展创新能力调查问卷"，对

医院院长、中层管理人员进行现场调查，按照要求在满分值为5分的指标重要性评分中，对资源模块各指标重要性程度进行评分，所得结果为各指标的初级权重。

②文献法：合理借用现有文献中对医院创新能力评价资源模块各指标的权重分配体系，并结合上述问卷调查，对各指标的初级权重加以改造。

③指标权重计算公式：

$$w_i = \frac{A_i}{\sum_{i=1}^{5} A_i}$$

其中，w_i 表示第 i 个指标的权重，A_i 表示第 i 个指标的重要性得分。

（2）资源模块评价指标体系的构建结果

资源模块各评价指标的重要性得分（总5分）及指标权重见表3。

表3　资源模块各评价指标的重要性得分及指标权重

一级指标	二级指标	重要性得分	指标权重
院长素质		4.820	0.117
中层管理人员素质		4.820	0.117
卫技人员素质	研究生以上学历卫技人员比例	2.365	0.058
	正副高职称人员占卫技人员比例	2.365	0.058
人力资源规模和结构	卫技人员占职工总人数比例	0.790	0.019
实际床位数		4.190	0.102
业务支出		4.440	0.108
医疗设备		4.750	0.116
信息设备		4.190	0.102
客户资源	是否医保定点单位	2.313	0.056
	目标市场范围大小	2.313	0.056
社会关系资源	社区关系	0.855	0.021
	同行关系	0.855	0.021
	上级关系	1.210	0.029

（二）环境模块评价指标体系及权重的构建

1. 环境模块评价指标体系的构建

医院创新能力的环境可分为自然环境和社会环境。自然环境一般指医院所处地理位置所决定的环境；社会环境从组织的一般环境来划分，可分为政策环境、技术环境和市场环境等。医院环境模块创新能力的评价指标体系见图3。

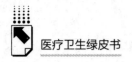

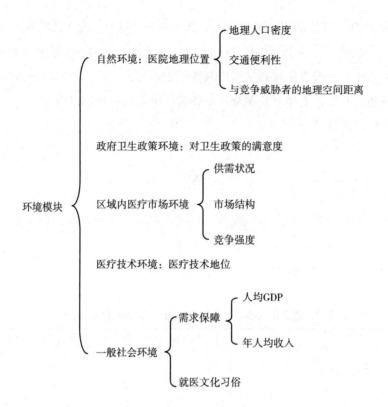

图3 医院环境模块评价指标体系的逻辑结构

以上各指标之间会存在交叉现象，譬如地理位置优劣性指标中的人口密度指标，与卫生需求指标就存在交叉现象。因此，在实际评价时，我们整合梳理和简化了终极指标，通过遴选，得到医院环境模块评价指标体系（见图4）。

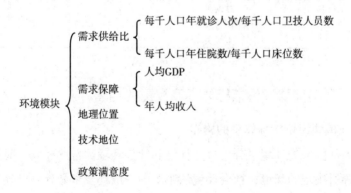

图4 简化的医院环境模块评价指标体系的逻辑结构

2. 环境模块评价指标体系权重的构建方法

参考资源模块评价指标体系权重的构建方法，得出环境模块各评价指标的重要性得分（总5分）及指标权重（见表4）。

表4　环境模块各评价指标的重要性得分及指标权重

指　　标	需求供给比	需求保障	地理位置	技术地位	政策满意度
重要性得分	4.10	3.00	4.55	4.91	4.64
指标权重	0.193	0.142	0.215	0.232	0.219

"需求供给比"指标的下级指标为每千人口年就诊人次/每千人口卫技人员数、每千人口年住院数/每千人口床位数，"需求保障"指标的下级指标为人均GDP、年人均收入。本文认为其重要性是相等的，故各等于上级指标权重值的1/2。

按照上述公式和方法，计算得到环境模块各评价指标的权重（见图5）。

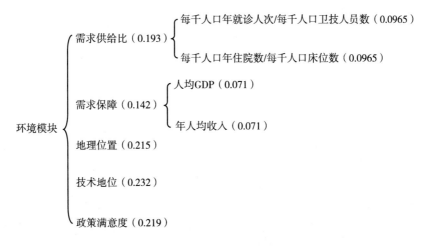

图5　医院环境模块评价指标体系的权重

（三）管理整合模块指标体系的构建

管理整合模块，指的是医院的战略与管理能力，如战略内部管理关系、外部协作关系、市场营销能力、保障制度等，以及业已形成的医院品牌和文化。

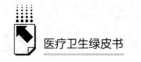

在既定条件下，管理整合转化工具是在资源和环境要素向创新行为业绩转化过程中转化效率和效益高低的根源，据此原因，管理整合转化工具可作为创新能力的重要内涵。

对管理整合转化工具创新能力进行评价，即对管理整合转化工具的优劣予以评价，此评价可以通过数据包络分析法实现，通过对输入和输出指标体系的合理化构造，可以评价各医院输入转化为输出的相对效率。

由于本文拟利用数据包络分析法，采用 C2R 模型，通过建立输入和输出指标体系，对医院管理整合转化工具的创新能力进行评价，因此，构建管理整合转化工具指标体系前有必要对数据包络分析法进行陈述。

1. 数据包络分析法概述

数据包络分析（Data Envelopment Analysis，DEA），是美国著名运筹学家 W. W. Cooper 和 A. Charnes 等学者在"相对效率评价"概念上发展起来的一种新的系统分析方法。其采用数学规划方法，利用观察到的有效样本数据，对决策单元（DMU）进行生产有效性评价。

2. 管理整合模块指标体系的构建

管理整合模块指标体系的构建分为两大类：输入指标体系和输出指标体系。

（1）管理整合模块指标体系的构建原则

①评价目标：评价目标不同，输入和输出指标也不同，因此对国有医院管理整合转化工具的有效性评价是一项新的探索。本文旨在对管理整合转化工具的优劣性进行评价。

②指标的可获得性：理论上讲，指标体系的构建并没有考虑指标值的可获得性，然而在实际评价过程中，难以获得某些理想化的指标值。因此，在涉及指标时，需考虑指标的可获得性。

③DEA 对输入和输出指标数量的限制问题：DEA 评价对输入和输出指标有严格的约束，要求输入指标值大于 0、输出指标值为非负、DEA 输入和输出指标之和小于 DMU 个数的 2 倍为宜。

由于是对同一省份的几所历经主辅分离的国有医院进行评价，因此环境因素基本相同，故本文不予考虑。

（2）管理整合模块指标体系的构建结果

①输入指标体系

a. 人力资源输入指标，包括卫技人员（医生、护士、医技人员）数量和非卫技人员数量。

b. 床位输入指标，即实际床位数。

c. 资金输入指标，即业务支出。

d. 医疗设备输入指标，指万元以上医疗设备台数。

e. 医院建筑面积输入指标，指实际使用面积。

②输出指标体系

国有医院管理整合模块的输出指标体系是创新行为业绩，考虑到数据的可获得性问题，在实证中指标体系如下。

a. 年门急诊患者次数。

b. 年住院患者次数。

c. 年手术例数。

d. 业务收入。

其中指标 a～c 反映了医院的社会效益，同时也反映了医院的市场占有情况，指标 d 反映了医院的经济效益，比较有代表性地反映了医院的产出。

（四）创新能力模块评价指标体系及权重的构建

1. 创新能力模块评价指标体系的构建

创新能力是管理整合转化工具对创新资源和环境进行转化处理后所形成的中间过渡状态，其中包含医疗技术潜力、医疗成本、医疗质量及创新资源供筹能力四方面。值得一提的是，这里的资源指的是资金、高素质人才和原材料等资源。创新能力模块评价指标体系由医疗技术潜力指标、医疗质量指标、医疗成本指标和创新资源供筹能力指标四个方面组成。医疗技术潜力指标包括医疗技术的"研究"（Research）能力、医疗技术的"开发"（Develop）能力。创新资源供筹能力指标包括资金供筹能力、高级人力资源供筹能力。

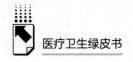

2. 创新能力模块评价指标体系权重的构建

参考资源模块评价体系权重的构建方法，得出创新能力模块各评价指标的重要性得分（总5分）及指标权重（见表5）。

表5　创新能力模块各评价指标的重要性得分及指标权重

一级指标	二级指标	重要性得分	指标权重
医疗技术潜力		4.43	0.3360
	科研经费		0.0504
	年发表论文数		0.0504
	年获奖科研成果数		0.0504
	年培训费用		0.0504
	年新开展医疗新技术项目数		0.0672
	优势科室数量		0.0672
医疗质量		4.74	0.3600
	出入院诊断符合率		0.0469
	治愈好转率		0.0938
	年急救成功率		0.0938
	院内感染率		0.1253
资源供筹能力		4.00	0.3040
	资金供筹能力		0.0145
	高级人力资源供筹能力		0.1590

注：在一级指标权重确定的前提下，二级指标权重结合文献得到。

（五）创新行为业绩模块评价指标体系及权重的构建

1. 创新行为业绩模块评价指标体系的构建

医院创新行为业绩可以从社会效益和经济效益等方面进行评价。社会效益主要指患者综合满意度；经济效益主要指经营利润、市场占有率，以及利润与销售变动性。

评价患者综合满意度，主要采用患者满意度和患者忠诚度两项指标。患者满意度即患者对医院服务的满意程度，患者忠诚度即患者对医院服务的持久偏好。

评价医院经营利润的常见指标有业务总收入、年总利润、平均每床业务收入、人均业务收入等。本文采用投资收益率和业务收益率两个指标。其中，投资收益率等于年总利润除以总投资额，业务收益率等于年业务利润除以业务支出。

市场占有率则以年门急诊量、年住院人次数、年手术例数作为评价指标。

利润与销售变动性主要用业务收入增长率进行评价，市场占有增长率主要用年门急诊量增长率、年住院人次增长率、年手术例数增长率进行评价。

2. 创新行为业绩模块评价指标体系权重的构建

参考资源模块评价体系权重的构建方法，得出创新行为业绩模块各评价指标的重要性得分（总 5 分）及指标权重（见表 6）。

表 6　创新行为业绩模块各评价指标的重要性得分及指标权重

一级指标	二级指标	重要性得分	指标权重
患者综合满意度		4.88	0.2612
	患者满意度	2.44	0.1306
	患者忠诚度	2.44	0.1306
经营利润		4.46	0.2388
	投资收益率	2.23	0.1194
	业务收益率	2.23	0.1194
市场占有率		4.88	0.2612
	年门急诊量	2.44	0.1045
	年住院人次数	2.44	0.1045
	年手术例数	1.22	0.0522
利润与销售变动性		4.46	0.2388
	业务收入增长率	2.23	0.1194
	年门急诊量增长率	0.96	0.0512
	年住院人次增长率	0.96	0.0512
	年手术例数增长率	0.31	0.0171

四　国有医院发展创新能力模型的评价

主辅分离后国有医院发展创新能力模型的评价包括五部分：一是资源模块的评价；二是环境模块的评价；三是管理整合模块的评价；四是创新能力模块的评价；五是创新行为业绩模块的评价。

（一）模型各模块的评价

1. 资源模块的评价

据资源模块指标体系及权重构建结果，对黑龙江省历经主辅分离的主要10 所国有医院进行实证评价，指标值通过调查获得，数据见表7。

其中，医疗市场范围的赋值标准为：国家，6 分；省，5 分；市，4 分；

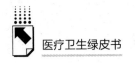

县、区，3分；镇、街道，2分；村、居民区，1分。

　　对上述数据进行标准化分析，得到标准化数据，用标准化数据乘以各自的权重后，将得到最终的资源评价（见表8）。

　　上述10所医院资源模块各评价指标得分值的描述性统计结果见表9。

表7　资源模块数据

指标 医院	院长 素质	中层管理 人员素质	研究生以上 学历卫技 人员比例	正副高职称 人员占卫技 人员比例	卫技人员 占职工总 人数比例	职工 总数	实际 床位数
医院 1	65.65	88.84	0.019	0.102	0.824	131	100
医院 2	77.00	86.88	0.021	0.087	0.697	346	475
医院 3	42.75	97.31	0.263	0.201	0.812	1567	800
医院 4	77.95	101.23	0	0.050	0.838	142	69
医院 5	98.88	94.55	0.057	0.198	0.812	119	668
医院 6	50.94	84.58	0.003	0.050	0.828	719	500
医院 7	75.88	73.67	0.021	0.071	0.824	170	105
医院 8	78.97	84.91	0.025	0.148	0.809	544	316
医院 9	72.30	89.24	0	0.020	0.833	120	416
医院 10	96.25	86.89	0.061	0.119	0.807	674	100

指标 医院	业务支出	医疗设备	信息设备	是否医保 定点单位	市场范围	社区关系	同行关系	上级关系
医院 1	1693	21	10	1	3	3.2	3	3
医院 2	2754	39	100	0	4	3.0	2	3
医院 3	52553	1225	433.3	1	5	3.8	3	4
医院 4	1121	36	30	1	3	3.4	4	3
医院 5	28037	921	400	1	4	3.4	5	4
医院 6	12768	319	130	1	4	3.0	3	4
医院 7	2002	28	9.1	1	4	2.6	4	3
医院 8	6957	239	69	1	4	3.5	4	3
医院 9	13175	386	20	1	4	3.3	4	4
医院 10	1830	59	130	1	4	3.7	5	4

表8 资源模块标准化数据

指标 医院	院长素质	中层管理 人员素质	研究生以上 学历卫技 人员比例	正副高职称 人员占卫技 人员比例	卫技人员 占职工总 人数比例	职工总数	实际 床位数	业务 支出
医院1	0.55	0.88	0.07	0.51	0.95	0.08	0.13	0.03
医院2	0.65	0.86	0.08	0.43	0.80	0.22	0.59	0.05
医院3	0.36	0.96	1	1	0.93	1	1	1
医院4	0.65	1	0	0.25	0.96	0.09	0.09	0.02
医院5	0.83	0.93	0.22	0.99	0.93	0.08	0.84	0.53
医院6	0.43	0.84	0.01	0.25	0.95	0.46	0.63	0.24
医院7	0.64	0.73	0.08	0.35	0.95	0.11	0.13	0.04
医院8	0.66	0.84	0.10	0.74	0.93	0.35	0.40	0.13
医院9	0.61	0.88	0	0.10	0.96	0.08	0.52	0.25
医院10	0.81	0.86	0.23	0.59	0.93	0.43	0.13	0.03

指标 医院	医疗设备	信息设备	是否医保 定点单位	市场范围	社区关系	同行关系	上级关系	评价得分
医院1	0.02	0.02	1	0.50	0.64	0.6	0.02	0.380
医院2	0.03	0.23	0	0.67	0.60	0.4	0.03	0.377
医院3	1	1	1	0.83	0.76	0.6	1	0.866
医院4	0.03	0.07	1	0.50	0.68	0.8	0.03	0.365
医院5	0.75	0.92	1	0.67	0.68	1	0.75	0.748
医院6	0.26	0.30	1	0.67	0.60	0.6	0.26	0.460
医院7	0.02	0.02	1	0.67	0.52	0.8	0.02	0.349
医院8	0.20	0.16	1	0.67	0.70	0.8	0.20	0.468
医院9	0.32	0.05	1	0.67	0.66	0.8	0.32	0.446
医院10	0.05	0.30	1	0.67	0.74	1	0.05	0.452

表9 资源模块各指标的描述性统计

指标	最小值	最大值	均值	标准差
院长素质	0.36	1	0.6785	0.1664
中层管理人员素质	0.72	1	0.8430	0.7160
研究生以上学历卫技人员比例	0	1	0.0793	0.1946
正副高职称人员占卫技人员比例	0.10	1	0.4867	0.2868
卫技人员占职工总人数比例	0.76	1	0.9059	0.0651

指标 统计量	最小值	最大值	均值	标准差
职工总数	0.02	1	0.1607	0.2019
实际床位数	0.08	1	0.2704	0.2484
业务支出	0.01	1	0.1011	0.2113
医疗设备	0	1	0.1207	0.2355
信息设备	0	1	0.1615	0.2491
是否医保定点单位	0	1	0.7778	0.4237
市场范围	0.33	1	0.6181	0.1726
社区关系	0.52	1	0.7919	0.1578
同行关系	0.40	1	0.7630	0.1471
上级关系	0	1	0.1207	0.2355
资源模块得分	0.29	0.87	0.4109	0.1259

2. 环境模块的评价

按照环境模块评价指标体系，对黑龙江省历经主辅分离过程的主要 10 所医院的环境创新能力进行评价。通过院长问卷调查获得各医院市场范围，根据市场范围，调查黑龙江省历经主辅分离过程的主要 10 所医院的上述指标数据（见表10）。

表 10　医院环境数据

指标 医院	需求供给比		需求保障		地理位置	技术地位	政策满意度
	每千人口年就诊人次/每千人口卫技人员数	每千人口年住院数/每千人口床位数	人均 GDP（万元）	年人均收入（万元）			
医院 1	14.95	551.64	3.1784	1.8205	1	2	3
医院 2	18.86	806.69	2.5074	1.7645	2	3	3
医院 3	19.05	625.59	1.6570	1.1716	4	5	4
医院 4	14.95	5551.64	3.1784	1.8205	4	1	3
医院 5	18.86	806.69	2.5074	1.7645	5	4	2
医院 6	18.86	806.69	2.5074	1.7645	2	3	4
医院 7	18.86	806.69	2.5074	1.7645	3	4	3
医院 8	18.86	806.69	2.5074	1.7645	2	4	3
医院 9	18.86	806.69	1.6570	1.1716	2	3	2
医院 10	18.86	806.69	2.5074	1.7645	5	4	2

将各指标值除以指标值中的最大值，对指标值进行标准化，然后将指标值与各自权重相乘，再将其相加，得到各医院环境评价总分（见表11）。

表11　环境模块标准化数据

指标 医院	需求供给比		需求保障		地理 位置	技术 地位	政策 满意度	合计 得分
	每千人口年就诊 人次/每千人口 卫技人员数	每千人口年 住院数/每千 人口床位数	人均GDP （万元）	年人均 收入 （万元）				
医院1	0.36	0.52	1	0.63	0.2	0.4	0.6	0.47
医院2	0.45	0.75	0.79	0.61	0.4	0.6	0.6	0.57
医院3	0.46	0.59	0.52	0.40	0.8	1	0.8	0.75
医院4	0.36	0.52	1	0.63	0.8	0.3	0.5	0.56
医院5	0.45	0.75	0.79	0.61	0.4	0.8	0.4	0.70
医院6	0.45	0.75	0.79	0.61	0.4	0.6	0.8	0.62
医院7	0.45	0.75	0.79	0.61	0.6	0.8	0.6	0.66
医院8	0.45	0.75	0.79	0.61	0.4	0.6	0.6	0.62
医院9	0.45	0.75	0.52	0.40	0.4	0.6	0.4	0.49
医院10	0.45	0.75	0.79	0.61	1	0.8	0.4	0.70

3. 管理整合模块的评价

利用数据包络分析法，对医院管理整合转化工具的创新能力进行评价，其评价程序已在前文构建的输入和输出指标体系下建立模型。

根据所建立的模型以及输入和输出指标，将数据输入EXCEL，按照DEA评价的数据输入格式，建立数据表data。打开软件EMS1.3，在file菜单中选择load data，在DEA菜单中选择run model，在model菜单中选择convex、radial、constant、input四个项目，点击start，开始运算。运算结果见表12。

表12　管理整合模块得分

医院	管理整合模块	医院	管理整合模块
医院1	0.8360	医院6	0.8728
医院2	0.6175	医院7	0.8749
医院3	0.9201	医院8	0.7692
医院4	0.7895	医院9	0.8903
医院5	0.9701	医院10	0.8756

通过对黑龙江省历经主辅分离的主要 10 所国有医院发展创新能力模型管理整合模块的实证研究发现，其实证结果与黑龙江省医疗市场的实际情况相吻合，从而论证了该项研究所开发的国有医院发展创新能力模型管理整合模块的科学性和适用性，能够实现医院创新能力、资源和环境要素的有效整合，使之向医院的现实创新行为业绩转化，从而保证医院的持续发展，具有较好的应用推广价值。

4. 创新能力模块的评价

根据前文构建的创新能力模块评价指标体系及其权重研究结果，对创新能力模块进行评价，指标值通过问卷调查获得，数据见表 13。

表 13　创新能力模块数据

医院＼指标	科研经费	年发表论文数（国家级以上）	年获奖科研成果数	年培训费用	年新开展医疗新技术项目数	优势科室数量
医院 1	0	0	0	3	0	1
医院 2	0	0	0	23	0	2
医院 3	2000	158	0	27	12	15
医院 4	0	0	0	3	0	0
医院 5	46	70	10	103.27	0	1
医院 6	50	0	0	30	0	3
医院 7	0	11	1	8	0	4
医院 8	15	3	0	27	0	6
医院 9	10	0	0	4	0	2
医院 10	50	3	1	31	0	3

医院＼指标	出入院诊断符合率	治愈好转率	年急救成功率	院内感染率	资金供筹能力	高级人力资源供筹能力
医院 1	0.8800	0.8706	0.9000	0.024	4	3
医院 2	0.9863	0.9205	0.9200	—	3	3
医院 3	0.9527	0.9358	0.8571	0.037	5	3
医院 4	0.9600	0.6589	0.9800	0.043	4	3
医院 5	0.9731	0.8925	0.9529	0.015	5	5
医院 6	0.9981	0.8171	0.9331	0.069	4	4
医院 7	0.9410	0.8341	0.9070	0.039	4	3
医院 8	0.9670	0.8800	0.9077	0.009	5	4
医院 9	0.9560	0.9082	0.9130	0.011	4	3
医院 10	0.9950	0.9020	0.9600	0.045	4	4

对上述数据进行标准化，得到标准化数据，并将标准化数据乘以各自的权重，得到最终的资源评价值（见表14）。其中，院内感染率属于低优指标，采用公式：标准值＝（最大值－指标值）/（最大值－最小值），进行标准化。

表 14　创新能力标准化数据

医院＼指标	科研经费	年发表论文数（国家级以上）	年获奖科研成果数	年培训费用	年新开展医疗新技术项目数	优势科室数量	出入院诊断符合率
医院 1	0	0	0	0.0291	0	0.0667	0.8800
医院 2	0	0	0	0.2227	0	0.1333	0.9863
医院 3	1	1	0	0.2615	0.0811	1	0.9527
医院 4	0	0	0	0.0291	0	0	0.9600
医院 5	0.023	0.4430	1	1	0	0.0667	0.9731
医院 6	0.025	0	0	0.2905	0	0.2000	0.9981
医院 7	0	0.0696	0.1	0.0775	0	0.2667	0.9410
医院 8	0.008	0.0190	0	0.2615	0	0.4000	0.967
医院 9	0.005	0	0	0.0387	0	0.1333	0.956
医院 10	0.025	0.0190	0.1	0.3002	0	0.2000	0.995

医院＼指标	治愈好转率	年急救成功率	院内感染率	资金供筹能力	高级人力资源供筹能力	总得分
医院 1	0.8794	0.9000	0.6522	0.8	0.6	0.5072
医院 2	0.9298	0.9200	－ 1	0.6	0.6	0.5400
医院 3	0.9453	0.8571	0.4638	1	1	0.7625
医院 4	0.6656	0.9800	0.3768	0.8	0.6	0.4595
医院 5	0.9015	0.9529	0.7826	1	1	0.7504
医院 6	0.8254	0.9331	0.4348	0.8	0.8	0.4843
医院 7	0.8425	0.9070	0.4348	0.8	0.6	0.5045
医院 8	0.8889	0.9077	0.8696	1	0.8	0.6365
医院 9	0.9174	0.9130	0.8406	0.8	0.6	0.5444
医院 10	0.9111	0.9600	0.3478	0.8	0.8	0.5448

5. 创新行为业绩模块的评价

根据创新行为业绩模块评价指标体系及其权重研究结果，对创新行为业绩模块进行评价研究，指标值通过问卷调查获得，数据见表15。

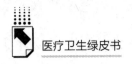

表15　创新行为业绩模块数据

医院＼指标	患者满意度	患者忠诚度	投资收益率	业务收益率	年门急诊量	年住院人次数
医院1	3.8	0.8	0.1177	0.0319	88182	305
医院2	3.7	0.2	0.0797	−0.0686	64335	1731
医院3	4.4	0.9	0.1375	0.1953	1172487	25550
医院4	3.7	0.7	0.0855	−0.0045	101641	939
医院5	4.3	0.8	0.1010	0.1803	1069114	18708
医院6	4.8	0.7	0.0967	0.1399	465298	11365
医院7	3.5	0.8	0.0399	−0.0919	77911	2236
医院8	3.9	0.8	0.0787	0.0499	232024	5636
医院9	3.9	0.9	0.1173	0.2235	767994	11898
医院10	4.6	0.9	0.2663	0.3809	186090	810

医院＼指标	年手术例数	业务收入增长率	年门急诊量增长率	年住院人次增长率	年手术例数增长率
医院1	29	0.0295	0.0006	0.0554	−0.0333
医院2	0	0.1649	−0.0616	−0.0303	0
医院3	14770	0.2377	−0.0849	0.1149	0.0761
医院4	386	0.1216	0.0430	−0.0683	0.1156
医院5	6397	−0.0506	−0.1760	0.0726	−0.0769
医院6	2034	0.1809	0.0225	0.0271	0.0190
医院7	895	0.0406	0.0312	0.0453	0.0240
医院8	1262	−0.0023	−0.0541	−0.0025	−0.0921
医院9	3179	0.0984	0.2038	0.1448	0.445
医院10	189	0.0149	0.0041	0.0214	0.0559

　　注：通过对被评价医院的门诊患者和住院患者的随机调查，获得患者满意度和患者忠诚度数据。利润评价主要是对收益率情况的评价，数据来源于其市卫生局统计资料，研究者对原始数据进行了加工，计算得到收益率，其余数据来自问卷调查。

　　按照公式：标准值＝（指标值－最小值）／（最大值－最小值），对上述数据进行标准化，得到标准化数据，再将标准化数据乘以各自的权重，得到最终的资源评价值（见表16）。计算表15中各指标标准化值的平均数，得到均值（见表17）。

表 16　创新行为业绩模块标准化数据

医院＼指标	患者满意度	患者忠诚度	投资收益率	业务收益率	年门急诊量	年住院人次数
医院 1	0.2000	0.7500	0.3064	0.0577	0.0592	0.0065
医院 2	0.1333	0	0.2042	0.0126	0.0386	0.0626
医院 3	0.6000	0.8625	0.3597	0.1308	1	1
医院 4	0.1333	0.6250	0.2198	0.0413	0.0709	0.0314
医院 5	0.5333	0.7500	0.2615	0.1241	0.9103	0.7307
医院 6	0.8667	0.6250	0.2499	0.1060	0.3864	0.4417
医院 7	0	0.7500	0.0971	0.0022	0.0503	0.825
医院 8	0.2667	0.7500	0.2015	0.0657	0.1840	0.2163
医院 9	0.2667	0.8750	0.3054	0.1435	0.6491	0.4627
医院 10	0.7333	0.8750	0.7062	0.2140	0.1442	0.0263

医院＼指标	年手术例数	业务收入增长率	年门急诊量增长率	年住院人次增长率	年手术例数增长率	总得分
医院 1	0.0020	0.1147	0.7417	0.2532	0.3950	0.2459
医院 2	0	0.3087	0.6888	0.1511	0.4235	0.1410
医院 3	1	0.4129	0.6689	0.3242	0.4886	0.6913
医院 4	0.0261	0.2466	0.7778	0.2686	0.5224	0.2342
医院 5	0.4331	0	0.5913	0.2737	0.3577	0.4582
医院 6	0.1377	0.3316	0.7604	0.2195	0.4397	0.4283
医院 7	0.0606	0.1306	0.7678	0.2412	0.4440	0.2017
医院 8	0.0854	0.0692	0.6951	0.1842	0.3447	0.2702
医院 9	0.2152	0.2134	0.9148	0.3598	0.8042	0.4346
医院 10	0.0128	0.0938	0.7447	0.2127	0.4713	0.4067

表 17　创新行为业绩各指标均值

患者满意度	患者忠诚度	投资收益率	业务收益率	年门急诊量	年住院人次数
0.5417	0.6838	0.2446	0.1298	0.1547	0.1410

年手术例数	业务收入增长率	年门急诊量增长率	年住院人次增长率	年手术例数增长率	总得分
0.1057	0.3212	0.7915	0.3053	0.5056	0.3446

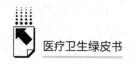
（二）模型整体的评价

1. 模型的整体拟合优度检验

本文以黑龙江省具有代表性的历经主辅分离的主要 10 所国有医院为样本，进行主辅分离后国有医院发展创新能力模型的合理性检验研究，10 所医院发展创新能力模型下各模块的得分见表 18。

表 18　国有医院发展创新能力模型的各模块得分

医院＼模块	资源模块	环境模块	管理整合模块	创新能力模块	创新行为业绩模块
医院 1	0.3510	0.4700	0.7418	0.5072	0.2459
医院 2	0.3770	0.5700	0.6175	0.5400	0.1410
医院 3	0.8660	0.7500	1	0.7625	0.6193
医院 4	0.3650	0.5600	0.7895	0.4595	0.2432
医院 5	0.7480	0.7000	0.9701	0.7504	0.4582
医院 6	0.4600	0.6200	0.8728	0.4843	0.4283
医院 7	0.3490	0.6600	0.7858	0.5045	0.2017
医院 8	0.4680	0.6200	0.7629	0.6365	0.2702
医院 9	0.4660	0.4900	1	0.5444	0.4346
医院 10	0.4520	0.7000	1	0.5448	0.4067

上述应用国有医院发展创新能力模型，对黑龙江省 10 所具有代表性的历经主辅分离的国有医院资源情况、环境情况、管理整合情况、创新能力情况、创新行为业绩情况的检测，结果与 10 所医院的实际情况相吻合。

2. 模型各模块效应分析

根据上述 10 所国有医院持续发展创新能力各模块的得分数据，以医院资源、医院环境和管理整合工具为输入变量，以创新行为业绩为输出变量，以创新能力在不同的分析阶段分别作为输入变量或输出变量，对医院发展创新能力模型进行多元线性回归分析，各路径标准化参数见图 6。

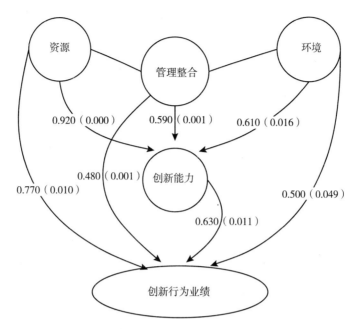

图6　模型的多元线性回归分析

注：图中数据为标准化系数，括号内数据为 P 值，显著水平定位0.05。

图6显示国有医院资源对创新行为业绩的直接效应为0.770，$P = 0.010 <$ 0.05，有显著差异，间接效应为 $0.920 \times 0.630 = 0.5796 \approx 0.580$，总效应为 $0.770 + 0.580 = 1.350$。医院环境对创新行为业绩的直接效应为0.500，$P = 0.049 < 0.05$，有显著差异，间接效应为 $0.610 \times 0.630 = 0.3843 \approx 0.384$，总效应为 $0.500 + 0.384 = 0.884$。创新能力对创新行为业绩的直接效应为0.630，$P = 0.011 < 0.05$，有显著差异。管理整合工具对创新行为业绩的直接效应为0.480，$P = 0.001 < 0.05$，有显著差异，间接效应为 $0.590 \times 0.630 = 0.3717 \approx 0.372$，总效应为 $0.480 + 0.372 = 0.852$。各模块对创新行为业绩的效应见表19。

表19　模型各模块对创新行为业绩模块的效应

模块 ＼ 效应	直接效应	间接效应	总效应	显著水平
资源模块	0.770	0.580	1.350	0.010
环境模块	0.500	0.384	0.884	0.049
管理整合模块	0.480	0.372	0.852	0.001
创新能力模块	0.630	——	0.630	0.011

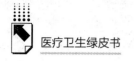

3. 模型检验结论

主辅分离后，国有医院发展创新能力模型各模块测评结果与此 10 所国有医院主辅分离前的实际情况相吻合，初步证明了模型整体拟合度呈现优势；多元线性回归分析结果再次表明了资源、环境、管理整合、创新能力均对创新行为业绩具有显著作用，支持了模型的理论假设，从而论证了该项研究所构建的国有医院持续发展创新能力模型的合理性、科学性与适用性。

五 哈医大四院发展创新策略的实施效果评价

（一）哈医大四院的现状评估

哈医大四院组建之初，运用国有医院发展创新能力的"资源－环境－管理整合－创新能力－创新行为业绩"模型对医院进行评估的结果见表 20。

表 20 哈医大四院组建之初的现状评估

模 块	得 分	模 块	得 分
资源模块	0.3770	创新能力模块	0.5400
环境模块	0.5700	创新行为业绩模块	0.1410
管理整合模块	0.6175		

注：各模块满分为 1 分，选取 0.6 为衡量点，小于 0.6 为劣，大于 0.6 为优。

从表 20 中可以看出，运用主辅分离后国有医院发展创新能力模型，对哈医大四院组建之初的测评结果显示，医院资源模块、环境模块、创新能力模块、创新行为业绩模块的得分均低于 0.6 分，医院资源匮乏、经营环境恶劣、动力机制薄弱、竞争实力低下，提示管理者必须采取一定的策略对医院的资源和环境进行有效整合，改善医院经营体制，实现后续医院的持续发展创新。

（二）哈医大四院的发展创新策略构建

模型的评价研究结果表明，资源模块、环境模块、管理整合模块、创新能力模块均对医院的创新行为业绩有显著作用，其中各模块的总效应值分别为1.350、0.884、0.852、0.630，可见资源模块对创新行为业绩的作用最大。

哈医大四院组建之初，基于主辅分离后国有医院发展模型的实证评价结论，医院管理人员果断提出了医院的后续发展战略："聚翠鼎新"打造人才战略与平台工程、"博学至精"构建高精尖品牌科室、"明德治善"弘扬公益事业回报民众、"福泽民众"无缝隙服务换来百姓口碑。

（三）效果评价

1. 哈医大四院发展策略实施前后的对比分析

哈医大四院发展策略实施前后的对比分析见表21。基于国有医院发展创新模型的医院发展策略构建与实施，哈医大四院的资源模块、环境模块、管理整合模块、创新能力模块、创新行为业绩模块均发生了显著的变化，优于建院初期各模块的测评分数。

表21 哈医大四院发展策略实施前后的对比分析

模 块	得 分	
	策略实施前	策略实施后
资源模块	0.3770	0.859
环境模块	0.5700	0.968
管理整合模块	0.6175	0.957
创新能力模块	0.5400	0.945
创新行为业绩模块	0.1410	0.975

2. 医院业务指标对比分析

医院业务指标对比分析见图7～图9。

3. 结论

哈医大四院基于主辅分离后国有医院发展创新的"资源－环境－管理整

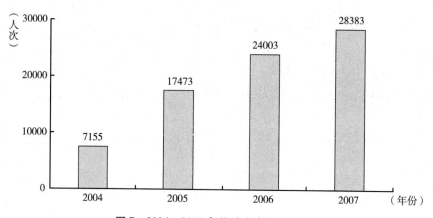

图7 2004～2007年住院患者数量对比

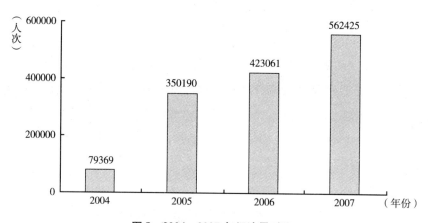

图8 2004～2007年门诊量对比

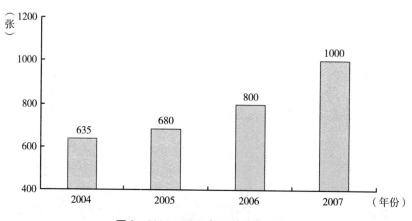

图9 2004～2007年开放床位对比

合－创新能力－创新行为业绩"模型，秉承"明德治善、博学至精、聚翠鼎新、福泽民众"的治院理念，强化以患者为中心、以质量为核心、以效益为根本的办院宗旨，在全院职工的共同努力下，医疗工作迅速发展、崛起。主辅分离后医院运营仅三年，便以惊人的速度成长壮大，开放床位数由初期的635 张扩大到现在的 1200 张；门诊量增加了近 10 倍；出院患者人次增加了近 10 倍；住院手术台数增加了 10 余倍；固定资产总额增加了 10 余倍；业务收入增加了 10 余倍。

哈医大四院主辅分离后国有医院发展创新策略的构建与实施，让医院各项工作较快步入科学、高效、有序的运营轨道成为现实。目前，哈医大四院已经成为全国企业医院（铁路系统）转制成功的范例。

附表1　患者满意度调查表
主辅分离后国有医院发展创新能力研究调查表
——患者满意度调查表

您好！为提高本院员工的服务素质，为您提供更优质的服务，诚意邀请您担任我们的评议员，为我们提出宝贵的意见或建议。

请您对我院各方面的服务进行评估，在每个方面选择一个选项或写上意见。

类别：A 门诊患者　B 住院患者　籍贯：＿＿＿省＿＿＿市＿＿＿县（区）

性别：A 男　　　　B 女　　　年龄：＿＿＿周岁

1. 您在选择医院就医时，下列五项内容按重要性程度进行排列应该是：

（1）医院的资源　　（2）医院的环境　　（3）医院的管理整合能力

（4）医院的创新能力　　（5）医院的经营业绩

2. 总体上，您对我院医疗服务的满意程度是：

（1）很满意　　　（2）较满意　　　（3）一般

（4）较不满意　　（5）很不满意

3. 您认为医院的路标指示牌是否清晰和明确？

（1）好　　　　（2）较好　　　（3）一般　　　（4）不清晰

4. 挂号处人员的服务态度是否热情、友好？

  （1）很好   （2）较好   （3）一般   （4）差

5. 就诊过程中医生对您是否关心、友好、尊重？

  （1）很好   （2）较好   （3）一般   （4）差

6. 医生的诊治是否认真？询问或解释详细、耐心吗？

  （1）很好   （2）较好   （3）一般   （4）差

7. 进行特殊检查、治疗、手术或应用贵重药品前，医生有告诉您吗？

  （1）有   （2）没有

8. 护士对您是否关心、友好、尊重？

  （1）很好   （2）较好   （3）一般   （4）差

9. 您认为候诊/住院环境如何？

  （1）很好   （2）较好   （3）一般   （4）差

10. 放射科医务人员的服务态度如何？

  （1）很好   （2）较好   （3）一般   （4）差

11. 检验科医务人员的服务态度如何？

  （1）很好   （2）较好   （3）一般   （4）差

12. 超声科医务人员的服务态度如何？

  （1）很好   （2）较好   （3）一般   （4）差

13. 收费处医务人员是否热情、友好？

  （1）很好   （2）较好   （3）一般   （4）差

14. 药房医务人员是否热情、友好？

  （1）很好   （2）较好   （3）一般   （4）差

15. 后勤人员的服务态度如何？

  （1）很好   （2）较好   （3）一般   （4）差

16. 就诊后，您对自己的病情有所了解吗？

  （1）有   （2）没有

17. 在就诊过程中，您最满意的是_____，最不满意的是_____。

  您认为我们的服务在哪些方面需要改进：_____

附表2　医务人员调查表

主辅分离后国有医院发展创新能力研究调查表

——医务人员调查表

主辅分离三年来，我院医疗业务水平等各个方面均发生了质的飞跃，为继续保持这种良好局面并推进医院后续的持续发展创新能力，现对我院员工进行此次不记名调查，希望大家从医院及自身的利益出发，积极配合，认真、翔实地填写调查表。同时为耽误您的工作时间深表歉意！

1. 您所在科室患者的主要来源是？

　　（1）慕医院之名而来　　　　（2）慕医生之名而来

　　（3）慕先进设备之名而来　　（4）亲朋介绍

2. 您对本科室竞争对手的了解程度是？

　　（1）很了解　　　　（2）比较了解　　　（3）一般

　　（4）不是很了解　　（5）不了解

3. 您对本科室医疗技术发展趋势的了解程度是？

　　（1）很了解　　　　（2）比较了解　　　（3）一般

　　（4）不是很了解　　（5）不了解

4. 您对本科室发展过程中存在问题的认识程度是？

　　（1）很了解　　　　（2）比较了解　　　（3）一般

　　（4）不是很了解　　（5）不了解

5. 您所在科室对发展过程中存在的问题是否已经找到好的对策？

　　（1）是的，已经有了好的对策

　　（2）还没有找到好的对策

6. 您对本科室的发展是否有一个清晰的远景目标？

　　（1）有　　　（2）不是很清晰　　　（3）没有

7. 您所在科室是否有具体的战略规划来落实这些远景目标？

　　（1）有　　　（2）没有

8. 您认为本科室绩效考评应该从以下几个方面考核（可多选）？

（1）任务完成情况 　　　（2）工作过程

（3）工作态度 　　　　　（4）其他

9. 您认为我院应该依据下述哪些标准发放薪酬（可多选)？

（1）绩效考评结果 　　　（2）学历

（3）在本医院服务年限　　（4）其他

10. 您认为目前我院采用的医疗设备在当地医疗市场中属于？

（1）先进 　　　（2）较先进 　　　（3）中等

（4）中下 　　　（5）落后

11. 您对我院引进人才机制所持的态度是？

（1）积极 　　　（2）较积极 　　　（3）无所谓

（4）较消极 　　（5）消极

12. 您认为目前的管理制度是否适应我院的运行状况？

（1）很适应 　　　（2）比较适应 　　　（3）有些不适应

（4）很不适应

13. 您认为目前我院的竞争环境是否良好？

（1）良好 　　　（2）较好 　　　（3）一般

（4）较差 　　　（5）很差

14. 您认为目前我院能否在较短的时间内组建一个打破职能和学科界限的
医疗新技术研究开发团队？

（1）能 　　　（2）有些困难 　　　（3）困难较大

（4）困难很大 　（5）不可能

15. 您认为下列哪项是限制我院发展的主要障碍？

（1）医院的资源

（2）医院的环境

（3）医院的管理制度

（4）医疗技术的创新能力

16. 您认为我院的主要医疗市场在_____范围？

（1）全国 　　　（2）全省

（3）全市 　　　（4）南岗区

附表3 行政人员调查表

主辅分离后国有医院发展创新能力研究调查表

——行政人员调查表

主辅分离三年来，我院医疗业务水平等各个方面均发生了质的飞跃，为继续保持这种良好局面并推进医院后续的持续发展创新能力，现对我院员工进行此次不记名调查，希望大家从医院及自身的利益出发，积极配合，认真、翔实地填写调查表。同时为耽误您的工作时间深表歉意！

1. 您认为我院的主要医疗市场在_____范围？

    （1）全国 　　 （2）全省 　　 （3）全市 　　 （4）南岗区

2. 您认为我院的主要优势是什么？

    （1）医院的资源 　　　　 （2）医院的环境

    （3）医院的管理制度 　　 （4）医疗技术的创新能力

3. 您认为下列哪项是限制我院发展的主要障碍？

    （1）医院的资源 　　　　 （2）医院的环境

    （3）医院的管理制度 　　 （4）医疗技术的创新能力

4. 您认为目前我院的竞争环境是否良好？

    （1）良好 　 （2）较好 　 （3）一般

    （4）较差 　 （5）很差

5. 您认为目前的管理制度是否适应我院的运行状况？

    （1）很适应 　　　　 （2）比较适应

    （3）有些不适应 　　 （4）很不适应

6. 您认为我院管理层是否重视领导艺术？

    （1）很重视 　 （2）较重视 　 （3）一般

    （4）不够重视 　 （5）很不重视

7. 您认为目前我院能否在较短的时间内组建一个打破职能和学科界限的医疗新技术研究开发团队？

    （1）能 　　 （2）有些困难 　 （3）困难较大

（4）困难很大　　（5）不可能

8. 您认为工作中是否能及时获得所需的足够信息？

（1）能　　　　（2）有些困难　　（3）困难较大　　（4）困难很大

9. 您对您的工作职责是否明确？

（1）是　　　　（2）不是

10. 您感觉有足够的权力来完成您的工作职责吗？

（1）充分　　（2）比较充分　　（3）不够充分　　（4）很不充分

11. 您对目前的待遇是否满意？

（1）很满意　　　（2）较满意　　　（3）一般

（4）较不满意　　（5）不满意

12. 您对工作紧迫性的感受如何？

（1）很紧迫　　　（2）较紧迫　　　（3）一般

（4）较轻松　　　（5）很轻松

13. 工作中您最看重什么？

（1）提高自己能力的机会　　　（2）好的工作环境

（3）和谐的人际关系　　　　　（4）工作的成就感

14. 您认为当前我院人事管理的最大问题在什么地方？

（1）招聘　　　　（2）培训　　　（3）薪酬　　　（4）考评

15. 您认为在工作中是否受多重领导？

（1）经常是　　　（2）偶尔　　　（3）从来没有

Ⓖ.17

公立医院长效补偿机制研究

执笔人：韩玉珍*

摘 要：

本文介绍了如何在公立医院建立长效的补偿机制。补偿总量不足、补偿投向不合理、补偿结构不合理、补偿标准不完善等，是目前存在于公立医院补偿机制中不得不改的问题。本文通过对三类公立医院财政补偿机制的分析，提出了建立公立医院长效补偿机制的政策建议。

关键词：

补偿机制 财政补偿 财政补偿监督

2009 年 4 月《中共中央 国务院关于深化医药卫生体制改革的意见》（中发〔2009〕6 号）出台以来，我国医药卫生体制改革已向纵深推进，取得了令人瞩目的成绩。与此同时，公立医院改革已经进入深水区，公立医院改革已成为医疗卫生体制改革的重点和难点，公立医院补偿机制改革则是公立医院改革的重要内容。

补偿机制属于体制性问题，必须得到很好的解决，否则公立医院改革要想取得实质性的进展就非常困难。国家出台了一系列通知和文件，均对完善公立医院补偿机制、落实政府投入政策做出了明确规定。党的十八大再次明确了我国卫生事业的性质是国家实行一定福利政策的公益性事业，提出了增加医改财政投入的总体思路。

我国医疗服务的主要提供者是公立医院，因此公立医院运营效率和服务质量直接关系到国计民生。而政府对公立医院补偿机制改革滞后的问题直接导致了公立医院的公益性缺失和逐利性膨胀，公立医院迫切需要建立合理的长效补偿机制，以摆脱目前运行过程中的种种困境。

---

* 韩玉珍，哈尔滨医科大学附属第四医院副院长、教授、硕士生导师。

建立公立医院长效补偿机制，可以在新医改实施过程中，帮助国家解决"看病难""看病贵"的问题，最终实现新医改总体目标。这是一种以中央财政为主体，辅以各省、市、县财政以及各种社会团体机构，由政府对公立医院给予一定的经济补偿，通过内在激励来维持公立医院长期正常运行并实现预期目的的制度体系。

一　公立医院补偿机制的现状及问题

（一）公立医院补偿总量不足

表1的数据显示，2010年政府财政对三级医院、二级医院、一级医院分别投入3529401万元、3590573万元、246392万元，分别占其总收入的6.67%、9.37%、11.42%。很显然，政府对公立医院的补偿总量不足。另外，我们还可看出，政府对公立三级医院的补偿标准明显低于二级医院和一级医院。

而分析表2的数据可知，虽然政府对公立医院的补偿总量不足，但是政府财政对医院的投入在逐年增加，特别是2009年新医改实施以后，随着医改的深入进行，政府财政对医院的投入力度进一步加大。

表1　2010年公立医院收支情况

单位：万元

医院等级	收入				支出			
	总收入	财政	医疗	药品	总支出	财政	医疗	药品
三级医院	52896080	3529401	26048367	22414442	50662002	1472885	27751438	20841413
二级医院	38329076	3590573	17971719	15909125	36636581	1155632	19902876	14877752
一级医院	2157280	246392	878840	879648	2082720	76959	1028566	815055

资料来源：《2011中国卫生统计年鉴》。

表2　2006~2010年全国公立医院收入构成情况

单位：万元

项　目	2006年	2007年	2008年	2009年	2010年
总收入	47068460	56571646	70031066	85951543	102841585
财政补助收入	2960807	4175329	5196123	6631731	7941926
上级补助收入	534481	522203	479744	605070	562278
业务收入	42576470	51874114	64355199	78714743	94337381

（二）公立医院补偿投向不合理

李克强总理在《不断深化医改　推动建立符合国情惠及全民的医药卫生体制》一文中强调"医改要坚持保基本、强基层、建机制"，指明医改资金要投向基本医疗服务和基层医疗卫生机构。

2012 年 6 月，国务院出台《关于县级公立医院综合改革试点的意见》，确立了县级公立医院为改革的重点。从表 1 我们可以看出，2010 年政府对三级医院、二级医院、一级医院的财政投入占其医院总收入的比例分别为 6.67%、9.37%、11.42%，显然这种财政补偿并不符合医药卫生体制改革和公立医院改革的整体方向。殊不知我国的公立医院，尤其是三级甲等公立医院承担着医疗救治、医学科研、人才培养、预防保健等重要任务，是医疗服务体系的重要组成部分，然而政府财政投入仅仅占其总收入的 6.67%，低于二级医院。综合考虑，公立医院补偿的投向并不完全合理。

（三）公立医院财政补偿结构不合理

除投入数量不足外，财政对公立医院的定向补助同样存在一些结构性问题，包括投入失衡带来的基础设施过度配置；投入效率不高带来的医疗设备利用率低下；投入公平性不足带来的二级及二级以下医院专科建设发展滞后；投入转型带来的离退休人员经费补助来源之惑；投入缺乏循证依据和严密设计带来的医院经济运行亏损；投入观念局限带来的公立医院公共卫生服务职能缺失。

在我国，卫生资源分布也非常不合理，卫生资源高度集中在大城市的大医院里，大约 1/2 以上的政府卫生支出流向了仅占全国总人口 30% 的城市，也因此导致了县级公立医院和乡镇卫生院的政府财政投入严重不足。2009 年的数据显示，财政投入中城市的卫生费用投入占到了 77.16%，城市的财政卫生费用投入比例非常高，而且还有明显的上升趋势。

（四）公立医院"以药补医"导致药品收入过高

由于财政补偿不足，长期以来公立医院都通过药品加成收入来补偿医院经费的不足，致使"以药补医"问题日趋严重。从表 1 我们可以计算出，公立

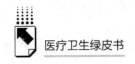
三级医院、二级医院、一级医院的药品收入占其总收入的比重分别为 42.4%、41.5%、40.8%，在三级医院"以药补医"问题尤为明显。

2012 年国务院发布的《"十二五"期间深化医药卫生体制改革规划暨实施方案》中提到，要逐步取消"以药补医"补偿机制。国家一旦彻底取消药品加成，医院就会有 40% 的收入随之减少，政府对医院减少的收入该怎么补、补多少是当前公立医院补偿机制改革中的重大问题。

（五）公立医院补偿标准不完善

在现阶段医改中，政府对公立医院补偿的主要依据是医院的医务人员数和床位数，补偿标准并没有与医院级别、医院经济效益和社会经济发展水平挂钩，况且也没有具体明确省、市、县三级政府的资金补偿额度和比例。合理的补偿是公立医院实现公益性的基本保障。政府对公立医院到底补多少才能满足其发展需求，目前缺乏可依照的补偿标准，补偿标准有待完善。

（六）公立医院财政补偿资金监管不到位

2010 年，世界卫生组织（WHO）在一份报告中指出，大量的资源浪费是现在各国卫生系统中普遍存在的问题，很多可用资源在大多数国家没有被充分利用。而在中国，公立医院是我国医疗系统的主力军，而且资源、资金的浪费现象成为不可避免的问题。

在我国，对公立医院的财政补偿，其资金缺乏必要的监管机制，并且对于资金使用效率和效益方面缺乏科学的评价方法。而就目前的监管机构而言，也存在权力分散、相互之间无法充分协调，同时存在多方监管、监管冲突、监管空白等现象。

政府监管不到位，在整体布局和规划上放任自流，对单个医疗机构缺乏有效的评价，对医院内部资源利用的效率和效果缺乏引导，最终导致过度医疗、不合理入院以及盲目扩大医院规模等现象屡见不鲜。

二　公立医院长效补偿机制的思路

公立医院改革是一个系统工程，需要财政的持续投入，公立医院长效补偿机制问题涉及多方利益的协调。由于长效补偿机制的复杂性，目前还没有形成有效的补偿机制。

《2011 中国卫生统计年鉴》数据显示，截至 2010 年底，我国共有公立医院 13850 所，其中政府办公立医院 9629 所，政府财政投入仅占医院总收入的 9.15%，而国外政府的财政投入已达到公立医院总收入的 30%。对比显示，我国政府对公立医院的财政补偿严重不足，加之公立医院数量庞大，进一步增加了财政负担和公立医院改革的难度。从补助范围看，政府负责公立医院的基本建设和大型设备购置、重点学科发展、符合国家规定的离退休人员费用和政策性亏损补偿等。从补助方式看，公立医院的基本建设和设备购置等发展建设支出，经发改委等有关部门批准和专家论证后，由政府根据轻重缓急和承受能力逐年安排所需资金。政府对包括公立医院在内的各类医疗机构所承担的公共卫生任务给予专项补助，按服务成本保障政府指定的紧急救治、援外、支农、支边等公共服务经费。公立医院重点学科建设项目，由政府安排专项资金予以支持。从投入责任划分看，公立医院的发展建设支出、符合国家规定的离退休人员费用和政策性亏损补偿，主要由同级政府安排。省级政府对辖区内困难地区公立医院的基本建设和设备购置给予适当补助，中央政府对困难地区公立医院的基本建设和设备购置等予以补助。

为建立公立医院长效补偿机制，根据完全实现社会功能的公立医院、待实现社会功能的公立医院和待转型的公立医院三种模式，分别提出其各自的补偿机制。

（一）完全实现社会功能的公立医院补偿机制

通过建立和完善相应的财政保障和补偿机制，初步测算政府补偿公立医院总收入的 22% 的人力资源费用，这样医院才有足够的资本进行再生产。

公立医院基本建设、大型医疗设备购置、重点学科发展以及承担的公共卫生任务仍保持现行的专项补助，政府按医院总收入的 22% 的财政补偿来全力确保完全实现社会功能的 10% 的公立医院正常运行（见图 1）。

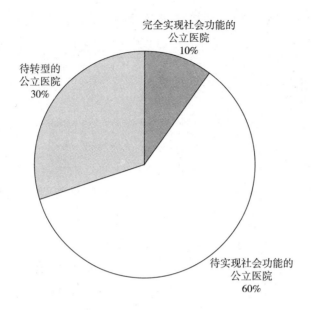

图1 公立医院改革初期模式

（二）待实现社会功能的公立医院补偿机制

政府对待实现社会功能的60%的公立医院，继续维持现行的公立医院补偿机制，公立医院基本建设、大型医疗设备购置、重点学科发展以及承担的公共卫生任务仍保持现行的专项补助。政府补偿额度约占医院总收入的8.74%，待时机成熟转为完全实现社会功能的公立医院。

（三）待转型的公立医院补偿机制

政府对待转型的30%的公立医院不提供财政补偿，也不需要这部分医院承担教学、科研、公共卫生任务，通过吸纳社会资本将这部分医院推向市场，完全走自负盈亏的道路。

最理想的结果是：完全实现社会功能的公立医院达到70%，政府财政补偿达到医院总收入的22%，将待转型的公立医院维持在30%，减轻政府的财政负担，完全走自负盈亏的道路，最终建立公立医院长效补偿机制（见图2）。

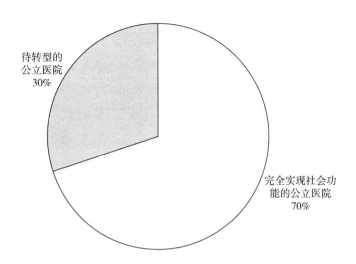

图2　公立医院改革理想的最终模式

三　建立公立医院长效补偿机制的政策建议

（一）加大公立医院财政补偿投入

医改资金对公立医院总体投入不足，再加上2012年国务院印发的《"十二五"期间深化医药卫生体制改革规划暨实施方案》中提到，取消公立医院药品加成，将医院补偿改为财政补助和医疗收费两个渠道，因而使原来约占医院收入45%的药品收入减少了。为保证医院的正常运营，政府有必要对待实现社会功能的公立医院用原本静态的财政补偿来弥补医院收入来源的减少。原则上，财政补偿应动态地根据待实现社会功能的公立医院减少的收入对医务人员的劳务、常规项目和新技术新项目予以等量补偿（见图3）。

（二）建立健全公立医院财政补偿情况专项调研制度

建立健全公立医院财政补偿情况专项调研制度，由中央、省级财政组成医改财政专项调研组，深入各省、市、县、乡镇，针对公立医院补偿资金的落实、使用情况进行调查研究，并对公立医院改革中已经建立的体制机制进

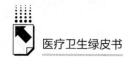

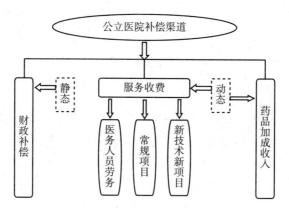

图3 公立医院补偿渠道

行专项调研，找出其存在的问题，做出针对性的研究总结，逐步形成制度体系。

（三）建立中央、省、市、县四级公立医院财政补偿机制

根据公立医院所在地的社会经济发展水平、医院等级规模及医院的发展情况，确定以中央和省两级财政投入为主体，加大中央和省级财政的支持力度，缓解县级财政投入压力。建立以医院发展状况、服务人口和财政困难程度为主要指标的资金分配制度，明确中央、省、市、县四级财政的补偿比例，原则上要向人口大县和经济欠发达的中西部地区倾斜。

（四）健全公立医院财政补偿监督管理机制

健全公立医院财政补偿监督管理机制，确保财政补偿资金专款专用，防止各级政府将补偿资金挪作他用、截留或挤占，并确保相关资金能够及时足额落实到位，为大量补偿资金的有效利用保驾护航。同时，公立医院如果符合区域卫生规划，在进行财政补偿时，对于资金的使用过程要加强监督检查，还要对资金的使用效果进行及时的考核评估，做到财政补偿资金的专项管理、专项核算、专项拨付，以达到提高资金使用效率、优化资源配置，进而保障公立医院补偿机制长期有效运行的目的。

（五）健全稳定长效的公立医院多元化、多渠道补偿机制

公立医院补偿机制改革是一个系统性、复杂性的工程，单纯依靠政府财政补偿医改的各个方面会显得政府财力不足，应该建立政府主导的多元化投入机制和多渠道补偿机制。

首先，对公立医院承担的公共卫生任务，应该由政府全部承担，并给予公共卫生服务专项补偿资金；其次，政府应该在政策层面支持和鼓励有实力的企业、慈善机构、商业保险机构等社会力量举办医疗机构，尽最大努力将社会办医的障碍减少到最小，彻底将待转型的公立医院全部推向市场。

（六）建立健全和补偿机制相容的激励机制

对于执行以总额预算制为代表的预付方式改革的医疗机构，应将原有单一约束机制转变为约束激励复合机制，对医疗机构因加强管理、控制不合理费用支出而较医保总额预付额度结余的部分，可按规定留用。同时，要建立科学民主的协商谈判机制，强化医疗机构在总额预付额度确立过程中的自主作用。而对于积极参与支付方式改革并完成较好的医务人员，同样应给予相应的激励。如在奖金中设定相应的绩效权重；对于总额预付额度结余的医疗机构可提取一定比例予以奖励；等等。

（七）完善财政、医保、价格三方联动的多渠道补偿机制

积极探索建立财政、医保、价格联动的多渠道补偿机制，遵循总量控制、结构调整的原则，合理调整医疗服务价格，更好地体现医务人员的技术劳动价值。充分发挥医保基金的作用，通过购买服务对医疗机构进行及时合理的补偿。

大力推进支付方式改革，加强县级公立医院服务能力建设，建立便民惠民服务的长效机制。继续完善全民基本医保制度，提高筹资和保障水平，着力建立长期稳定的筹资增长机制，扩大保障范围和提高补偿比例，鼓励有资质的商业保险机构经营办理医保业务。同时，进一步巩固和完善公立医院基本药物制度和基层医疗卫生机构运行新机制，把基本药物制度有序延伸拓展到一级公立医院，对非政府举办的医疗机构要采取购买服务的方式纳入实施范围。进一步巩固基层医疗卫生机构改革，落实补偿政策，建立长效补偿机制。

G.18

公立医院改革攻坚

执笔人：杨汉湶　丁义涛　倪鑫　何少锋　康健　李小言*

摘　要：

医改涉及卫生医疗费用、医疗质量和扩大卫生医疗覆盖面的政策问题，三者是相辅相成的。本文介绍了台湾公立医院民营化、南京大学医学院附属鼓楼医院集团法人治理、北京儿童医院管办分开和医药分开、马鞍山市市立医疗集团管办分开和区域医院资源整合、中国医科大学附属第一医院信息化建设和美国医改的经验，为我国公立医院长效机制的建立提供实践经验和借鉴。

关键词：

公立医院改革　民营医院　医疗集团　管办分开

一　医院公办民营的台湾路径

台湾的公立医院和私立医院并存，都要履行照顾民众的责任。按照归属性质，台湾医院大致分成几类。一是公立医院，是由政府部门所设的医院，政府部门包括卫生机关、地方政府，甚至包括邮局，因为邮局员工众多，所以设立一家医院。二是财团法人医院，属于非营利性医院，虽然医院设立了董事会，但是赢利不会到个人的口袋里。三是社团法人医院，早期台湾的私人医院不是法人，而是一个以自然人存在的医院，但是经营医院的医师会发生变动，导致这家医院就要交给其他人经营，进而造成医院的经营发生问题，所以要变成法

---

* 杨汉湶，台湾医院协会理事长；丁义涛，南京大学医学院附属鼓楼医院院长；倪鑫，北京儿童医院院长；何少锋，马鞍山市市立医疗集团总院长；康健，中国医科大学附属第一医院副院长；李小言，美国新罕布什州 Elliot 医疗集团高级副院长。

人，叫作社团法人。社团法人医院是私人医院，但不是百分之百的营利性医院，70%的赢利可以分配，剩余的30%则一定要留在医院，是股份制。四是私人医院，是指完全由私人来经营的医院。

从按归属性质划分医院的量来看，政府并不鼓励一味地设置公立医院，所以公立医院在数量上是减少的，但实质上却并未减少。因为公立医院或是交给民间经营，或是进行自我整合。举例来说，台北市有8家公立医院，整合后形成1家联合医院，但是实际上医院还是在原来的8个地方，所以数量并未减少。财团法人医院没有增加太多，但社团法人医院有所增加，导致法人医院新增48家，大部分是由私人医院转变成社团法人医院的。私人医院逐渐减少，除了转变为社团法人医院外，台湾很多小医院由于经济规模小，其服务无法让民众满意，再加上健康保险的因素，每年差不多要关掉20家私人医院。公立医院很少出现关闭的情况，唯一例外是军方医院。如今台湾军人大幅减少，导致军方医院相应减少。

（一）民营助力公立医院

如今公立医院的主要功能少之又少，主要是配合社会福利政策，照顾低收入患者及其他弱势群体；配合包括全民健保和紧急救护等重要医疗政策；制衡医疗费用上涨；平衡医疗资源分布；志愿公共卫生工作，收治法定传染病患者；着重社区服务，并负担部分教学研究工作；等等。

台湾医院百分之百和健康保险建立合约，所以绝大部分费用在健康保险的合约之下。医院可以收取病房费用差额，比如单人房间可以收2000~3000台币的差额；也可以开发一些自费项目，比如不属于健保合约内的健康检查。但是台湾的挂号费很低，现在公立医院是100台币，私人医院则不一样。公立医院和民间医院所承担功能的多少，其实是相对而言的。民间医院所做的工作，是法律规定必须做的。例如，很多医院不愿意去落后国家做医疗支援，但是法律规定，如果医院要成为医学中心，就必须前去支援，结果所有医院都抢着去做医疗支援。

公立医院如今面临着内外环境的问题。内部环境问题包括组织结构僵化，无法依照实际需要进行弹性调整；人事制度缺乏弹性；人事费用比例过高；很难做长期人力资源规划与人才培育计划；医院资金运用缺乏弹性，过度重视程

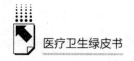

序；等等。外部环境问题包括私立医院逐渐兴起；公务预算补助减少；医疗服务品质需求提高；全民健保实施导致公立医院优势减少；等等。

以资金为例，公立医院必然要接受政府补助。比如某公立医院主管表示每年可以减少10%的公务预算，但事实上在公务预算减少的情况下，医院很难顺利经营下去，如果经营出现问题，只得请民间机构来帮忙。再比如，某个地区的民众要求设立一家大型公立医院，如双和医院。双和医院的位置在两个山头上，因为山头上有很多公墓，公墓迁移花了很多钱。现在交给台北大学去建造，大概已经花了8亿元，可能还会再花6亿元。在台湾建造一家医院需要申请，中间有相当多的环节，政府补助受到限制，所以会转移到民间来做。

台湾的公立医院大部分归卫生厅主管，但也有小部分公立医院由私人机构主管，目前台湾不少医院面临困境。一些公立医院在长久无法提高效率与效能的情况下就会考虑交给民间机构去经营。基本上有三种情况：第一种情况是公立医院实在难以运营；第二种情况是虽然地方政府有兴趣建造医院，但可能在建造过程中没有经费继续下去，考虑到医院的完整性，因此由民间机构来承接；第三种情况是第二种情况的升级，既然要交给民间机构去经营，所以可以直接交给民间机构来建造医院，即政府提供地方给民间机构建造医院并运营，但是政府要规定期限。

不管医院是公立还是私立，医院能否达到设立的目的是关键。我们希望医院能够达成目的。一家医院除了有经费来源，还必须具备相当有效率的经营模式，但是谁能够把这家医院经营好，并使之符合民众的期望？这是我们要加以思考的问题。例如，公立医院原来的所有权、管理权、经营权可能都在政府手上，为了更有效率地经营，而又不损害医院的利益，于是把三个权力分散，所有权还在政府手上，但是经营权要划归民间机构。

（二）公办民营尚待发展

在台湾公立医院民营化的过程中，很多人主张把公立医院改成财团法人医院，但又觉得财团法人这个名词不好，所以现在叫非营利性组织。财团法人必须由董事会来管理，不需要政府机关来管理，医院管理阶层和经营阶层比较相似，这样会比较有效率。台湾公立医院民营化过程中出现了多种模式，如直接委托和公民合营，目的是希望医院能够高效地经营，但是又不能违背公立医院的职责规定，因此必须制定一些监督措施。

在公立医院委托民间机构经营的时候，有几个事项需要考虑：公立医院的使命是否可以达到？人员如何安置？委托哪家机构？如何委托出去？是否有期限？对于旧医院而言，人员安置是重要的问题。目前有几家公立医院采取这种改制，医护人员由原来的机构收回去，但其实这是比较困难的。

邮政局下面的邮政医院，规模相当小，只有 50 张病床，但是位置在市中心。邮政医院院长想要将"邮政医院"这四个字保留下来，所以不想卖掉医院。虽然邮政局的邮政业务利润很高，不在乎医院每年的亏损，但是每年上级来审查的时候，都会对医院亏本有所指摘。所以院长后来将医院外包出去，每年大概有 800 万台币的收入。

公立医院也可以采用组织再造的模式，包括医院合并、区域联盟和改隶属公立医学中心。医院合并是体系内医院组织整合，以此提高效率并增强竞争力，如北市医院、荣民医院等。区域联盟则是医院之间通过虚拟的组织共同解决问题，如署立医院。公立医学中心具备人力资源与管理能力，以此提升医院水平，如云林、宜兰、新竹医院等。

其实，不论公立医院还是民间医院，必须把医院经营得有品质且有效率。民营化只是以不同的经营方式来让医院做得更好。台湾大部分公立医院经营得都很好，小部分公立医院经营得不好，经营得不好的就可以交给民间机构。公办民营也会遇到一些问题，如法令的束缚与规范；员工权益保障与不安全顾虑；来自既得利益者的反对；很难选择合适的民间机构；医师团队的批评；等等。不过，医院并不能因为这些问题就放弃经营，只要具备了下列几个条件，公办民营还是有可能成功的。如领导重视和政策支持；承办人员经过专业训练；现有人员得到妥善安置；招商诱因进行审慎规划；招标过程公平透明；监督管理机制完善；等等。

二 鼓楼医院在变革中拓展

2012 年是南京大学医学院附属鼓楼医院（以下简称"鼓楼医院"）建院 120

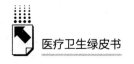

周年。鼓楼医院的文化在不同时期有所演变，以往的"无损于患者为先"实际上和当今"一切以病人为中心"的意思是一样的。120 年前，鼓楼医院的洋人院长就提出了这一理念，正是这位院长，曾跪在马路上，救治一位患病的乞丐。

鼓楼医院开了一个先河。1996 年组建了国内最早的大型医疗集团，即南京鼓楼医院集团，包括南京鼓楼医院、宿迁市人民医院、南京市儿童医院、南京市口腔医院、南京市胸科医院、南京市六合人民医院、上海梅山医院、仪征化纤人民医院、仙林鼓楼医院和马鞍山市秀山新区医院。

（一）鼓楼医院帮扶宿迁

宿迁市是江苏省最穷的一个市，GDP 仅为江苏省平均水平的 1/3，宿迁的老百姓特别穷，看不起病。政府的财富收入在过去 10 年中不但没有提高，反而下降了，卫生系统也出现赤字，因此无力给予公立医院必要的投入，医院连正常运营的经费也无法保证，不但留不住病人，还欠了一大笔债。医院想要摆脱生存发展困境，首先就要进行体制改革。

2009 年，《中共中央　国务院关于深化医药卫生体制改革的意见》对管办分开有一个明确的思路，但鼓楼医院在 2008 年就已经着手实行管办分开。当时法人治理结构虽然存在一些缺陷，但毕竟已开始创新尝试。当时的董事会有三家股东：一家是政府，一家是医院，一家是上市公司。此举使管理者、投资者和经营者都能到位，实现了资本、技术和政府三方资源的结合。

鼓楼医院首先对宿迁市人民医院进行了人事和分配制度改革，实行全员聘用合同制、专业技术职务聘任制和干部竞争上岗制。人民医院还率先在江苏省内实行绩效工资制。通过鼓楼医院的帮扶，人民医院制定了适用于培养当地医务人员队伍的战略和实际操作指南。鼓楼医院总共派出了 7000 人次的专家轮流去人民医院工作、查访，包括人民医院院长在内的行政领导也前往鼓楼医院学习，所有机关、职能处室干部轮流到鼓楼医院相关科室对口跟班学习，以提升中层干部的管理能力。

经过多年的发展，人民医院不但在硬件上得到了很大的改善，而且全面地提升了医院的服务水平。以数字说明，2003 年，人民医院的床位数是 500 多张，使用率为 70%；2011 年，床位开放了 800 多张，使用率超过 130%，门急诊人数爆满。2011 年的业务收入比 2003 年增长了 568%，2012 年的业务收入超过 6 亿元。人民医院的人员结构也发生了巨大的变化，包括护士在内的各个层次的医务人员年收入大大增加，人均年收入在 2003 年到 2011 年的 8 年内增长了 167%。技术输出是鼓楼医院的帮扶重点之一。改制以来，鼓楼医院共开展各种新技术、新疗法项目 300 余项，科研成果也实现了零的突破。

如今作为一家三级医院，宿迁市人民医院在全江苏省收费最低。多年的努力真正结束了宿迁疑难重症患者去外地看病的历史。鼓楼医院提出的口号是"鼓楼医院就在你身边"，建立了一种城市大医院帮扶周边地区和落后地区的模式，打造了一个"大医院帮小医院"的成功案例。更重要的是，宿迁市政府和南京鼓楼医院、金陵药业三方合作，实现了资本、人才、技术、管理、市场的有机结合，帮助宿迁市人民医院走出了困境，取得了跨越式发展，提供了一种多元化办医模式。

（二）鼓楼新院引发争议

鼓楼医院最近建了一个单体面积在国内算是比较大的医疗大楼。在党的十八大召开的前一天，医院官方微博发布了一条微博，仅一晚上时间便新增了 10 万个粉丝，其中 60% 的粉丝对医院进行声讨。

其中争议最大的是一架价值 700 万元的钢琴，网上批评医院是在炒作。其实这架钢琴是南京一位艺术家自己做的。这位艺术家曾经是鼓楼医院的职工，他做了 3 架昂贵的钢琴，但是一架也没有卖掉，不过他很聪明，把这架钢琴送给了医院。医院只是每年花几百元给钢琴投了一份保险。此次受益最大的是这位艺术家，实际上是帮他做了广告。

鼓楼新院设计特别注重人性化。就诊环境宽敞明亮、整洁舒适，指示与导引也清晰统一、易于辨认。由于面积过大，医院安排了电瓶车。患者取药不方便，可以免费乘坐电瓶车。包括卫生间在内的建筑设计很人性化，还设有残疾人卫生间。所有就诊流程都实现了无纸化，患者取药不需要排队，检验报告可自助打印，快速便捷。消化内镜诊疗中心也实现了国际化、标准化，并采用了国际最先进的内镜清洗消毒设备。消毒胃镜可以同时运行 18 台，而且内镜清洗消毒设备完全数字化，清洗时间不到胃镜是无法取出的。鼓楼新院还花费了大量资金，在每一个手术间配备恒温箱，让输入的液体和患者的体温一致。这一项目不向患者收取费用，极大地保证了手术的安全性与舒适性。鼓楼新院的急诊中心是江苏省规模最大的，新院打造"急诊医疗街"的模式，在分区的基础上实现功能组合，并采用直升机立体救援，构建南京市现代化立体救护系统。鼓楼新院做了这么多的事情，每平方米才花了5000元钱，在南京相当于安居房的费用。

针对公立医院改革，南京市政府要将南京建设成为国际化、现代化城市，目前最需要的是医疗卫生、教育的国际化。而作为一家公立医院，对于改革，医院院长的思路能否更开阔一点？战略上能否做一些调整？政府不单关注人才和设备，关键是要关注观念、思想和文化。

三 北京儿童医院医改实践

如何使医院既能保障质量，确保为百姓服务，又能让政府满意，还能激励员工的积极性，这是每位院长都要考虑的问题。

北京市公立医院改革的主要内容包括：两个分开，即管办分开和医药分开；三个机制，即财政价格补偿调控机制、医疗保险调节机制、医院法人治理运行机制；五家试点，即对友谊医院、朝阳医院、同仁医院、积水潭医院和北京儿童医院五家医院进行试点。

（一）便捷化流程改善

北京市于2012年7月28日成立医管局，开始实行管办分开，目前已经有两家医院在实行法人治理机构，北京儿童医院目前还没有开始实行。北京医管局成立以后，所有公立医院都要进行绩效考核。绩效考核的核心是要充分体现公立医院的公立性，主要是从社会评价、运行效果、发展实力、内部管理四个方面对公立医院进行考核评价。具体来说，考核有10项指标，如患者满意度、预约挂号率、平均住院日、抗生素使用情况等。医院内部运行的情况，以及在取消以药养医、推行医事服务费的制度方面也在考核之中。北京儿童医院在这些方面也在进行试点，但经过考核，由于儿童的医疗保险比较少，在推行医事服务费以后，儿童的次均费用有所上升，所以目前医院在试点中加以管理。

在北京公立医院改革的前提下，北京儿童医院提出一个优势、两个机制、三个平台、四个管理。具体来说，一个优势是保持北京儿童医院在全国儿科医院发展的航母优势；两个机制是依据北京市医改的要求，医院建立法人治理机制和绩效考核管理机制；三个平台是在北京首先推出以北京儿童医院为核心，联合所有的三级医院儿科搭建综合服务平台，儿童医院为所有三级医院的儿科提供服务和医疗的后勤保障以及技术保障，此外还有中层干部竞聘上岗的平台，并按照北京卫生局的总体规划，在西部医院进行扩建的平台建设；四个管理是加强科室管理、加强流程管理、加强耗源管理、加强治疗秩序管理。

北京儿童医院首先考虑到的流程管理是便捷化。要在流程上进行改造，让门诊管理立体化、科室发展扁平化、医院管理科学化、科学建设学院化、医院系统公益化，这样能使整个就诊时间缩短。大量儿童就诊的案例分析结果显示，大约30%的患儿是发热，因此医院对发热患儿就诊流程进行了改造，改造的目的是希望这些患儿用最短的时间完成就诊。在患儿等候医生就诊期间，要把所有的检查做完。此举将发热患儿的就诊时间平均减少了30分钟。在大型的预约检查方面，医院不但建立了集中预约中心，还开通了一卡通，使患者无须反复排队缴费。这些举措优化了入院和出院流程，加快了患儿的周转。2012年1~10月，医院的住院患儿达到了4.3万人。医院同时还和北京120急救中心合作，开展新生儿的院前急救工作，此前北京120急救中心在新生儿急救方面没有儿童医务人员作为保障。

北京儿童医院和北京市红十字会999急救中心开通了一站式服务，所有患者均可通过电话咨询。患者在咨询的时候，直接呼叫就可以转到专家的电话上，进而由专家判断患者是否需要住院治疗，这样就能大大降低患者向三甲医院流动的数量，也可以提醒患者是否需要来医院就诊。

在门诊管理一体化方面，北京儿童医院的门诊量比较大，如何让来儿童医院就诊的患者能够看上病？自2012年6月1日起，医院推行了部分科室不限号的尝试，还推出了神经康复的特殊号，尽最大努力满足来医院就诊的患者需求。同时，医院要确保医务人员在有付出的前提下必有所得。除了早上7点到下午5点的正常门诊外，医院还开通了下午4点到晚上10点的门诊，提供一

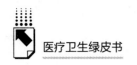

部分专家特需号和一部分普通号，给患者不同的选择。延长专家出诊时间自然也需要提高出诊待遇。虽然这不是钱能够解决的，但至少应对医院所做的这些方面给予肯定。

为了有效缩短患者的检查等待时间，需要在时间和空间上有效提高服务的接纳能力。从早上6点到晚上10点，医院尽可能把所有的设备都利用起来，CT开通7×24小时运行服务，预约时间由3个月缩短至3天之内。按照北京市的整体要求，医院也开展双休日、节假日的急救门诊。

（二）动态化人员管理

流程的改善需要人员的动态管理来支持。所有医护人员的专门发展问题由专业组负责，医务人员的门诊须留问题由医院管理部门决定，医务人员的质量控制问题由医院医务处进行控制。

儿科体系的特点是儿童医院一般都是以大内科、大外科的前提设置，在这种前提下，每一位员工的积极性和工作效率都有所降低。2012年3月，北京儿童医院对所有科室进行了扁平化，使所有学科在学术发展中更专业化、更精细化，效率更高。按照工作特点和患者需求，医院建立了独立的急诊科，超声科从影像中心分立出来；对护理进行垂直管理，并成立了各个临床医疗中心。

在干部管理方面，按照北京市的总体要求，医院实行干部竞聘上岗。医院的执行力如何，关键看中层干部，因此所有的中层干部进行了竞聘上岗。竞聘上岗之后，再接受干部管理和培训。培训之后，每一位干部从过去的只管事到现在的既管人又管事。换句话说，他们以前只是在做事，而现在除了做事以外，还要把人管好；从过去的自己做事，到现在的带领大家做事；从过去的"外方内方"，变成现在的"外圆内方"。此外，通过加强医院的文化建设，使干部增强了竞争意识和危机意识，促使其不断加强自身的学习和发展，进而确保医院的可持续发展。干部管理从刚性变为柔性，从过去的集权制到现在的权力下放，从过去强调对成员的严加管理到现在能够引导成员进行自我管理。

按照医管局的要求，医院进行绩效考核，收入分配向临床一线大幅度倾斜。通过垂直管理，不同的岗位、不同的付出和不同的压力体现不同的报酬。现在护士抢着回到自己的岗位，医生抢着出门诊，医疗指标节节攀升。2011～

2012 年医院整体挂号的状况为：2011 年挂号收入是 185 万元，2012 年截至 11 月是 217 万元，增幅为 17% 左右。

关于北京儿童医院未来的发展和设想，配合医药卫生局医药分开的政策，医院正在以信息化为支撑，以现代物流为支持，进行医院药品的外移。将来，门诊窗口属于医院，门诊窗口以后的所有环节全部外移。此举有助于节约医院的空间，减少医院的资金占用，更主要的是确保药品的安全。按照北京市卫生局的要求，未来北京儿童医院将在北京市西面建立新的院址，总占地面积为 200～350 亩，床位是 2000 张，发展定位是国家儿童医学中心。同时，希望成立北京儿童医院集团，目的是在全国发展多家分支机构，通过复制管理模式、复制专家，制定全国儿科的诊疗标准，最后实现大医疗、大科研资源的整合。

四　公立医院改革重在管理运行机制

实施新医改以来，从整体上说有几个亮点。第一，建设了覆盖城乡全体居民的医疗保障体系。第二，公共卫生服务体系在能力建设和投入机制上得到有效提升。公共卫生服务均等化的问题，在全国很多地方都得到了很好的保障。第三，建立了"基层医改"的公益性模式。安徽基层医改的模式在全国推广以后，尽管现在还有一些说法和非议，但是任何版本、样本都要到实践中去检验。安徽采取的是一种公益性模式，它确实在基层医院机构设置、基础设施建设、人员队伍稳定以及减轻老百姓就医负担方面起到了积极的作用。第四，建立了国家基本药物制度，药价虚高的状况得到了有效的遏制。第五，改革为公立医院的发展营造了良好的社会氛围。在全国很多地方，包括一些试点城市，特别是在一些欠发达的地区，地方政府通过国家层面的改革，提高了对公立医院的关注度，社会对医院发展的关注也加强了，财政对医院的投入加大了，包括马鞍山市在内。

马鞍山市是全国 16 个公立医院改革试点之一，但是马鞍山市的公立医院改革有其独特之处。首先，马鞍山市位于安徽省，属于中部地区，中部地区意味着欠发达地区。在欠发达地区公立医院怎么发展？要进行什么样的改革？其次，马鞍山市是一个中小城市，整个城市人口有 200 多万人，市区人口只有

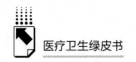

70万~80万人。在中小城市，资源比较匮乏，服务的半径也比较小，在这种情况下，公立医院怎么发展？最后，马鞍山市是一个地级市，地级市与省级区域中心有很多不一样的地方，无论是在学科建设还是人才吸引方面，都与国内很多一、二线城市有较大差别，这会直接影响公立医院的发展。在地级市，公立医院改革要怎么做？怎么发展？

作为国家公立医院改革的试点城市之一，我们以管办分开和区域医院资源整合为特色，走过了一段艰难的路。虽然新医改取得了很多成绩，但是我们也要看到公立医院改革不尽如人意的地方，主要还是在管理体制和运营机制上。管理体制改革的核心问题是"管办"正式分开，建立公立医院法人治理结构。法人治理的模式有体制内、体制外两种，在结构上涉及医管局、医院管理委员会、医管中心、理事会等，争议非常多，疑义也非常多。到目前为止，我们还没有看到一个运行良好、经过实践验证、大家认可的方式，包括马鞍山市的模式在内。从国家层面上看，无论对体制内还是体制外，都需要一个好的设计。体制决定机制，机制决定效益。所谓体制内、体制外，无非有两种，或者在卫生局内成立医管局，或者在卫生局外成立医管局，其实现在不要考虑形式上的东西，关键是医管局做什么？能不能把办院责任做好？要真正实现对公立医院的有效管理，履行政府办院的责任，这一点很重要。因为国家政策在很多方面都跟行政体制有关系，如果医管局建在卫生局内，要是职责不清晰，医管局可能还是成为卫生局的下属；如果在卫生局外成立医管局，不好好建设的话，很可能变成第二个卫生局。

改革方向如果不清晰，不但不利于公立医院的发展，而且还会阻碍公立医院的发展。一些地方公立医院是市长亲自管理的，这是没有意义的，因为这不是法人治理结构。管办分开和公立医院的法人治理结构最大的问题是职能。

首先，要明确公立医院改革不是改公立医院，而是改革政府对公共部门的治理。我们可以结合其他国家好的做法和方式，在国内进行一些优化，但是需要有这样一个设计。体制改革在宏观层面上的顶层设计是国家当前和下一步在公立医院改革方面亟待解决的问题。

其次，政府职能的转变，目标应当是实现对公立医院由直接管理转为间接管理，由微观管理转为宏观管理，由实务管理转为依法监管。这不仅是我国政府职能的转变，也是全世界政府职能转变的一个趋势。这是卫生部一直强调的实现全行业有效监管、形成大卫生管理格局的前提条件。我国实行的是大卫生体制下的管办分开，任何一家公立医院不可能脱离卫生部门的管理，区别只是管理法方法的不同。

最后，建立和完善公立医院的出资人代表制度，通过对公立医院所有者、管理者及其相关利益者各自责、权、利的界定，逐步推进公立医院由过去计划型医院的预算组织到自主组织再到法人组织的过渡。现在说公立医院是完善的法人治理结构，还为时过早，关键是要将我国整个行政管理体制的权力分散，从而建立符合国情的公立医院治理结构。我们需要组织推进这一过渡过程，尽管现在可能不完善，但是一定要逐步推进，否则目标的达成会遥遥无期。

因此，管办分开的制度设计应该以政府职能转变为核心，促进全行业的有效监管，落实公立医院独立法人地位，从而实现权责清晰、监管有利、决策科学、运行高效的法人治理结构。

建议在全国 17 个公立医院改革试点城市中探索建立医院管理机构，借鉴香港医管局的模式，建立权责清晰的法人治理结构，同时尽快出台相关法律法规，界定其权责。

建立什么样的公立医院补偿机制是运行机制改革的核心？调整价格是首位的，还要完善医保筹资增长机制和支付制度。如果这个蛋糕做不大，则无法解决医保的主要问题，所以医保统筹基金应该对医院和医保机构本身以及作为消费者的居民都有激励作用。但是，实际上，现在基本不可能让医院和医药公司建立谈判制度，所以要建立以政府牵头，包括财政、卫生、医保、医院在内的多部门协调的医保基金管理机构，对医保基金实施年度预付管理、科技核心收支管理，使之成为对医保、医院及个人三方激励约束的机构。

教育基金是刚性的，谁也无权干预，而政府对公立医院的投入并没有刚性的约束考核机制，也缺乏可量化的标准。卫生系统也可以参照教育基金建立的模式，以立法的模式建立"医疗卫生发展基金"，同时建立公立医院的全面预算管理体系。此举能够帮助我们建立长效的且有法可依、有章可循、有人监督的制度，只有这样，才能形成公立医院发展的长效机制。

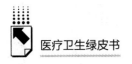

五 信息化助力公立医院改革

2012 年 10 月，国务院在《卫生事业发展"十二五"规划》中提出了诸多的目标，重点要加强农村三级卫生服务网络的建设，加强城乡医院对口的支援，并且加强实施人才强卫战略。这和大型公立医院的职责是分不开的，因此中国医科大学附属第一医院（以下简称"医科大一附院"）认识到在新的医改中，特别是已经过去的"十一五"中，如果要划分公立医院的职责，首先要做好医院的内涵工作，必须有一流的技术和管理、一流的学科和人才、一流的服务设施。医院一直将诊治疑难病、急重症作为工作重点，努力占领技术高地，争取做到"人无我有，人有我优，人优我先"。

（一）信息化推进院内改善

医科大一附院建院的理念之一是把医院建设成国内一流和国际知名的全方位数字化、大型综合性医院。所谓国内一流，是指一流管理、一流人才、一流设施、一流效益，其综合实力排在国内 10 ~ 20 名；全方位数字化是指在总体管理以及患者就诊、医疗服务方面做到全方位的数字化。作为一家大型综合性医院，医院应当具备适当的规模，学科门类齐全，整体优势突出。根据功能定位和发展目标，医院这些年重点开展的工作是学术团队建设。打造一流的学术团队是医院建院的核心。

医院的信息化建设已经成为下一步公立医院改革的重点，也是实现医院之间、上级医院和基层医疗机构之间、医院和公共卫生机构及医保机构之间互联互通机制的重要基础和平台。近三年来，医科大一附院在信息化建设方面有了很大的发展。医科大一附院的信息化建设经历了三个阶段：从 1996 年开始属于起步阶段，首先跟 IBM 公司合作开发第一代 HIS 系统；2000 ~ 2005 年属于探索阶段，由于还未形成固有的模式，医院在多个领域进行了一定的探索；从 2006 年开始是大发展阶段，重点规划数字化医院，到 2010 年建成 E-hospital。

总结十几年的经验，医科大一附院在信息建设方面主要做了 5 个方面的工作。第一，以电子病历为核心的医院信息系统。从患者就诊到医院决策、经济核算，已经取消了纸质病历，完全变成电子病例。特别是近三年来，首先是电子病历上线，其次是临床路径、监管上线，最后是使用 iPad 查房，到 2012 年 6 月 1 日，全院住院患者完全取消了纸质病例，做到了无纸化。第二，影像传输系统实现了完全的信息化，这对医务人员而言非常方便。第三，覆盖全院的检查信息管理系统。医院的检查实现了无纸化，而且检验科已经通过了国际两项重要认证，现在医院检验科发出的检验报告可以在国际实验室认可的合作组织中得到应用。第四，是国内首家引进全数控高效物流传输系统的医院，确实节省了很多人力成本，而且提高了工作效率，目前整家医院有 85 个站点，实行 24 小时运输，每天平均传输 2500 次，目前站点还在进一步增加。第五，医院推出"银医一卡通"，方便百姓就医。到医院就诊的患者，只要有"银医一卡通"就可以就诊，在预约挂号、缴款、查询以及在检查、治疗、取药等多个环节中都可以直接使用。

在信息化建设上所做的这些事情归纳起来有三方面：一是医疗业务的管理系统，比如就诊管理系统、临床性管理系统和影像学实验室管理系统；二是医院综合运营中的管理系统；三是远程医疗服务支持系统。信息化在医院中的应用，使工作效率大大提高。在近 6 年的时间里，无论门诊量、出院人数还是手术人数都大幅度提高，增长幅度均超过 120%，但是人力成本并没有增长很多，增长幅度小于 40%。

（二）信息化实践社会责任

信息服务系统也可用于践行社会责任，包括对口资源、组建医疗集团和建立城乡一体化的网络服务平台。

2006 年对辽宁省 25 家县级医院的调查结果显示，县医院平均编制床位数是 315 张，床位利用率只有 52%，形势非常严峻。综合性公立大医院有责任帮助县立医院做强。一方面，通过医师培训的工作，对口支援县立医院或基层医院。2007 年初，在省卫生厅的支持下，医院建立了骨干医师培训中心，对辽宁省 44 县和 61 区的骨干医生进行了免费培训。另一方面，采取协助医院的工作模式，更进一步接近基层院长，通过协作的方式来提升基层医院的水平。从 2007 年末至今，医院在培训医师的基础上已经同省内 19 家县级医院建立了

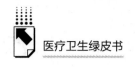
协作关系。

中国医科大学附属第一医院医疗集团成立，并兼并了鞍山市的铁西医院。这是一个实质性的兼并，完全由医科大一附院进行管理。对于一些经营不善的医院来说，通过兼并或建立医疗集团，可以把先进的理念、工作方式及文化输入这些医院。此外，医科大一附院还派出过硬的医疗骨干，使得这家医院的面貌发生了翻天覆地的变化。

建立城乡一体化医疗网络服务平台是解决提高对口支援效率、扩大服务半径和放大优质资源作用等问题的有效手段。这个医疗网络服务平台主要以医科大一附院为依托，以辐射农村县医院为重点。它既能方便患者大病进城就医，减轻患者经济负担，降低协作运行成本，又能提高诊治工作效率，扩大医疗服务范围，及时诊治疑难重症患者。

通过建立城乡一体化的医疗网络平台，外地患者可以预约挂号，特别是建立影像学平台以后，达到了远程诊断或者远程会诊的目的。迄今为止，医科大一附院已经与35家医疗机构建立了远程医疗网络，覆盖了省内外15个市，涉及18家市级医院、17家县级医院，另外还有吉林省通化市人民医院和新疆克拉玛依中心医院。

通过信息服务平台可以实现区域内医疗资源共享，实现患者、政府、基层医院、大医院的多方共赢，应该推行。从多年来的实践中可以总结出，虽然医院目前已经较好地做到了大医院向下转诊、基层医院向上转诊，但是利用此平台实行双向转诊仍有一定的困难，这有多方面的原因。首先，不同的基层医院水平参差不齐，实现双向转诊仍然需要一段时间，政府和综合性大型医院要同时下大力气，提高基层医院的水平；其次，目前最基层的社区医疗服务体系功能尚不完善，有待提高；最后，在医科大一附院，有一些医保方面的政策还不便全面铺开和实施，因此在政策方面也可能需要改进。

六　美国医改迎接新挑战

美国的总统大选于2012年11月6日闭幕，大选是指每四年的总统选举和同时进行的美国参众两院的议员选举。2012年大选是美国历史上耗费最高昂、耗时最长的一次选举，两党共筹集 20 亿美元用以打造自己的团队并参与竞争，最后选举结果是美国现任总统奥巴马连任。美国参议院仍然由民主党操纵掌握，众议院由共和党操纵掌握。

2012 年的大选出现了几组比较可观的人口统计学数字。首先从性别来看，55% 的女性选择了奥巴马；其次从种族来看，93% 的黑人或者有色种族选择了奥巴马；再次从教育背景来看，很多受过教育的人选择奥巴马；最后从收入来看，低收入人群更倾向于选择奥巴马。

（一）美国医改通过大选挑战

要分析此次美国大选与医改的关系，首先要回顾美国医改的 4 个主要目的。一是扩大医疗保险覆盖面，建立医疗保险交换项目，扩大联邦医疗救助（Medicaid，即穷人医疗保险）。二是支付健康医疗保险的能力，美国有大约 70% 的医疗保险是通过雇主购买的，但很多小雇主可能无法负担医疗保险，因此医改中制定了一项新法律，即抵税，赋予个人和小雇主购买医疗保险的能力。三是保证健康医疗保险系统的公平性，并且保证参保人能够获得"物有所值"的医疗服务。四是改进医疗卫生服务系统控制费用，以预防为重点。

然而，在奥巴马医改刚提出这 4 个主要目的时就遭遇到各种各样的阻挠，遭到很多州长和法律界人士的反对，尤其是一些共和党的州长。他们认为此举对美国来说是个人式强制条款，因此美国多个州起诉总统和奥巴马医改案。2012 年 6 月，经过 3 天的听审，美国最高法院于 6 月 28 日裁定政府强制个人条款不违法。

美国医改争论的焦点之一是法律保证所有美国人从 2014 年开始得到医保覆盖。罗姆尼提出联邦医改法应该撤回，而由各个州自行决定如何给无医保的人提供医保。奥巴马医改计划是指在各个州建立医疗保险交换项目，让消费者获得更多医保选择权，并扩大 Medicaid 范围。

三种变革手段在此次医改中全部得以运用，即通过立法变革、通过法庭干预变革和通过自觉的意识产生变革。选举后仍可能出现政治斗争，因为目前美国 29 个州的州长是共和党人，他们认为医疗保险交换项目不可建立，虽然这是法律的关键部分，共和党还是不情愿贯彻整个医改法。此外，他们也不准备扩

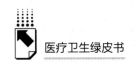
大 Medicaid 范围，或者非常有限地扩大 Medicaid 项目。这些州长们可能游说国会，甚至游说总统奥巴马，让联邦政府承担更多扩大医保覆盖面的资金。联邦政府原本要求所有州在 2012 年 11 月底把各州是否愿意建立医疗保险交换项目及其建立的意向告诉联邦政府，如今奥巴马只得宣布同意延期到 2013 年 2 月。

美国大选中出现的若干政治争议辩论，以及罗姆尼在竞选时提出完全推翻奥巴马医改方案，如今这种可能性已经不存在了，最大的可能还是继续推行奥巴马医改法。可以肯定的是，奥巴马医改法会对每一个人，无论是消费者、医院方、医生还是未来的州长、政府，都会产生势不可当的影响，目前还无法确定这种影响是好还是坏。特别要指出的是，在奥巴马医改中，我们都坚信不太可能从美国政府得到更多的资金来保护医院，因此要进行利润管理。在美国政府改善补偿机制之前，医院一定要审慎开始，不能拖延。联邦政府在全面实施新的医改法之前，其补偿机制的尝试是不会停止的，比如说打包式付款而非继续采用计件式付款等。

如今美国正在面临"财政悬崖"（Fiscal Cliff），为了缓解财政赤字的压力，联邦政府有可能会削减联邦医疗保险（Medicare，即老人医疗保险）的付费补偿。Medicare 是医院财务补偿的一大来源，此举势必会对医院造成一定的影响。

医疗卫生行业必须密切关注两个关键性的法律条文，即 Medicaid 改革的进展和扩展以及医疗保险交换项目的建立问题和发展状态。目前的医改计划让消费者产生了一些困惑，相应也产生了一些商机，比如说导航医保和一系列的消费指南。但对医院和医生而言，医改计划则带来了更多的现实问题，医生与医院之间更多的是竞争还是合作？另外，垄断和反垄断的矛盾在未来是否还会继续加剧，目前还没有人能够准确预测，2014 年将会出现什么样的状态也不得而知。

（二）应对医改两大变革挑战

美国医改法应对两大主要变革。一是从 2012 年 1 月 1 日开始，每天有超过 1 万人开始享有 Medicare 资格；2012～2030 年，预计享有 Medicare 资格的人数会从 4600 万人上升到 7800 万人，增长 69.6%。二是享有 Medicaid 资格的人数直线上升，原来联邦政府与州政府所设置的医疗救助适用资格标准为联邦贫困线 133% 以下，现在提高了 Medicaid 的贫困线以后，将新增 1700 万人加入医保项目，而且多数是低收入的成人。之所以对 Medicaid 入保加以重视，是因为低收入或文化水平低的人对自身的医疗问题不太重视，多数人都是到了病情非常严重时才去医院就诊，而且通常是去急诊室，急诊室的费用和重病治疗费用都很高。

参保人数激增会给美国医疗系统带来挑战，其中之一就是医生短缺现象严重。美国医学专业学生需要花费 7 年时间才能真正从学校毕业，然后还有 2～3 年的时间接受住院医生培训，如果想成为专科医生再需要 2～3 年的训练，所以基本上需要花费 9～11 年才能真正成为一名合格的医生。参保人数增加了，意味着需要提供更多的医疗服务，但是哪里有那么多家庭医生来提供服务呢？这是一个很大的挑战，美国医院院长们现在都预感到将来的人力资源对医改法的挑战很值得研究。医生的缺乏也带来了一个新机遇，即医生助理、高级认证护士（PA、NP）的新作用。PA 和 NP 能够在短时间内培训出来，但是他们需要在医生的指导下工作，不过这至少能暂时缓解医生短缺的问题。

医改涉及卫生医疗费用、医疗质量和扩大卫生医疗覆盖面的政策问题，我们都希望在控制卫生医疗费用的同时进一步改善医疗卫生质量，这三者是相辅相成的。倡导扩大卫生医疗覆盖面政策会给医疗费用和医疗质量的改善带来影响；倡导采取控制医疗费用的政策通常会给医疗覆盖面和医疗质量带来影响；改善医疗质量会给医疗覆盖面和医疗费用带来消极和积极两方面的影响。如今美国面临的问题是，政府让医院尽量扩大服务覆盖面，可是政府不给予过多的补偿，这是自相矛盾的问题，医院如何能够扩大服务覆盖面而不增加费用？

不管中国医改还是美国医改，两国医疗系统面临的问题都跟补偿机制有关。我们都希望医保能够覆盖更多的人。借用诺贝尔经济学奖得主米尔顿·弗里德曼讲过的一句话："花自己的钱替自己办事、花自己的钱替别人办事、花别人的钱替自己办事、花别人的钱替别人办事，这四种花钱方式的效率是递减的。"所以医改的补偿机制问题，如果没有所谓的刺激手段，是做不好的。

G.19
医疗服务多元生态探讨

执笔人：张焕祯 管伟立 陈汝光 叶红 张阳 田立伟 吕国旗*

摘　要：

民营医院形成与公立医院公平竞争的态势，应该是医改努力的方向。如何找到自己的蓝海，联新国际医疗集团建议投资已有医院，温州康宁医院、武汉亚洲心脏病医院、首都医科大学北京三博脑科医院选择发展专科，北京天健华夏医疗投资公司选择参与企业医院改制，深圳市联合医疗投资有限公司、吉林省公主岭市国文医院选择在医疗资源相对缺乏的县域发展，这些医院的实践将激发社会资本办医的新思路。

关键词：

社会资本办医　民营医院　企业医院

一　台资医疗趋谨慎

中国大陆医疗产业以公立医院为主导。因此，医疗服务市场跟普通产业市场很不一样。台资进入大陆医疗服务市场，还需对产业现状、发展趋势、竞争态势、产业的上下游价值链、成本收益等进行分析。

在大陆，由台资兴建并运营的医院，目前主要有5家单位的7所医院，基本上都是综合性医院。在运营规模上，除了联新系统的2所医院和在建的苏州明基医院以外，另外5所医院的床位规模都在500张（含）以上（见表1）。

---

* 张焕祯，联新国际医疗集团总执行长、上海禾新医院院长；管伟立，温州康宁医院院长；陈汝光，深圳市联合医疗投资有限公司董事长、广东康平医院院长；叶红，武汉亚洲心脏病医院总经理；张阳，首都医科大学北京三博脑科医院院长；田立伟，北京天健华夏医疗投资公司；吕国旗，吉林省公主岭市国文医院院长。

表1　大陆由台资兴建并运营的医院概况

台资医院	营业时间	资方	资本规模(亿元)	床位规模(张)
上海辰新医院	2002 年	联新	0.7	60
长沙旺旺医院	2005 年	旺旺	4	500
南京明基医院	2008 年	明基	8	1000
厦门长庚医院	2008 年	长庚	12	800
昆山宗仁卿纪念医院	2009 年	六和	3	500
苏州明基医院	2012 年	明基	在建	在建
上海禾新医院	2012 年	联新	3.5	300

在台湾具有医疗背景的资方是联新和长庚。如果在台湾没有医疗机构，投资者将很难为其在大陆兴建的医疗机构提供人力和后勤支持。因为在大陆民营医院吸引人才都相当困难，台资医院自然也不例外。

从日均门诊量来看，上海辰新医院从 2008 年的 290 人次增加到 2010 年的 450 人次；长沙旺旺医院由 2008 年的 565 人次增加到 2010 年的 680 人次；厦门长庚医院 2011 年为 1300 人次左右，目前是 2200 人次左右；南京明基医院数年前约为 1200 人次，目前为 1700 人次左右；昆山宗仁卿纪念医院目前为 1000 人次左右。除了昆山宗仁卿纪念医院床位使用率大概为 60% 外，其他医院的床位使用率均在 80% 以上，上海辰新医院和上海禾新医院则要更高一些。

从收入指标来看，台资医院高端门诊服务均次费用为 400 元左右，普通门诊服务均次费用为 140 ~ 180 元；住院均次费用则为 3000 ~ 6000 元，上海辰新医院可以达到 12000 元。因为专注于高端服务，上海辰新医院在规模上尽管只有长沙旺旺医院的 1/10 左右，但其营业额则是长沙旺旺医院的 1/3 左右。当然，在上述医院中，厦门长庚医院的营业收入始终是最高的。

根据联新的经验，目前政策对社会资本办医实际上采取的是一种既不打压也不支持的态度。由于法律法规不完善、融资渠道不畅通、资金退出机制不健全等原因，目前中国大陆医疗服务市场并未完全对外开放。同时，随着人力成本的逐渐走高，医院内部两岸间的日常联系成本日益增高，而且在劳资纠纷中法律多偏向于劳方。这就导致在大陆投资医疗行业不仅风险高，而且资本收回期也偏长。投资兴建大型医院需要资本高度集中，在大陆收回成本一般需12 ~

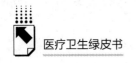

15 年，而在台湾仅需 8 ~ 10 年。联新在台湾曾用 3 年便收回成本，但在大陆 7 年才收回成本。

在医院运营中，民营医院普遍遭遇的实际问题就是准入门槛高，与大型三甲医院的转诊与协作非常困难，医生多点执业推进不力，医保定点资格获取也存在一定困难。

虽然大陆的医疗市场有很大的利益空间，但对于台湾的医院管理团队来说，在大陆直接兴办医院并不轻松。因此，我们不建议台湾医院直接投资兴办医院。台资进入大陆医疗市场最适合的方式应该是，投资者带着台湾的医院管理经验，以各种形式投资已有的大陆医院。

二　要给社会资本留空间

中国医改已推进了近 20 年。每一轮医改，国家都会将大部分资源投向公立医院，从而导致公立医院的日趋膨胀，其规模更是不断刷新纪录。表面上看，中国大陆医疗卫生事业发展迅速，但医疗服务市场的畸形发展所带来的影响更为深远。

公立医院规模扩张的一个重要原因在于政府埋单。医院在扩张中发生的大量银行贷款大多由政府财政偿还，其出处最终还是每个纳税人。众所周知，在经济学中，社会资本的效率往往要高于政府的投资效率。美国私人企业的航天飞机运行成本，仅仅是政府机构航天飞机运行成本的 1/20。从某种程度上来说，公立医院投资的效率要低于民营资本，是一种低效率的投资模式。

政府之所以鼓励社会资本办医，本来是希望通过一段时间的培育，让民营医院与公立医院形成公平竞争的态势，激发公立医院实现内部变革。尽管目前中国大陆民营医院数量并不少，但是总体服务能力严重不足。数轮医改下来，公立医院快速成长的同时，社会资本办医的发展空间受到了挤压，民营医院在夹缝中的生存更趋艰难。

如果公立医院持续一统天下，医院间的竞争态势就永远无法形成。也就是说，公立医院在某种程度上会"绑架"政府，"绑架"整个中国医疗服务市场。

在与民营医院投资者探讨时，不少人认可温州康宁医院的发展模式。其实，医院的发展并不完全归功于管理团队，更多的是因为医院发展之初竞争对手们太弱，因而才有了发展的机遇。近年来，政府加大投入，中国公立精神病专科医院大都在建房扩大规模。在当今的环境下，如果有社会资本投资精神病专科医院，其实已经没有多少空间与机遇。

随着经济的发展，很多人已经积累起相当雄厚的资本。在国家政策的刺激下，他们开始关注医疗服务投资领域，但更多是观望，付诸行动者并不多。政府虽然多次提到要适当控制公立医院的数量与规模，但实际上并没有认真地执行。在城市规模尚未扩大时，政府在中心城区设置了若干大医院。随着城市的扩展，公立医院也在扩大，影响力也逐步变大，或者建立分院，或者规划新的公立医院。让公立医院占据所有具有发展潜力的区域，把民营医院挤到偏远地域，这种理念是不对的。

民营医院形成与公立医院公平竞争的态势，应该是医改努力的方向。公立医院的规模扩张反而不利于医改的深入。只有将更多的资本投入民营医院，中国内地的医疗服务提供能力才会提升，才有可能解决"看病难"的问题。也只有通过医疗机构充分的价格竞争和市场竞争，才会真正解决"看病贵"的问题。

三　到农村去办民营医院

在医疗服务市场开放之初，不少民营医院投资者认为，只要肯投资，优化医院环境，购置先进设备，医院很快就能发展起来。实际上，事情远非那么简单。城市的医疗资源配置充分，公立医院已发展成超级航母，处于绝对垄断的地位。民营资本在城市办综合医院将面临一种两难境地：规模小将缺乏竞争力，规模大则意味着高投入、高风险。虽然投资兴建专科医院收回成本周期短，但竞争者太多，已经没有足够的发展空间。

因此，投资者需要根据自身情况，对投资地点、医院规模、市场定位、发展模式等实际问题进行综合考虑和总体规划。2007年5月，深圳市联合医疗投资有限公司成立。公司选择在医疗服务能力不足的粤北山区拓展医疗服务市

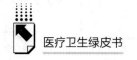

场，定位于发展县级二级综合医院。医院以心血管内科建设为基础，重点发展微创外科手术。

随着城市公立医院的规模日益扩张，民营医院在城市中发展已经异常艰难，在农村则是另一番景象。虽然农村人口分散，但是基本医疗需求很大，县级以下医疗机构资源明显不足。如果投资乡镇医院，因为服务人口有限，医院规模扩大必然受限。二级医院就比较适合，规模发展有空间，还能够吸引转诊患者。在政策层面上，国家为了解决"看病难""看病贵"的问题，迫切希望加强县级医院的服务能力，希望将80%以上的常见病、多发病患者都留在县级医院诊治，以减轻老百姓的经济负担。

在发展模式上，公司采取连锁模式，充分利用集团化优势来降低运营成本，提高医院的运营能力和效率。我国的民营医院虽然数量多，但是90%都属于单体医院，规模、资金、人力、技术等还很弱。单体医院要在当地发展，同时建设多个科室，运营成本很高。只有通过集团式的发展才能整合资源，多个医院抱团发展，实现人力资源和治疗设备的共享。

集团公司制定宏观发展战略，统一运行机制，统一组织结构，统一人、财、物管理。医院实行院、科二级负责制，通过ERP、HIS系统对采购和配送进行统一管理，解决了医生的灰色收入问题。医生没有灰色收入，按劳分配，多劳多得，专家的技术贡献得到了很好的体现。

在人力资源管理上，医院的专家团队主要依靠人才引进。目前，公司有两家医院，手术量较多，薪酬分配合理，专家团队比较稳定。不过，住院医师和护士流动性比较大，特别是护士。为了稳定医护人员的基础队伍，公司从2011年开始便与卫校定向合作，免费招收贫困学生，毕业后则定向就业。我们从200名报名者中挑选出40人，2012年，第一批护士已走上工作岗位。

公司兴建了数家医院，床位数达到1000张。自从医院进入当地市场后，大大提升了当地的医疗服务能力，让当地患者在本地就能享受高水平的医疗服务。2007年以前，当地外出医保患者报销金额占全县医保经费的57%；现在，这一数据已经下降到17%。医院在当地的发展，不仅方便了当地老百姓看病，还减轻了老百姓的经济负担，在一定程度上也节约了医保基金。

四 亚心定位百年医院

武汉亚洲心脏病医院（以下简称"亚心医院"）于 1999 年建院。投资者的定位比较明确，根据当时的政策环境、发展空间、人力资源，选择兴办心脏病专科医院，并且确定以心脏外科为重点发展方向。在国内民营医院发展处于起步阶段时，投资技术含量较高的心脏病专科医院，风险其实偏大。但是亚心医院一直稳扎稳打，并不急于迅速收回成本，而是关注品牌建设，希望尽快赢得社会和政府的信任。

亚心医院注重差异化的管理模式建设，设立了董事会管理下的总经理、院长负责制，将医院经营与医疗管理彻底分开，让行政团队和专家团队各负其责。自建院起，医院先后聘任了多名专家型院长，充分发挥高端人才的作用，让专业人员全身心投入医疗岗位。

正是得益于高端人才的引进，亚心医院搭建起院士级别的学科带头团队，培养出一批医疗中坚人才，带来临床、科研、教学的全面发展。依托稳定的人才梯队，医院的医疗技术水平不断提升，在华中地区心脏病诊疗领域形成了技术领先优势。医院已经获准成为"国家心血管介入培训基地"，成为华中地区唯一一家获得冠心病、先心病、心律失常三类疾病介入诊疗培训基地的医院。这为医院搭建起更大的科研交流和人才培养平台奠定了基础。

在流程设计上，医院已经打破了过去以科室为中心的条块分割模式，以患者为中心设置服务流程，成立房颤中心、ECOM 中心、大血管中心、检验中心、影像中心等，通过科室资源整合为患者提供更好的服务。

医院在质量控制体系建设上更是突飞猛进。2001 年 12 月，医院通过 ISO9001：2000 国际质量标准认证，初步建立起与国际接轨的全面质量管理体系。2007 年更是引进 JCI 医疗安全指标，全面推进医疗技术安全和医疗服务质量。医院如今又瞄准了新一轮三级专科医院的评审。医院希望走精细化的管理之路，将自身建设成为高效的管理平台。

亚心医院的成长有目共睹，心脏外科手术量连续八年占据湖北省心脏外科手术总量的 40% 以上，手术量增长速度在国内同类医院中是最快的。医院的

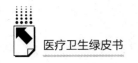
心外科也顺利通过"国家临床重点专科建设项目"，并且获得500万元建设经费的资助，在国内民营医院中屈指可数。

随着医疗卫生改革的深入，亚心医院实现了跨越式发展，开始了向外的规模扩张。2010年，医院全资收购了新疆心脑血管病医院，在该医院复制"以患者为中心"的管理模式：选派专家进驻，提升其技术服务水平；派遣管理团队，加强医疗质量管理控制。经过两年的发展，亚心医院基本上已经在新疆站稳脚跟。

2011年，亚心医院在武汉再次出击，全面托管了一家规模为500张床位的二级公立医院——武汉市第七医院。亚心医院管理团队设定的目标也很明确，用5年时间将其打造成为一家具有专科特色的三级综合医院。亚心医院接管一年多时间，武汉市第七医院的收益有了明显增长。

根据亚心医院的经验，国内民营医院的发展，其实没有最好的模式，只有最适合医院自身实际的模式。

五 争做学院型医院

尽管民营医院发展面临诸多劣势，但是优势依然存在。在中国市场经济成长过程中，有一个事实不容忽视：只要是允许民营资本进入的行业，民营机构会日渐兴起。家电、通信、软件行业已经不乏此类例证。

首都医科大学北京三博脑科医院（以下简称"三博脑科"）坐落在香山脚下，拥有床位256张，主要侧重于神经外科、神经内科的发展，2008年更是跻身三级专科医院行列。虽然医院规模偏小，但一直坚持建设学院型医院，向国内最好的医院看齐。

三博脑科的发展有自身的特殊性，医院成长得益于技术驱动。尽管办院之初，资本投入量偏小，但是办院医疗团队都是行业专家。他们都具有国外学习的经验，也都曾服务于国内外最好的医院，还都在公立医院成长为专家。他们最终共同创业，创办民营医院，立志为老百姓提供更多的就医选择。

三博脑科定位于高端神经专科医院，希望以高端技术服务大众。在这个背景下，医院的发展立足医教研一体化发展，强调博医、博教、博研，提供基于医疗过程的人性化服务。通过八年的发展，医院已初步达到了这一既定目标。医院神经外科形成了自身的优势品牌。神经外科下面已经发展出八个亚专业，形成了一支由知名专家组成的医疗团队。

三博脑科能够接诊的病种几乎涵盖了各类神经专科疾病，现已累计完成各种神经外科手术 14 万台，其中 50% 以上为复杂手术及第二次开颅手术。基于以患者为中心的理念，医院打破现在医院学科之间的界限，强化医疗服务中的多学科合作，将以疾病为中心的治疗理念植入医疗活动中去。

在自身发展的同时，每家医院都有责任将自身的医疗技术放大，让更多的患者受益。三博脑科每年开办 70 多期培训班，接受来自全国 20 余个省市的进修医生 50 多名，医院的会诊专家穿梭于全国各地。2006 年，医院获得了"卫生部神经外科医师培训基地"资质。在获得同样资质的医疗机构中，三博脑科是唯一一家没有三级甲等资质的医院。2011 年，医院又成为"神经外科国家临床重点专科建设项目"单位。

医院有高端的医学人才，形成了自身的人才梯队，在医学教育上探索出了民营医院与大学合作的新模式。2007 年，首都医科大学成立了神经外科学院，三博脑科则成为首都医科大学神经外科学院三系。医院现有 6 位博士生导师，14 位硕士生导师，常年在院的研究生为 35 人左右。2010 年，三博脑科挂牌成为首都医科大学的附属医院。医院能够成为首都医科大学的附属医院，主要有两个原因：大学希望把优质医疗资源整合到自身旗下；医院则希望借助大学的平台，强化医院教育与科研实力。

同时，三博脑科在科研上也取得了长足的进步。医院现已完成国家自然科学基金资助项目 6 项，其他国家"863"、"973"、省市级等各类科研项目 40 余项。医院的专家主编专业论著 41 部，发表专业论文 30 余篇。2012 年，北京三博癫痫及功能神经外科中心获准成为"北京市癫痫病临床医学研究重点实验室"。

虽然三博脑科是民营医院，但是其将自身定位于学院型医院，希望在医疗、教育、科研等不同领域都能提供一个更好的平台。三博脑科的经验在于，民营医院只有突破人才瓶颈，才能真正与公立医院形成良性竞争。此外，投资者应该注重提升医院的层次，重视品牌和形象建设，尽快获得政府和社会的信任。

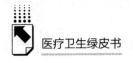

六　企业医院改制大有可为

社会资本投资公立医院的政策环境日益宽松。《"十二五"期间深化医药卫生体制改革规划》提出，2015年非公立医疗机构床位数和服务量均达到医疗机构总数的20%左右；鼓励社会资本参与公立医院改制重组，将公立医院转制为非公立医疗机构，发展多元化办医格局。社会资本办医已经在政策层面上获得了政府的支持与认可。

在国内的医疗行业中，社会资本还是个新概念。其真正在官方文件上出现还是在新医改之后，特别是最近三年改革试点时期。很多人将社会资本理解为社会资金，认为就是私人投资者收购、兴建医院。实际上社会资本的概念并非单纯的资金问题，还包括政府的社会资本和民间的社会资本等多种不同形式。

在过去，公立医院仅指政府财政预算管理的医疗机构。部队医院、企业医院、事业单位下属医院，在严格意义上并不是公立医院。因为它们不是由国家财政预算管理的，而是通过上级单位的成本、福利来进行开支管理，但是现在习惯上将三类医院纳入公立医院的范畴。新医改的文件中提到，要引导社会资本以多种方式参与包括国有企业所办医院在内的部分公立医院改制重组。这一提法将企业医院视为公立医院，而且要把部分企业医院从公立医院中剥离出来，转制为非公立医疗机构。事实上，改制和重组也有显著差别。改制是对体制的一种改革，重组则是通过融资能力改变医院的所有权和控制权。

目前，北京天健华夏医疗投资公司（以下简称"天健华夏"）已经全资收购了4所医院和2所养老院。这4所医院曾经都是国企中石化改制后的医院改制后，天健华夏对其进行股权收购，并进行重组。

面对医疗行业，社会资本一直跃跃欲试，希望对公立医院进行改制重组。除了医院投资管理企业之外，医药企业也参与到投资公立医院中，希望借此延伸产业链，谋求发展。金陵药业近期收购仪征医院，这家医院早先是中石化下属的企业医院。

公立医院的观念也开始转变，逐渐也能接受社会资本的进入。因为政府投入不足，公立医院扩张缺乏资金。它们需要社会资本进入，助力医院扩张，来弥补政府补偿的不足。公立医院其实早就尝到了社会资本投入的甜头。公立医院曾经通过职工集资盖楼和购置设备，也曾引进社会资本进行科室托管，在不同程度上尝到了甜头。

事实上，社会资本进入公立医院已经成为现实。温州市政府最近出台的文件释放了一些新的信号。一般来说，非营利医院不允许分红，医院破产以后资产不能归投资者所有，而是属于国家。在温州，虽然非营利性医院仍然不允许分红，但实际上允许投资者拿回投资，破产以后也可以拿回一部分投资。随着我国市场经济改革的不断深入，将来这些政策肯定会有变化，要和国际接轨是一种必然趋势。北京出台的《关于进一步鼓励和引导社会资本举办医疗机构若干政策》提出，民营医院招聘专家和技术人才，可以办理北京户口。现在，政府意识到民营医院的个别问题不代表主流，对民营医院的认识正在好转。现在，新医改也提出要把符合条件的非公立医疗机构纳入医保定点医院，各地的实践经验非常丰富。

社会资本运作的形式逐渐多元化，不再单纯是过去的独家买断和独资控股。凤凰集团在不改革产权的情况下对公立医院进行托管，金陵药业则联合南京鼓楼医院收购改制的企业医院。

投资公立医院在实际操作中存在路径选择问题。规模较大的综合医院固然是最佳选择。规模越大，改制之后的抗风险能力越大，但是投资大型综合公立医院也有多种不确定的因素。厂矿企业医院的二次改制并购，其收购成本比较低，服务半径已经固定，并且大部分都获得医保定点资格，是较好的投资对象。专科医院虽然规模小，但是投资风险低，利润有保障，并且可复制程度高，也可进行选择。

七　开拓县域蓝海

医院创建之初，曾对省会城市长春进行过一番调研和考察，发现若将医院设在省会城市，虽然成本收回会快些，但因竞争激烈，医院做大做强一定会比较困难。而若将医院建在医疗资源相对缺乏的县域，医院的发展空间就会很大。因此，1999年，我们在公主岭市投资兴建了公主岭市国文医院（以下简

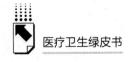

称"国文医院")。

2008 年，为了填补本地医疗行业的空白，与公立医院进行差异化竞争，我们再次投资 8000 万元修建了公主岭市眼耳鼻喉专科医院，开放病床 199 张，拥有员工 130 人。到 2012 年末，两家医院的收入接近 1.6 亿元，与公主岭市最大的公立医院基本持平。

在医院成立之初，公主岭市当时有三家规模较大的公立医院，市中心医院、市中医院、市妇幼保健院，另外还有七八家小医院。全市人口有 110 万人，农村人口占 70%，城市人口占 30%，并且当地医疗资源还能辐射到邻近的伊通县、长岭县的 60 万 ~ 70 万人口。

面对激烈的市场竞争，医院始终在积极寻找公立医疗服务的空白点，在其不作为重点的领域寻求业务突破。医院名称取自发扬国医国药文化，也一直致力于挖掘传统中医中药的优势。这一领域每年给医院带来将近 2000 万元的收入。另外，儿科因为烦琐且收入有限，在公立医院一直受到忽视。国文医院抓住这一机会，加大儿科投入，增设儿科床位，培养儿科人才，成为市内获得新农合儿科定向转诊资格的唯一一家医院，年收入在千万元。

为了真正跟其他医院形成抗衡，医院先后投入近亿元引进高端医疗设备，研发新技术，开展新项目。医院的资本投入让患者认识到，在公主岭市及其周边地市，国文医院的设备一直处于一流水平。2008 年，医院投资千万元改造了手术室。一些新项目的开展，如果没有硬件设施做保障，将无法持续。随着新项目的开展，一些原本需要转诊到三级医院的患者，现在完全可以在本地医院得到救治。医院在疑难杂症诊疗上形成了自身的优势。目前，医院将院内患者的县外转诊率控制在 2% 左右。这样不仅节省了患者的钱，也节省了新农合资金。

民营医院发展的最大瓶颈其实并不是资金，而是人才队伍建设。民营医院发展之初，人员流动性偏大。医院不仅从三级医院聘任退休的主任或者专家，而且从三级医院、二级医院引进不受重用的年轻医生，将其培养为科室主任或者科室骨干。医院还在各个科室选择 1 ~ 2 人作为科室主任培养对象，由老专家进行带教，每位培养人选最少送出去两年进行管理与技术培训。

目前，医院从三甲医院引进的专家、主任已达 29 人，为医院带来了三甲医院先进的技术和管理经验。医院科主任级别的中层干部90%都是由医院培养出来的，平均年龄在35岁左右。医院员工流动率由最初的20%下降到现在的8%左右。

医院员工队伍的稳定带来患者人数的稳定增长，从2008年的15万人增长到2012年的27万人。另外，传统的开刀手术基本上都被微创手术所取代，医院手术量也由2008年的2630例上升到2012年的8160例。不断提升的医疗技术水平让医院在市场上获得了主动，拥有了医疗市场的价格主导权。

在未来三年内，医院将继续加大投入，拟投资6亿~7亿元，按三级医院标准建设新医院。新医院建成后将致力打造2~3个省内尖端科室，扩大外地病源，预计2016年医院收入将达到5亿元。在规模扩大的同时，医院还主动承担社会责任，打造让政府放心、让群众满意的民营医院。医院始终将手术价格控制在公立医院同类手术60%的水平，每年在医疗淡季还拿出30个检查项目施行让利服务，让利规模基本上超过200万元。医院2012年成立了吉林省惠慈健康发展基金会，这是吉林省第二家医疗健康救助的非公募基金会。2013年，医院拿出总收入的3%投入基金会，为患者服务。

国外经验篇

Foreign Experience

G.20

全球医药卫生发展大趋势

执笔人：刘远立*

摘　要：

　　本文介绍了全球医药卫生发展的趋势，其中群众对健康的需求和院方的供应拉动了健康经济的发展，使其在国民经济中的地位和影响日益提升。随着医药卫生支出的增加，中国首先应关注浪费和低效。

关键词：

　　健康经济　支付制度　医患关系

　　中国作为一个发展中国家，发展是第一要务，改革不是为了阻碍发展，而是为了更好地发展。从广义上讲，中国医药卫生改革和发展的实践，是全人类在医疗科技和健康文明建设中的一个探索，无论是直接或间接还是有意或无意，必然会受到全世界范围内医药卫生发展大趋势的影响。研究全球医药卫生

* 刘远立，哈佛大学公共卫生学院中国项目部主任、北京协和医学院公共卫生学院院长。

发展大趋势，有利于加深我们对于客观规律发展的认识，有利于帮助我们制定解决现实问题的科学决策，有利于提高我们对未来发展的掌控能力。

未来学家研究趋势主要是看事物的趋向和势头，有总结过去、预测未来，并将两者结合分析的特点。尽管有些趋势我们也不是很清楚，但是却都在朝一个方向发展。

一 健康经济在国民经济中的地位和影响日益提高

经济结构的优化是有关中国宏观经济战略发展讨论比较多的问题，其中以人为本和可持续发展非常重要。大部分产业都有产生、发展和结束的过程。现在大家常谈论 IT 泡沫、房地产泡沫，但是从来没有一个国家谈论健康信息泡沫。健康经济像一个不落的太阳，永远是朝阳经济。

纵观各国经济发展与医药支出的关系，各国人均 GDP 与医药支出是息息相关的。经济合作与发展组织（OECD）的卫生费用增长速度甚至超过总体经济增长速度。而中国的卫生总费用和国民经济呈现波动式增长趋势，时高时低。由此可见，中国医疗卫生经济的发展空间和潜力都是巨大的。

群众对健康的需求和院方的供应都会拉动健康经济的发展。高新技术使供方拉动了群众的健康需求，供方诱导需求是不可否认的现实。

我们对于健康经济在国民经济中的认识，有两个阶段的总结。

传统模式认为健康的发展是经济发展的副产品，不过随着 2010 年世界卫生组织有关宏观经济与健康的研究报告的发表，发展经济学家们认识到，健康的发展对于国家的经济增长有重要的宏观拉动效应。任何一个国家的经济起飞都是由人创造的，人的健康和教育素质构成了国家经济生产力很重要的人力资本。

健康经济是宏观经济的有机组成部分。我们所谈及的健康经济主要包括几个方面：一是传统的医药产业；二是新兴的保健产业。以美国为例，美国传统医药产业（疾病产业）大概每年收入 2 万亿美元，新兴保健产业大概每年收入 1.2 亿美元。有经济学家预测，20 年后，传统医药产业和新兴保健产业的收入可能均会达到 2 万多亿美元。

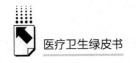

除此之外，健康经济还是所有产业的"健康附加值"。随着中国社会小康水平的逐步实现，人们对于产品和服务对健康的影响提出了更高的要求。如果不注重产品的健康附加值，就会大大降低产品的竞争力。

二　社会分摊需兼顾公平与效率

医药卫生支出随着经济的增长而增加，甚至在一定阶段和范围内会超过经济的增长速度。控制医药费用固然重要，但并不是我国的首要任务，我国应当主要针对浪费和低效进行改革，而不是"一刀切"的控费。因为很多疾病要得到有效的防治，有赖于技术创新。而技术创新是需要成本的，并且这一成本是社会愿意负担的。

尽管医药费用在增长，但社会分摊费用在医疗卫生费用中所占的比重也在不断提高，社会筹资方式呈现多元化的特点。收入越高的国家，卫生总费用中的公共支付比例越高，这也是我国将扩大医疗保障的覆盖面作为基础和突破点的原因。

1993 年，我国很多贫困地区的农村流传着一句话："小病养，大病扛，重病等着见阎王。"这充分说明，在没有医疗保障制度广泛覆盖的前提下，老百姓个人的医疗费用负担非常重。

发展机会均等是公平社会的基本标志之一。但是，如果没有基本的生存、生命和健康的保障，发展机会均等就是空谈。健康的身体是发展的基本条件。政府必然要考虑为全体国民，特别是脆弱的人群提供基本的健康保护。

现代科技的发展使得医药成本不断增加，但个人的支付能力是有限的，常常会因病致贫，所以社会分摊医疗费用不仅仅是卫生问题和健康保护问题，还是扶贫问题。

对于具有不确定性的医疗服务需求，社会保障显得至关重要。

部分医药产品有很强的公共产品性质或者明显的外部性，因此不能完全市场化，需要社会分担。缺乏监管的健康融资市场，存在严重的失灵，个人付费又会影响卫生服务的及时有效利用，卫生筹资能力的集中有利于卫生服务提供的分配。

国际上保障体系的发展趋势有两点：一是政府对于弱势群体提供制度性安排；二是社会保险成为主流的同时，筹资体系呈现多元化。

社会保险已经成为一种主流的筹资方式，相对于商业保险来讲，社会保险是在政府提供资助的前提下，强制性要求社会团体和个人，或者整个社会和个人都必须参加的筹资方式。

谈到社会分摊比例的增加，会涉及开源、节流的问题。社会分摊比例的增加并不等同于政府财政投入的增加，政府财政投入的力度是有限的，但是竞争这个有限的财政支出的预算需求却是无限的。教育、环保、基础设施，都需要政府财政预算来支付。

国际上，在开源方面，主要是增加专项税，比如吸烟、饮酒消费税的增加，设置国际机票专项税。最近以英国为首的国际创造性医疗筹资委员会正在考虑对国际机票开征卫生专项税，对于货币兑换，开征 0.5% 左右的专项税。

三　支付制度改革

支付方式的改革是医改的核心内容之一。支付方式可以反映成本补偿的功能和风险分担的能力。

世界上对于住院服务的支付方式是根据病情严重程度来决定的，同时包括患者的性别、年龄、病情和重要治疗手段的成本，形成打包式的预付制。

法国、英国、美国现在的支付制度改革是两种支付方式的有机结合，对于诊断较明确、操作较规范的病种，按照以病种为基础的打包式预付。而对新的技术采用和新药品的引进则采取按项目付费。

卫生事业的发展到现在已经开始从以垂直项目实施为主导转变为以水平体系建设为重点，以及将二者结合起来的"斜角战略"。

全世界卫生体系的建设，主要围绕四个子系统，即资源提供、财务保障、医疗服务和规制的建设，从能力、动力和压力机制的设计、改革等几个方面来进行。

在卫生体系内，政府干预与市场竞争机制各有优劣，要互相取长补短。政

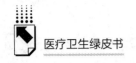

府干预和市场竞争，应该发挥不同的作用。单纯地强调政府主导或者市场主导，都是误导。

作为卫生体系的两个主要子系统，财务保障和医疗服务的社会化程度，在全世界有不同的模式。在英国，两者都是高度社会化的；在美国，两者则呈现高度市场化的模式；而德国在财务保障制度上强调社会化，在医疗服务方面更加强调市场竞争。

四　医疗服务内涵与外延的扩大

美国现在有70%的肿瘤患者并不通过住院治疗，而是在门诊治疗。随着老龄化的到来，我国疾病开始多样化，需求也更加多样化，居家养老、居家护理、远程医疗、数字医疗等也被提上日程。

打破传统的以专科分科为中心的医疗服务组织模式，是医疗服务体系整合的要求，必须做到以患者为中心对流程进行重新塑造，现在已经有越来越多的临床中心出现。

西雅图有一个肿瘤中心在这方面做得比较突出。肿瘤患者要做很多检查，涉及很多部门，极不方便。但是西雅图肿瘤中心却是将患者放在多功能病房里，由医生把检查设备推到患者的床边进行。

集团化是医院对外整合的主要表现，美国医院的数量并没有发生大的变化，但其集团化医院的数量却急剧上升。集团化整合包括纵向的和横向的，有服务层级之间的，也有法人代表之间的。

科学化、标准化、信息化和专业化是医疗行业的"四化"建设。专业化对于医疗行业非常重要。国际上认为专业的从业者应该具备以下品质：拥有一项被社会认可的出色技能；自我治理的承诺；对特定道德伦理标准的承诺；维护其客户利益的承诺。专业化最重要的标志是行业自律。

五　改善医患关系

改善医患关系的系统工程被普遍重视。改善医患关系主要有三个基本要素：一是改善质量；二是加强沟通；三是建立有效的冲突调节机制。其中提高医疗安全性是可以重点突破的，包括手术和用药。

医学是一门科学，出了事故以后要有对差错的及时报告机制。

出现沟通问题的原因很多，最主要的是缺乏激励机制，因此供方和需方要在此方面加强共通的培养。

在解决冲突问题上，如果对需方和供方缺乏保护，就会导致暴力事件频繁发生。医闹是世界普遍存在的现象，如果过度依赖法律手段，又会增加直接或间接的成本，所以要在制度性的冲突解决和非制度性的制度解决之间做好平衡。最主要的是迈向"无过失"新体制。

卫生保健事业越来越成为一项全社会参与的系统工程。除了治病需要患者的参与外，公共卫生健康状况的提高更需要全民的参与。很多慢性病的发生是由多种社会原因造成的，它正在成为全世界范围内主要的健康危害之一。

卫生部正在做"健康中国2020"战略制定的努力和尝试，反映了世界健康的共同趋势，就是构建全民健康社会。

要建设一个真正的全民健康社会，必须实现三位一体：一是覆盖全民的卫生体系；二是蓬勃发展的健康产业；三是广泛普及的全民健康文化。

G.21

国外公立医院改革典型概论

编译: 阮云洲　钟　婷　姬小荣*

摘　要:

　　本文介绍了新西兰主导公立医院的运行模式、澳大利亚维多利亚州的医院合理配置、中国香港公立医院的法人管理、新加坡公立医院的法人化和筹资改革等国内外公立医院改革之典型，并予以阐释，以期为我国公立医院改革提供可以借鉴的新思路。

关键词:

　　筹资改革　公立医院改革　法人化

　　20世纪80年代，"新公共管理"改革兴起，由此启发了许多国家进行公立医院的改革。从政治角度出发，各国政府都不愿意将公立医院私有化，于是采取了中间道路。这些改革都试图将公立医院从原来完全依附于政府的预算组织，转变为由政府继续保留所有权但医院具有一定自主权的组织，以提高公立医院的绩效，并履行其公共职责。现将国内外公立医院改革之典型予以阐释，以期为我国公立医院改革提供可以借鉴的新思路。

一　新西兰公立医院改革

　　新西兰政府筹资覆盖了大部分的医疗卫生服务。负责购买卫生服务的政府代理机构每年支出65亿新西兰元，其中一半用来购买医疗服务。王冠健康公司在卫生服务体系中占主导地位，提供了绝大部分三级和二级医疗服务部门的

---

* 阮云洲、钟婷、姬小荣，国家卫生和计划生育委员会卫生经济研究所。

急性病和择期服务。私立医院主要提供如门诊服务和择期手术等非急性病服务。非政府组织（NGO）提供全科初级卫生保健服务、一部分专科服务、老年人与残障人长期护理服务、实验室检查服务以及针对土著毛利人的服务。

20 世纪 80 年代中后期，新西兰的医院组成了 14 个地区健康理事会（AHB）。1993 年，地区健康理事会再次改造形成了 23 个王冠健康公司（CHE），并建立了 4 个国有购买代理机构——地区卫生管理局，之后又合并为一个卫生筹资管理局（HFA）。

王冠健康公司的结构和问责安排更倾向于竞争性模式，与政府保持一定距离。

1. 法律框架

CHE 是根据 1993 年卫生与残障服务法案建立的政府所有的公司，卫生部与财政部是唯一的股东。CHE 遵循公司法，由董事长亲自负责有关财务生存能力的决策。大多数 CHE 都持有财政支持许可证，发给它们许可证的官员们又是其股东，因此董事会不会面临财务风险。CHE 被明确规定作为非营利组织运营。

2. 决策权

CHE 董事会在组织治理和管理上拥有广泛的自由决定权。董事会能在符合新西兰劳动法的前提下根据个人合同或集体合同雇用员工，并能从私立部门筹集贷款。CHE 董事们在管理现金方面有更多的自主权。

许多对 CHE 有重大影响的决策仍然是由政府来做，诸如决定资金和服务发展计划。CHE 董事会可以公司法授予的业务管理责任为由拒绝官员们和监督机构的非正式指令。虽然董事会若不重视官员的愿望会失去董事会成员资格，但官员们并不总是对董事会施加压力。被董事会解雇的风险很小，部分原因是许多董事会成员无论是否在政府压力下辞职，都没有任何名誉上的损失。

3. 问责安排

CHE 的问责安排有四个主要组成部分：董事会任命、意向声明、业务计划和购买合同。

（1）董事会任命。官员们聘用主席与董事会成员，通常通过一封简单的

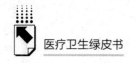

聘用书，聘书中没有明确声明对受聘者的期望，以有效利用其潜力。

（2）意向声明。意向声明根据公共财政法制定，上交行政官员并列入国会议事日程。意向声明的总体目标用于向议会说明公司的主要目标和方向。

（3）业务计划。每个 CHE 与行政官员在其业务计划上达成协议。该计划包括战略目标、项目资本支出、既定服务的变更以及财务预测。在从 CHE 获取赤字融资或为资本发展筹集自有资金时，业务计划可作为达成协议的依据。与意向声明和购买合同相比，业务计划对 CHE 董事会和管理层来说更重要，并成为控制 CHE 的主要工具。不能达成业务计划的财务目标通常导致 CHE 出现问题，有时会导致主席或 CEO 被免职。

（4）购买合同。购买合同最初是与本地的地区卫生管理局签订的，随后与卫生筹资管理局签订，CHE 90% 的收入来自购买合同。这些都是有法律基础的合同，协议要求 CHE 按议价提供规定的服务。

尽管协议双方是分别独立的法律实体，但这些合同实际上是内部政府合同。由于不愿上法庭，中央强制性的政治性解决是常见的方法。

新西兰的经验表明，利用中央要求和监督来控制改革是很难的，它还证明了将一个强调选择和竞争的模式移植到政府为全面的国家卫生服务负责任的系统中的复杂性。实施这种移植所需的内部市场也很难运作。

二 澳大利亚维多利亚州的医院合理配置

1995 年，维多利亚州肯尼特政府改组都市卫生保健服务，将墨尔本 32 个独立的公共所有和运营的医院重新组合成了 6 个区域性服务网络和 1 个专科服务网络。在网络建立的前两年，政府卫生经费预算已被大大削减并且在急性疾病住院医疗中引入了基于"产出/病例"组合的支付方式。澳大利亚的卫生服务是由联邦/州筹资安排下的公立和私人部门提供的。州政府负责提供公立医院服务、精神卫生项目、家庭及社区保健以及健康促进。联邦政府对大部分州的服务进行资金支持，并对大多数私人综合服务以及专科医疗和手术服务进行补助。地方政府则负责提供一些社区卫生服务。改革设计包括治理结构安排、提供者支付系统、市场环境以及社区投入的安排。

（一）治理结构安排

随着服务网络的引入（以及筹资、监督和其他安排的变化），新委员会有了更具体的绩效计量方法和最小的目标，从而运用更为面向市场的方法去决策。但是，公共运作的卫生服务提供者不能以获利为目的来提供服务。

（二）独立委员会作用的变化

维多利亚州的医院已法人化并独立运行了一个多世纪。然而，医院是部分政府补贴的慈善企业，总是寻求和得到来自政府的土地和一些财政帮助。

医院委员会和荣誉医疗官员根据其贡献通过选举确定，他们执行了类似于私人公司股东的功能。1988年的卫生服务法使得法定法人机构的转变基本完成。

服务网络的治理结构安排中有三个关键变化，其目的是鼓励形成一个提供卫生服务的反应更为灵敏，而且具有战略性的路径。

（1）委员会具有明确的治理（或监督）作用，而不是管理作用。

（2）明确了委员会需要满足的已经达成的预算期望。

（3）委员会成员的选定取决于他们自己的技能和决策的专门知识，而不是主要来代表不同的利益相关者。

根据卫生服务法，公立医院有"管理委员会"来"监督和管理医院"，并确保医院的服务遵守该法律和"医院的目标"。而网络委员会的名称为"董事局"（通常为澳大利亚私人公司董事会的名称），目的是体现其不同的作用。相关的立法规定也在治理中引入更多的商业办法，其中包括长期财务生存的预算要求。1995年修订的卫生服务法指出，网络委员会的职能不是管理网络，而是：

（1）设立"网络"的宗旨；

（2）建立"网络"的组织结构；

（3）委任一人作为首席执行官；

（4）与首席执行官协商任命高级管理人员；

（5）通过首席执行官监督管理"网络"；

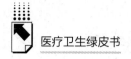

（6）制订"网络"运作的业务计划；

（7）发展计划、战略和预算，以确保"网络"的卫生保健服务提供以及"网络"的长期财务可行性；

（8）监督"网络"的运行情况；

（9）监督"网络"首席执行官的绩效情况。

网络委员会成员应该包括各种技能的人员，涉及金融、法律、管理、人力资源管理以及研究/学术性人员，还要求有"医疗卫生保健产业代表（非员工）"，但并非那些有专业临床经验的人。

（三）明确责任

该治理结构安排使卫生部长成为有效的服务网络的唯一股东（代表政府利益）和主要顾客（重新将患者作为最终消费者）。卫生部长可以直接指导网络和农村医院委员会，在必要时进行干预，比如政治敏感问题或战略问题（如劳资关系）。这种关系反映在人类服务部对每个网络财务可行性的密切监测上。

建立服务网络需要在卫生服务提供方和人类服务部之间形成一种新的关系，这种关系在一种"清晰的分离"基础上形成，这种分离包括人类服务部与医院管理分离以及卫生服务购买者和提供者的角色分离。

（四）资本投资

网络委员会的职权范围仍受到一定程度的限制，包括制定战略性资本决策，或是劳动力的替代性资本或其他投入。通过年度筹资而为产出所支付的价格，其实没有包括资产的折旧或任何回报。取而代之的是用筹资的分流渠道来支付资本费用，而每年的资本补助金（被视作注资）则支付了折旧费。服务网络需要经过卫生部长和该州财政部长的批准才能借钱。

有一些活动可以将投入资金整合到基于产出的筹资安排中。对仪器设备的更新在相当程度上是以产出为基础的。对已折旧过半的仪器设备的决策是由网络层面做出的，这也增加了资金投入和其他投入之间互相替代的机会。对包括更新建筑和扩大生产能力等的大型基本建设工程，仍需要提交政府并由政府集中进行评估。

三 中国香港公立医院的法人管理

1991 年，中国香港政府对其公立医院网络进行改革，形成一个单一、法定以及非营利性的公共组织，即医院管理局。医院管理局是一个公立医院和非营利医院的自主筹资和管理机构。

20 世纪 80 年代香港医院部门面临的问题是过度拥挤，政府与非营利医院之间条件悬殊，医院部门的治理方面存在的问题是政府职能部门间的竞争多于合作。

自 1991 年 1 月始，医院管理局依据条例正式接手对所有公立医院（包括政府医院和非营利医院）的管理。

医院管理局的职责包括以下几方面。

（1）治理。政府对医院管理局的问责机制是通过董事会也即医院管治委员会进行的。在执行委员会的支持下，董事会负责指导和监督行政长官及其管理团队在制定和实施政策战略时的行为。行政长官及其管理团队在领导部门履行其行政职责，医院行政长官及其管理团队则在医院履行其职责。

（2）支付/筹资机制。政府和公共医疗卫生网络之间筹资的方法和来源没有变化。医院管理局 97% 的资金仍然直接从政府预算中获得。

（3）市场环境。医院管理局的成立将医疗市场的垄断结构制度化了，并确立了医院管理局对 89% 的病床享有管理权，从而使公立医院与私立医院之间的竞争受到了限制。在改革之前，某些要素市场，尤其是技术熟练的医务人员市场，已出现竞争。当整个公共医疗卫生网络作为一个独立机构（和垄断购买者）设置时就降低了要素市场的竞争力。

（4）激励制度。医院管理局在执行和决策时被赋予了相当大的自主权。但单个医院也在医院管理局制定的规则下，尤其是通过年度规划程序，削弱了自身的自主权。作为法人单位，医院管理局的权力非常集中，作为总办事处保持对多个运营方面（服务和人力规划、服务协调、业务组织、监督和评价等方面）的直接控制。

尽管以法人单位构架运行，但是医院管理局总办事处仍将部分决策权下放

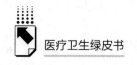

到了医院进行管理。医院的雇佣权仍受到年度规划流程的限制。医院管理局总办事处控制医院的高级职位，医院则在总预算额内对初级职位有自由裁量权。为了确保留住优秀的专业工作者，医院管理局为各等级的职位制定了最低标准和工作要求。

医院管理局内部的问责机制本质上具有行政色彩并分层次。医院最高行政长官对医院管治委员会和医院管理局行政长官负责。医院管理局总办事处定期举行由副主任、管理者以及医院工作人员参加的会议。会上，医院最高行政长官将汇报主要成果和在年度规划及服务协议中商定的绩效目标。医院行政长官及其高级管理团队将开展医院层面的规划。

四　新加坡公立医院的法人化和筹资改革

1985～1998年，新加坡对其公立医院进行了改革。改革紧紧地沿着法人化改革特征前进，并与医院筹资系统改革共同进行。新加坡之所以有能力在这两个领域进行组织变革，主要是因为其具有很高的公共管理能力和相对有利于组织结构变革的政治体系。

新加坡共有24所医院，拥有床位10500张。其中80%的床位属于公立医院，大多数私立医院规模都很小。公立医院为医疗服务和医院收费建立了标准。为了满足恢复期患者和老年患者的医疗服务需求，政府设立了低成本的社区需求医院。

和许多东亚医疗卫生体系一样，新加坡公立医院运行的是一种通过等级定价进行交叉补贴的内部系统。约80%的平均床位使用率说明医院的开放床位已得到了有效利用。

1982年，新加坡政府着手实施重建卫生服务体系改革计划，通过以强制性储蓄为概念的中央公积金（CPF）进行医疗服务筹资。

国家健康计划（NHP）制度于1983年2月建立，并引进了"保健储蓄制度"，即一种为医疗保险项目所做的强制性储蓄计划。NHP的明确目标如下。

（1）通过主动的疾病防御和健康生活方式的宣传促进，保证全民身体健康、生活舒适和工作高效。

（2）提高卫生系统的成本效率。

（3）满足老龄人口对于保健服务迅速增长的需要。

这些目标都与新加坡独立自主、家庭紧密团结的传统价值观相一致，为病患和老年人优先提供初级医疗支持。

政府鼓励民众通过为将来的医疗费用进行储蓄的方式对其自身的健康负责。为了加强这种个人责任感，其卫生服务体系包含三个卫生服务筹资系统，用以帮助居民支付医疗费用：保健储蓄计划、健保双全计划和保健基金。这三个项目是为了建立一个以自筹资金为主的卫生服务系统，使人们在享受医疗服务时首先利用个人及家庭的资金来源，并只有将其耗尽后才可求助于政府。

筹资系统的变化促使新加坡医院改革于1985年正式启动。改革的首要目标是提高效率和服务标准，提高产能和加强成本控制，给予医院的管理弹性使之能够及时应对公众需求的变化。为了与更加广泛的经济私有化和市场自由化的改革趋势一致，新加坡选择通过市场化组织变革的方式，尤其是法人化模式，来解决公立医院存在的问题。新加坡还引入了商业会计系统，以增加管理的财务纪律和问责。同时，通过定期/周期性提价以区分高级病房"酒店式服务"的质量。

通过这一治理模式，即将所有的医院组成一个集团或服务网络进行治理，新加坡健康公司成为政府了解和管理所有实行改革的政府医院的媒介。从法律意义上来讲，它是一个经过整合的控股公司，医院和专科医院都是其子公司。

新加坡健康公司成为新加坡最大的卫生服务提供者。作为一个控股公司，它受私法管理。然而，它是由新加坡政府全资所有，并对新加坡卫生部负责。董事会由政府指定的高层及各子公司的主席组成，共同确定政策方向。其任务为："通过拥有和管理一个有效的卫生服务机构网络，以低成本、高效率的方式向患者提供高水平的卫生和医疗服务。"

G . 22

美国公立医院管理制度

执笔人：赵 强*

摘 要：

本文介绍了美国公立医院的概况，并详述了美国最大的地方政府设立的公立医院系统——纽约市立健康和医院公司，深入分析了为大量低收入、无保险的贫困人口提供医疗服务之后的财务黑洞问题。并由此参照美国的管理制度，为我国公立医院改革提出建议。

关键词：

美国公立医院 HHC 慈善医疗补贴

美国的公立医院（Public Hospital）是相对于私立医院（Private Hospital）而言的，是指由各级政府出资设立并所有，接受政府财政拨款的医院。这里需要把公立医院和私立非营利性医院进行区分。公立医院的所有人是政府，而私立非营利性医院的所有人是非政府机构，后者也不以赢利为目的，具有一定的公益性。私立非营利性医院为患者提供医疗服务后，如果患者享受政府医疗福利，院方会向政府医疗福利管理机构收取福利应该支付的那部分费用。除此之外，私立非营利性医院一般不会得到政府给予公立医院的财政拨款。

一 美国公立医院概况

根据美国医院协会（American Hospital Association）数据，2009 年美国共有 5795 家医院，其中公立医院有 1303 家，占总数的 22.5%。在这 5795 家

---

* 赵强，中国社会科学院公共政策研究中心副主任。

医院中，私立非营利性社区医院有 2918 家，占总数的 50.4%；私立营利性社区医院有 998 家，占总数的 17.2%；州和郡县政府设立的社区医院有 1092 家，占总数的 18.8%；联邦政府医院有 211 家，占总数的 3.6%；另外还有 444 家精神病院、117 家长期治疗医院以及 15 家监狱医院或校医务室等医疗机构。从传统上讲，美国很多是州和郡县政府设立的公立医院，虽然近 20~30 年来有不同程度的私营化。所以，美国的政府公立医院数量占所有医院数量的 25%~30%。

笔者在 2011 年 1 月做过统计，属于美国联邦政府的医院共有 241 家。这些医院主要分三类：美国国防部（US Department of Defense）所属的医院，全世界共有 59 家，为 143 万名现役军人服务；美国荣军事务部（US Department of Veteran Affairs）所属的医院，有 153 家，为将近 2300 万名退伍军人中符合条件的人员服务，是美国规模最大的统一管理的医疗系统；美国医疗和社会服务部（US Department of Health and Human Services）下属的北美原住民健康服务局（Indian Health Service），有 29 家医院，为居住在北美原住民部落保留地或附近的 564 个原住民部落现有的 190 万名成员服务。

由于联邦政府医院只为非常特殊的人群服务，美国国防部医院和荣军事务部医院只为现役和退役军人及其家属服务，不对平民开放，原住民保留地医院只为原住民后裔服务，因此这些医院服务的人口非常有限，与绝大部分民众的医疗没有直接的关系，本文不再着重展开。本文将着重介绍美国各州和地方（郡县、市、镇）政府设立的服务一般人群的公立医院的经营状况和管理制度。

在此还需要对美国联邦、州、地方（郡县、市、镇）政府之间的关系进行简要介绍。美国联邦政府和州政府之间的关系，以及各州之间的关系，由美国宪法第四条规定。各州政府和地方政府之间的关系由各州宪法规定。总的原则是联邦、州、地方政府各有管辖内容，互不隶属，独立选举，财政分立，都直接向选民负责。这种架构使得三级政府之间的权责比较明确，操作非常独立，选民比较容易监督和参与，同时又不排除三级政府之间的协同合作。

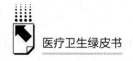

这种关系同样体现在医疗保障体制上，联邦政府通过联邦医保（Medicare）对全国 65 岁以上老年人和残疾人给予统筹医疗福利，同时联邦政府和各州政府合作对符合条件的贫困人口，特别是贫困的孕妇、儿童和老年人提供医疗补助（Medicaid）（如希望详细了解美国医疗保障制度，请参阅本文作者赵强撰写的《揭秘美国医疗制度及其相关产业》一书）。在公共卫生方面，三级政府的合作比较紧密。但是在美国，主要为低收入人群服务的公立医院基本都是州和郡县政府设立、出资和管理的。

在美国各州中，公立医院最多的是得克萨斯州（人口约 2500 万人），2008 年有公立医院 117 家。其次是加利福尼亚州（人口约 3700 万人），有 71 家公立医院。接下来是堪萨斯州（人口约 280 万人）有 62 家，艾奥瓦州（人口约 300 万人）有 59 家，佐治亚州（人口约 960 万人）有 56 家。另外，两个人口大州纽约州（人口约 1900 万人）有 26 家，佛罗里达州（人口约 1880 万人）有 25 家。

从上述数据可以看出，美国公立医院在各州的分布是不均匀的，这和每个州医院发展的历史沿革和州政府的相关政策有密切的关系。得克萨斯州内公立医院、私营非营利性医院和私营营利性医院三种性质的医院在数量上基本相当；佛罗里达州的私营营利性医院大约占到医院总数的一半，是公立医院和私营非营利性医院数量的总和；纽约州（包括纽约市）只有 1 家私营营利性医院，占医院数量 80% 以上的是私营非营利性医院。根据加利福尼亚州州政府公布的数据，2009 年加利福尼亚州有 87 家公立医院，包括 18 家精神病院。其中，州立医院 11 家，地方政府（郡县和市）医院 76 家。

公立医院的基本职责是为低收入群体提供保障性的医疗服务，大部分患者享受各级政府的医疗福利，其中相当一部分患者没有任何医疗保险，也不能享受医疗福利，因此很多医疗服务是无法收回成本的，只能靠地方政府的财政支持。

美国大城市地区的大型公立医院往往也是著名医科大学和医学院的教学医院，因此这些公立医院在美国整个医疗体系内部的多个方面担负着极其关键的职能。

二 纽约市公立医院系统

本文以美国最大的地方政府设立的公立医院系统——纽约市立健康和医院公司（New York City Health and Hospitals Corporation，简称 HHC）为例来说明一下美国地方政府公立医院的管理模式。

（一）HHC 简介

HHC 是 1969 年纽约州议会立法设立的属于纽约市政府的公益性公司（Public Benefit Corporation），下属 11 家医院、4 家护理院、6 家诊断和治疗中心、80 多家社区保健处，共有 7500 多张床位、39000 名雇员，此外还有一个全资的管控型医疗保险机构。HHC 的主要服务对象是纽约市的贫困人口、底薪蓝领和无任何医疗保险的人群，属于社会福利保障类医疗机构。这里需要指出的是，HHC 下属的医院早在 HHC 设立之前就存在，其中贝乐维医院（Bellevue Hospital）成立于 1736 年，是美国最早的公立医院。在贝乐维医院历史上有许多医学上的突破，包括骨髓灰质炎，即小儿麻痹症疫苗的研制和心脏导管的发明等。在贝乐维医院工作、发明心脏导管的医生团队还获得了1956 年的诺贝尔生理学和医学奖。贝乐维医院是美国总统及各国政要在纽约发生急病进行治疗的定点医院，也是纽约大学医学院的教学医院。

HHC 负责管理纽约市立医院，直接向所有患者（不限于纽约市民）提供医疗服务。纽约的公共卫生职能由市政府的另外一个部门——纽约市卫生和精神健康局（New York City Department of Health and Mental Hygiene）来管理实施。这两个部门是完全平级、独立的。

HHC 按其管理模式来说，是一个采用公司管理体制的政府机构，既纳入纽约市政府机构的序列，又有董事会。HHC 的所有董事由纽约市议会指定、市长任命。纽约市共分 51 个市议会区，每个区的选民选出一位市议员，他们组成的市议会是纽约市的立法机构，对全纽约市选民选出的市长进行权力制衡。市议会指定、市长任命董事，董事没有固定的任期。目前担任董事时间最长的是现任董事会副主席、基督教长老会黑人女牧师戴安·莱希（Rev. Diane

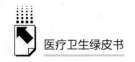
Lacey），她担任 HHC 董事将近 30 年。

目前 HHC 共有 16 位董事，其中有医生、护士、职业管理人、癌症后援活动者、牧师、纽约公共卫生局专员、纽约市副市长、慈善机构的领导人等。董事会主席和副主席由所有董事选举，选出之后再由市长正式任命。董事局的职责是负责整个 HHC 的医疗质量、就医方便度、医院系统战略决策、预算和重大投资及支出、重大人事等问题。目前的 HHC 董事会主席是麦克·史多克（Michael A. Stocker）。此人曾经是医生，在多家大医疗保险公司担任多年总裁。

总裁兼 CEO 由董事会在全国范围内寻找合适的候选人，纽约市市长直接任命，向董事会负责，主管 HHC 的日常营运，任期也没有明确的规定。目前的总裁兼 CEO 是阿伦·阿维勒斯（Alan D. Aviles），于 2005 年就任，同时也是 HHC 董事会董事。他曾经是律师和检察官，担任过 HHC 的法律部主任。

（二）HHC 发展史

HHC 的前身是纽约医院管理局（New York City Department of Hospitals）。纽约市公立医院管理机制的发展演化过程和美国医疗保障制度的变化息息相关。为了更好地管理 100 多年来陆陆续续建立和发展起来的公立医院和其他医疗机构，纽约市政府于 1929 年成立了医院管理局，并利用大萧条时期联邦政府的建设拨款进行了整修和新医院建设。20 世纪 50 年代，随着商业医疗保险的发展，很多患者转到郊区条件较好的医院就医，影响了公立医院的收入。1965 年，为老年人和残疾人提供医疗保障的联邦医保建立之后，这种趋势更加严重，市立公立医院成为无医疗保障和医疗保险及医疗救助患者的集中地，财政状况进一步恶化。1967 年，纽约市政府的一个特别委员会发布了一个报告，认为市立医院的状况十分糟糕，建议所有市立医院由私营机构来管理。

这个建议得到了纽约市议会的同意，于是成立了 HHC 取代医院管理局，作为一个过渡性管理机构，负责寻找私营医院管理公司，把所有的市立公立医院的管理权转交出去，在支付医院管理费的同时监督医院的营运状况。但是最终变成了 HHC 聘用职业管理人员，同私立医科大学的医生团代表一起来管理公立医院的模式，HHC 本身成了一个永久性管理机构。

这种模式使得医院的经营管理和政府部门拉开了一定的距离，管理层有了更大的独立性和自主权，在具体的决策和操作层面提高了效率。同时，政府部门并没有失去对公立医院的控制，仍然通过对董事会的人事任命、财政拨款等手段掌控公立医院的生存、发展和管理。公立医院董事会成员来自社会各界和医院主要工作人员群体，代表性非常广泛，在董事会进行决策时尽量兼顾多方利益，特别是各种弱势群体的利益。

总的来说，这套决策机制和管理机制是比较合理的妥协平衡的产物，符合公立医院作为社会公益和社会保障的要求，虽然不可避免地存在不少问题，但基本为社会所接受，也在美国其他大城市被接受和仿效。比如在美国东南部佛罗里达州迈阿密郡的公立医院系统就设置了与纽约市 HHC 相类似的机构，只不过 HHC 是一个社会公益性公司，而主管迈阿密公立医院的机构是一个公立医院托管机构，但无论是管理体制、人事关系还是存在的问题都是非常相似的。

三　慈善医疗带来财政困境

始终困扰着美国公立医院，尤其是大城市中心区公立医院的最大问题，是为大量低收入、无保险的贫困人口提供医疗服务之后的财务黑洞问题。

1986 年，美国国会通过了《急诊医疗和活跃产程法案》（Emergency Medical Treatment and Active Labor Act，简称 EMTALA），规定任何急救车和医院不得以患者的国籍、是否非法移民、是否有能力支付医疗费为由拒绝治疗需要急诊的患者，而且只有在患者同意的情况下，才允许转院和出院，直到患者的病情得到稳定。在 EMTALA 生效之前，私立医院没有义务为没有支付能力、没有医疗保险的患者提供医疗服务。这部分患者只能去公立医院治疗，因为公立医院出于其成立的使命，不分患者的国籍、是否有合法身份、是否有支付能力，一般都给予收治，提供慈善医疗。在 EMTALA 法案生效之后，私立医院只提供急诊治疗，一旦患者病情不危及生命，私立医院一般都把没有支付能力的患者推给公立医院，所以慈善医疗的职责绝大部分仍然在公立医院。无法支付医疗费用的人口在大城市中心区比较集中，给这些地区的公立医院造成了很大的财务

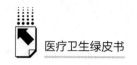

负担，是长期以来大城市地区公立医院一直面临的挑战。

美国全国公立医院协会（National Association of Public Hospitals and Health Systems，简称 NAPH）代表全美最大的公立医院和公立医院系统，共有100多家会员机构。根据 NAPH 在2009年对会员机构进行的统计，约31%的门诊和18%的住院服务是向没有医疗保险的患者提供的，这些患者一般无力支付医疗费用。美国全国的医院在2009年向公众提供了价值约391亿美元的慈善医疗，其中大部分是公立医院实现的。另外，由医疗补助福利提供支付的服务占门诊服务的26%和住院服务的36%。医疗补助偿付医疗费用的费率低于提供医疗的成本，也远远低于其他第三方支付费率，一般是联邦医保的一半，或者是商业医疗保险的1/3左右。公立医院在为整个社会提供医疗保障方面起到了决定性的作用，从一定程度上讲，也为私立医院的健康发展做出了牺牲。

正因为如此，公立医院必须获得政府的财政拨款才可能维持生存。政府对公立医院的拨款和这些拨款的来源、渠道也是各种各样的。联邦政府对所有医院的慈善医疗都有所补贴，不限于公立医院。当然公立医院提供的慈善医疗比较多，自然获得的补贴也就多了。联邦政府对慈善医疗的补贴是通过联邦医保慈善医疗补贴（Medicare Disproportionate Share Hospital，简称 Medicare DSH）和医疗补助慈善医疗补贴（Medicaid Disproportionate Share Hospital，简称 Medicaid DSH）两个措施来实现的。2009年，这两项联邦慈善医疗补贴合计大约可以补偿所有慈善医疗成本的27%。

州政府和地方政府对公立医院的补贴一般有两种：一种是从总的财政收入中进行每年的常规拨款和特别拨款；另一种是课征一种公立医疗专项税收，专款专用，用于公立医院，补贴慈善医疗。财政拨款的多少取决于州和地方政府的财政状况和当地的经济状况，一般是州议会和地方政府的议会（也有些是地方政府的行政部门）决定拨款的多少，每年进行预算和审议。专项税收的确定一般是通过一个辖区的议会或当地选民公投决定的。比如佛罗里达州的迈阿密郡，当地7%的消费税中有0.5%是专门用于迈阿密郡公共医疗托管机构及其属下的公立医院的。也就是说，任何人在迈阿密郡范围内每消费100美元，就有0.5美元进入了当地公共医疗托管机构。此项专门税种是由当地选民公投决定的，同时郡政府每年还从当地的地产税中划拨相同数目的款项用于公

立医院。这两项相加每年为 3 亿～4 亿美元，占此公立医院系统年度总营收的
1/4 左右。

政府通过税收支付或补贴低收入群体的医疗费用，其实是一种社会资源的
再分配，体现了一个国家人性和公平的一面，对于维护社会不同阶层之间的关
系也有很重要的作用。但是政府征税的能力受到经济波动的影响，税款的划拨
受到各种政治势力和利益集团角力的干扰，所以美国公立医院经常性地入不敷
出，陷入资金紧张状态甚至出现财务危机。

我们仍然以 HHC 为例来说明这个情况。HHC 在成立之初经历了一个不稳
定的时期，陷于种种政治角力和社会争议之中，在 20 世纪 70 年代换了 5 位总
裁。80 年代，当时的纽约市市长爱德华·科赫（Edward Koch）加强了对 HHC
的控制，使得情况一度稳定，虽然支出在 10 年内翻了一番，但是第三方付款
的收入也大大增加，甚至吸引了很多商业医疗保险的患者前来就医。然而，80
年代末的艾滋病浪潮又使 HHC 的财政陷入困境。1990 年时，贝乐维医院的医
生估算出经他们做过手术的患者 80% 有艾滋病。到 1993 年，HHC 一年亏损
2.9 亿美元，而当年全年营业额是 14.7 亿美元，约占 20%。为此，HHC 不得
不在 1994 年裁员 3500 人，并裁减 300 张床位。

与此同时，共和党律师、检察官朱立阿尼（Rudy Giuliani）1994 年就任纽
约市市长，试图把纽约市公立医院私有化，提高管理效率，甩掉这个财政包
袱，但是受到了民众和舆论的强烈反对，最后只得作罢。但是在 1994～2001
年担任纽约市市长期间，朱立阿尼不断削减纽约市对公立医院的补贴，并在
HHC 的董事会和管理层安插自己的人马。1997 年，HHC 从纽约市获得的补贴
从 1994 年的 3.29 亿美元下降到 1.23 亿美元。HHC 的管理层也开始实施一系
列管理革新，如降低患者住院天数、鼓励患者到社区诊所而不是医院就诊、向
低收入患者收取药费等，并继续裁员 9000 人，最终使 HHC 在 20 世纪 90 年代
末实现了财政盈余，并一直保持到 2001 年"9·11"恐怖事件发生。

在此需补充一点，美国公立医院也可以利用资本市场发行债券进行融资，
投资于大型的建设项目，如建造新设施等。但是，这就要求公立医院本身有偿
付能力，也取决于其所有方政府担保的程度。资本市场会衡量该公立医院债券
的综合风险，并为之核定利率。

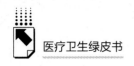

进入 21 世纪之后，美国连续经历了 2001 年的"9·11"恐怖事件、互联网泡沫崩溃引发的经济危机、艰难和不得人心的伊拉克与阿富汗战争、2008 年房地产泡沫崩溃引发的金融和经济危机，经济和财政危机不断加深、加重。到 2011 年初，联邦财政赤字屡创新高，联邦债务即将超过 14 万亿美元。各州和地方政府税收急剧下降，支出上升，纷纷陷入财政危机，加利福尼亚州、新泽西州、伊利诺伊州、亚利桑那州等人口、经济大州的州政府面临破产的可能。与此同时，由于失业人口长期居高不下，越来越多的人失去医疗保险，无力支付医疗费用，只能去公立医院接受慈善医疗，这大大增加了公立医院系统的压力和财务危机。对公立医院来说，一方面，社会对慈善医疗的需要急剧增加；另一方面，财政拨款和补贴因政府的财政窘境一再下降，虽然承担着非常重要的社会责任，但在财政上却是雪上加霜，难以为继，只得苦苦支撑。

"巧妇难为无米之炊"，如何解决这一矛盾不仅是美国公立医疗机构的问题，也将是美国社会和政界的一大难题。也许除了美国经济走出低谷，增加政府财政收入，从而增加政府对公立医院的财政补贴之外，并没有什么好的解答办法，但是如果经济长期不振，那么美国的公立医院体系将在未来几年面临更加严峻的挑战。

四　对我国公立医院管理制度改革的启示

目前我国也在进行公立医院管理体制改革的探索，这种探索的目的是为目前我国医院管理中出现的种种问题寻找出路，比如"以药养医"的问题、医患矛盾的问题、"就医难"的问题等。这些问题是由于我国整个医疗制度不合理而表现出来的症状，需要进行系统的分析和一系列的改革来改善和解决，这里就不具体展开了。主要就公立医院的管理模式，参照美国的经验，谈几点粗浅的看法。

第一是公立医院的定位。美国的公立医院有明确的定位，就是为低收入群体提供保障性医疗和慈善医疗，充分发挥公立医院的公益性质，而不与私立医院争夺高端市场。反观国内的公立医院，不仅在医疗资源上占据近乎垄断的地位，而且并不提供保障性医疗和慈善医疗，其公益性根本无从谈起。我国公立医院需要一个正确的定义和定位，公立并不仅仅意味着国家所有，而更主要的是为民众，特别是低收入民众服务。

第二是管理目标。有了一个正确的定位，才可以制定合理的管理目标。这些目标可以用提供保障性医疗服务的数量、质量、效率、平均成本、患者和社会满意度等指标来设定和衡量。这些指标是衡量公立医院是否实现了其职能、管理是否有效的客观依据。

第三是管理模式。为了实现管理目标，必须探索和选择合理的管理模式。美国公立医疗系统由相对独立的托管机构进行管理的模式是值得我们借鉴的。这种模式既能保持其性质的公立性，又能和政府保持一定的距离，可以采用一般私营机构的管理方式和手段，非常灵活和有效。

第四是管理人员的选拔和考核。医院的管理非常复杂且很专业，因此管理人员必须是职业管理人员。在管理人员的选拔和考核方面，必须有客观的标准。

第五是财政补偿机制。财政补偿用于补偿公立医院所提供的保障性医疗和慈善医疗，其支付的数量和资金的来源也可以从美国的经验中得到启发。政府财政部门可以根据公立医院施行保障性和慈善医疗的数量和质量给予相应的补偿。

第六是医保付费机制。我国正在大面积铺开政府全民医疗保障措施，关于医保的缴费标准、保障程度、赔付方式、医疗定价、统筹范围等重要问题仍在探索之中。医保偿付是管理和监督医院与患者行为的强大手段。我们认为各级政府的医保赔付应该和财政部门对公立医院的保障性医疗拨款协同考虑，形成一张互相补充，但又不重复的医疗社会保障网。

G.23
后　记

　　新医改已经成为当前中国医疗卫生事业发展的引擎。在这一总体目标的带动下，医疗卫生事业作为社会民生的重要组成部分，正在加速前进。医疗卫生事业要能够为社会前进、经济发展提供相应的保障；医疗卫生事业要能够面向市场，实现资源的可流动性；医疗卫生事业要能够遵循科学发展规律，真正实现自主发展。

　　在新医改的各个重大领域，如医疗保障、公共卫生、基层医疗、医药流通、公立医院改革等领域，每年都发生着巨大的变化。国家政策在陆续落地，各地改革在有序推进，新事物、新现象、新经验在不断产生。这就要求我们必须及时总结经验和教训，把改革与发展经验作为进一步制定政策、指导新医改发展的铺路石；同时，把失败的教训作为避免犯错的警世钟。在这样的前提下，我们有责任、有义务把每年度的"医疗卫生绿皮书"编写好。这套报告是国内最具影响力、最权威、最全面、最客观的医疗卫生发展报告。在历年出版中，都得到了业界的好评与肯定，成为领导决策的参考宝典、行业发展的指路明灯。

　　2013～2014 年度报告，我们筹备了一年多时间，重新梳理了医疗卫生事业的整体框架，对行业发展进行了动态调整，及时吸纳了重要经验和改革进展，由此集结成书。这卷报告汇聚了过去两年医疗卫生事业，特别是新医改的发展概要，具有极强的指导性。我们期待它发挥出应有的建言献策的作用。我们也将进一步总结编写经验，邀请更多的关键意见领袖参与编写工作，增强报告的影响力和权威性。

《中国医疗卫生发展报告 No. 6（2013～2014）》编委会

2014 年 4 月

中国皮书网

www.pishu.cn

发布皮书研创资讯，传播皮书精彩内容
引领皮书出版潮流，打造皮书服务平台

栏目设置：

- □ 资讯：皮书动态、皮书观点、皮书数据、皮书报道、皮书新书发布会、电子期刊
- □ 标准：皮书评价、皮书研究、皮书规范、皮书专家、编撰团队
- □ 服务：最新皮书、皮书书目、重点推荐、在线购书
- □ 链接：皮书数据库、皮书博客、皮书微博、出版社首页、在线书城
- □ 搜索：资讯、图书、研究动态
- □ 互动：皮书论坛

中国皮书网依托皮书系列"权威、前沿、原创"的优质内容资源，通过文字、图片、音频、视频等多种元素，在皮书研创者、使用者之间搭建了一个成果展示、资源共享的互动平台。

自2005年12月正式上线以来，中国皮书网的IP访问量、PV浏览量与日俱增，受到海内外研究者、公务人员、商务人士以及专业读者的广泛关注。

2008年、2011年中国皮书网均在全国新闻出版业网站荣誉评选中获得"最具商业价值网站"称号。

2012年，中国皮书网在全国新闻出版业网站系列荣誉评选中获得"出版业网站百强"称号。

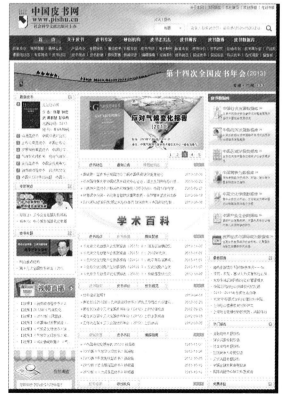

权威报告　热点资讯　海量资源

当代中国与世界发展的高端智库平台

皮书数据库　www.pishu.com.cn

皮书数据库是专业的人文社会科学综合学术资源总库，以大型连续性图书——皮书系列为基础，整合国内外相关资讯构建而成。该数据库包含七大子库，涵盖两百多个主题，囊括了近十几年间中国与世界经济社会发展报告，覆盖经济、社会、政治、文化、教育、国际问题等多个领域。

皮书数据库以篇章为基本单位，方便用户对皮书内容的阅读需求。用户可进行全文检索，也可对文献题目、内容提要、作者名称、作者单位、关键字等基本信息进行检索，还可对检索到的篇章再作二次筛选，进行在线阅读或下载阅读。智能多维度导航，可使用户根据自己熟知的分类标准进行分类导航筛选，使查找和检索更高效、便捷。

权威的研究报告、独特的调研数据、前沿的热点资讯，皮书数据库已发展成为国内最具影响力的关于中国与世界现实问题研究的成果库和资讯库。

皮书俱乐部会员服务指南

1. 谁能成为皮书俱乐部成员？

- 皮书作者自动成为俱乐部会员
- 购买了皮书产品（纸质皮书、电子书）的个人用户

2. 会员可以享受的增值服务

- 加入皮书俱乐部，免费获赠该纸质图书的电子书
- 免费获赠皮书数据库100元充值卡
- 免费定期获赠皮书电子期刊
- 优先参与各类皮书学术活动
- 优先享受皮书产品的最新优惠

社会科学文献出版社 皮书系列
SOCIAL SCIENCES ACADEMIC PRESS (CHINA)
卡号：8198654329024003
密码：

3. 如何享受增值服务？

（1）加入皮书俱乐部，获赠该书的电子书

第1步　登录我社官网（www.ssap.com.cn），注册账号；

第2步　登录并进入"会员中心"—"皮书俱乐部"，提交加入皮书俱乐部申请；

第3步　审核通过后，自动进入俱乐部服务环节，填写相关购书信息即可自动兑换相应电子书。

（2）免费获赠皮书数据库100元充值卡

100元充值卡只能在皮书数据库中充值和使用

第1步　刮开附赠充值的涂层（左下）；

第2步　登录皮书数据库网站（www.pishu.com.cn），注册账号；

第3步　登录并进入"会员中心"—"在线充值"—"充值卡充值"，充值成功后即可使用。

4. 声明

解释权归社会科学文献出版社所有

皮书俱乐部会员可享受社会科学文献出版社其他相关免费增值服务，有任何疑问，均可与我们联系
联系电话：010-59367227　企业QQ：800045692　邮箱：pishuclub@ssap.cn
欢迎登录社会科学文献出版社官网（www.ssap.com.cn）和中国皮书网（www.pishu.cn）了解更多信息

社会科学文献出版社

皮书系列

"皮书"起源于十七、十八世纪的英国，主要指官方或社会组织正式发表的重要文件或报告，多以"白皮书"命名。在中国，"皮书"这一概念被社会广泛接受，并被成功运作、发展成为一种全新的出版形态，则源于中国社会科学院社会科学文献出版社。

皮书是对中国与世界发展状况和热点问题进行年度监测，以专业的角度、专家的视野和实证研究方法，针对某一领域或区域现状与发展态势展开分析和预测，具备权威性、前沿性、原创性、实证性、时效性等特点的连续性公开出版物，由一系列权威研究报告组成。皮书系列是社会科学文献出版社编辑出版的蓝皮书、绿皮书、黄皮书等的统称。

皮书系列的作者以中国社会科学院、著名高校、地方社会科学院的研究人员为主，多为国内一流研究机构的权威专家学者，他们的看法和观点代表了学界对中国与世界的现实和未来最高水平的解读与分析。

自 20 世纪 90 年代末推出以《经济蓝皮书》为开端的皮书系列以来，社会科学文献出版社至今已累计出版皮书千余部，内容涵盖经济、社会、政法、文化传媒、行业、地方发展、国际形势等领域。皮书系列已成为社会科学文献出版社的著名图书品牌和中国社会科学院的知名学术品牌。

皮书系列在数字出版和国际出版方面成就斐然。皮书数据库被评为"2008~2009 年度数字出版知名品牌"；《经济蓝皮书》《社会蓝皮书》等十几种皮书每年还由国外知名学术出版机构出版英文版、俄文版、韩文版和日文版，面向全球发行。

2011 年，皮书系列正式列入"十二五"国家重点出版规划项目；2012 年，部分重点皮书列入中国社会科学院承担的国家哲学社会科学创新工程项目；2014 年，35 种院外皮书使用"中国社会科学院创新工程学术出版项目"标识。

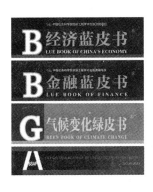
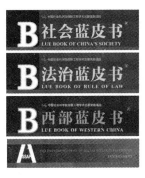
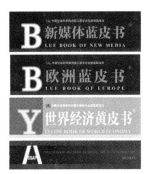

法 律 声 明

　　"皮书系列"（含蓝皮书、绿皮书、黄皮书）由社会科学文献出版社最早使用并对外推广，现已成为中国图书市场上流行的品牌，是社会科学文献出版社的品牌图书。社会科学文献出版社拥有该系列图书的专有出版权和网络传播权，其 LOGO（ ）与"经济蓝皮书"、"社会蓝皮书"等皮书名称已在中华人民共和国工商行政管理总局商标局登记注册，社会科学文献出版社合法拥有其商标专用权。

　　未经社会科学文献出版社的授权和许可，任何复制、模仿或以其他方式侵害"皮书系列"和 LOGO（ ）、"经济蓝皮书"、"社会蓝皮书"等皮书名称商标专用权的行为均属于侵权行为，社会科学文献出版社将采取法律手段追究其法律责任，维护合法权益。

　　欢迎社会各界人士对侵犯社会科学文献出版社上述权利的违法行为进行举报。电话：010－59367121，电子邮箱：fawubu@ssap.cn。

社会科学文献出版社